A CRIANÇA ORQUÍDEA

W. Thomas Boyce

A criança orquídea

Por que algumas crianças têm dificuldades e o que fazer para que todas floresçam

TRADUÇÃO
Renato Marques

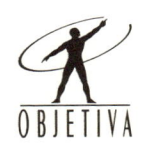

OBJETIVA

Grafia atualizada segundo o Acordo Ortográfico da Língua Portuguesa de 1990, que entrou em vigor no Brasil em 2009.

Título original
The Orchid and the Dandelion: Why Some Children Struggle and How All Can Thrive

Capa
Arquivo • Hannah Uesugi e Pedro Botton

Preparação
Fernanda Villa Nova

Índice remissivo
Probo Poletti

Revisão
Carmen T. S. Costa
Valquíria Della Pozza

Dados Internacionais de Catalogação na Publicação (CIP)
(Câmara Brasileira do Livro, SP, Brasil)

Boyce, W. Thomas
    A criança orquídea : Por que algumas crianças têm dificuldades e o que fazer para que todas floresçam / W. Thomas Boyce ; tradução Renato Marques. — 1ª ed. — Rio de Janeiro : Objetiva, 2020.

    Título original: The Orchid and the Dandelion: Why Some Children Struggle and How All Can Thrive.
    ISBN 978-85-470-0102-5

    1. Crianças — Desenvolvimento 2. Parentalidade 3. Psicologia do desenvolvimento I. Título.

19-32339   CDD-649.1

Índice para catálogo sistemático:
1. Desenvolvimento infantil : Puericultura   649.1
Cibele Maria Dias – Bibliotecária – CRB-8/9427

[2020]
Todos os direitos desta edição reservados à
EDITORA SCHWARCZ S.A.
Praça Floriano, 19, sala 3001 — Cinelândia
20031-050 — Rio de Janeiro — RJ
Telefone: (21) 3993-7510
www.companhiadasletras.com.br
www.blogdacompanhia.com.br
facebook.com/editoraobjetiva
instagram.com/editora_objetiva
twitter.com/edobjetiva

Para Jill, Andrew e Amy

Sumário

Nota introdutória

Narradas por um médico cujo objetivo é retratar a vida e os altos e baixos de seus jovens pacientes, as histórias que se seguem evocaram lembranças dos meus tempos de estudante de medicina com o médico e escritor William Carlos Williams. O dr. Williams costumava fazer frequentes visitas domiciliares e, dessa forma, conseguia saber onde e como as crianças que ele conhecia viviam, passavam o tempo e, sim, refletiam sobre os desafios, as oportunidades e as agruras da vida. Assim faz também o dr. Boyce, que nos permite, como sortudos leitores, conhecer a vida dos jovens que ele examina e trata em seu trabalho como médico, propiciando que façamos a mesma ponderação. "Apenas conecte-se", disse o escritor E.M. Forster, e neste volume nos conectamos, nos percebemos contemplando acerca de que maneiras uma ampla e variada gama de jovens enfrenta os problemas e obstáculos da vida, e é assim que esses jovens nos revelam — por meio dos olhos, ouvidos, mente e coração de seu médico — muita coisa sobre o sofrimento humano, mas também sobre a coragem, a bravura e a resiliência que muitos demonstram, mesmo quando ainda crianças, e além.

Robert Coles
Concord, Massachusetts
2017

Prefácio

Este é um livro impressionante e importante — uma compilação de ideias e pesquisas —, que revela os profundos fatores pré-natais e perinatais que afetam o posterior desenvolvimento do bebê e da criança. O dr. Boyce identifica um grupo especial de crianças — "orquídeas" — que se destacam em meio a grupos de crianças com desenvolvimento mais típico, ou "dentes-de-leão". As crianças orquídeas são singularmente frágeis, que precisam de cuidados especiais para atingir o seu melhor. As crianças dentes-de-leão são mais resistentes, e talvez superem quaisquer dificuldades, mas quase sempre são medianas ou comuns em termos de resultados.

O dr. Boyce delineia um argumento e o corrobora com pesquisas convincentes para mostrar que o desenvolvimento das crianças varia muito devido às interações peculiares entre seus genes e ambientes. Essas interações começam no útero, pois o feto já é influenciado por estressores, pela nutrição e pelas emoções da mãe antes do parto. A mãe e o feto se esforçam para adaptar-se a essas influências, como se estivessem se preparando para lidar com as mesmas condições após o nascimento. Assim, um feto cuja mãe está estressada, come mal ou está deprimida antes do nascimento pode tornar-se um recém-nascido com altos níveis de hormônios do estresse, vigilância excessiva e uma capacidade reduzida de prestar atenção aos processos de aprendizagem. Por outro lado, os bebês cujas mães não estão estressadas nem deprimidas, querem tanto o parto que mal podem esperar para dar à luz, e comem e dormem bem, estão excepcionalmente prontos para aprender, encetar relacionamentos efetivos e desenvolver-se de maneira primorosa. Esses bebês serão mais capazes de aprender a autorregulação (por exemplo, chupando o polegar ou sugando os dedos para se acalmarem de um aborrecimento). Uma mãe que imediatamente começa a estimular, segurar, acariciar, abraçar e amamentar seu recém-nascido, conversando com ele com voz suave, transmitirá os ingredientes essenciais para um desenvolvimento saudável e positivo.

Esses eventos refletem-se no epigenoma do bebê, levando, conforme Boyce demonstra, ao consequente surgimento de bebês orquídeas ou dentes-de-leão. Todos os pais precisam ter a chance de entender o temperamento de seus bebês e as diferenças individuais desde o início. Para facilitar esse entendimento, um pediatra, neonatologista ou enfermeiro experiente pode traduzir as aptidões do recém-nascido e ensinar aos pais de que modo o comportamento de um bebê pode servir como uma linguagem útil, ajudando-os a se tornarem pais sensíveis e excelentes. Essa compreensão da criança e de seu comportamento pode engrandecer a forma de cuidar dos filhos e a sensibilidade de todos os pais.

Em minha prática como pediatra em Cambridge, Massachusetts, me preocupo com pais amorosos que tentam proteger seus bebês e crianças de qualquer tipo de estresse. É importante que recém-nascidos e crianças pequenas desenvolvam cedo suas próprias maneiras de lidar com o estresse e as dificuldades. Esses mecanismos autorreguladores devem ser adquiridos e praticados ao longo da primeira infância, tanto por crianças orquídeas como por dentes-de-leão, de modo que se preparem para estar à altura das adversidades que todas as crianças acabam por enfrentar.

Espero que todos os pais e profissionais (médicos, enfermeiros, especialistas em primeira infância, professores) leiam este livro a fim de obter ajuda para entender de que modo diferentes crianças, como as orquídeas e os dentes--de-leão, se desenvolvem e crescem. Ele contribuirá para a compreensão das melhores formas de criar cada criança, especialmente aquelas que mais desafiam as abordagens convencionais de como as crianças devem ser tratadas, ensinadas e cuidadas.

T. Berry Brazelton, doutor em Medicina
Barnstable, Massachusetts
2017

Introdução

E se as crianças com quem mais nos preocupamos fossem na verdade aquelas com o maior potencial? E se aqueles jovens cuja vida é marcada por caos, turbulências e dificuldades fossem de modo plausível os herdeiros do mais brilhante e criativo futuro? E se infâncias aparentemente infelizes e conturbadas pudessem dar lugar, sob condições de estímulo e apoio, a adultos que levam não apenas uma vida meramente normal e de conquistas medíocres, mas também relacionamentos profundos e fecundos e realizações inspiradas? E se até mesmo os fardos muito concretos da fragilidade incomum de uma criança pudessem ser remodelados, sob condições de responsividade, para assumir a configuração de vantagens tangíveis da resiliência humana? Em suma, e se as aparentes fragilidades e desarranjos da vida de alguns jovens fossem passíveis de redenção — por meio da alquimia de famílias ou comunidades carinhosas e cuidados transformadores?

Este livro é a história de uma dessas surpreendentes redenções. É uma narrativa extraída de um corpo de pesquisa sobre desenvolvimento infantil e de uma vida quase inteira de cuidadosa observação — por parte de um pediatra que já foi jovem e que se tornou, por obra da bênção e da sorte, um pai, um avô e, no fim, um conselheiro grisalho e tarimbado de crianças e famílias. Ao mesmo tempo científica e pessoal, a história é oferecida como um presente de encorajamento e esperança para todos aqueles que criam, ensinam, protegem e cuidam de crianças, ou se preocupam com elas, assim como para as pessoas que desde a infância lutam para entender a origem de sua própria aflição com as diferenças humanas. Se a sua vida se assemelha à minha em qualquer grau, você já se inquietou incessantemente com o bem-estar e o futuro de seus filhos, e ponderou por muito tempo sobre como as tribulações e provações deles podem ter, de algum modo, origem em seus próprios infortúnios. Você provavelmente se emocionou com os triunfos e conquistas de seus filhos, viveu por seu afeto, orgulhou-se de suas realizações e se entristeceu com seus problemas e sofrimentos.

Quando nossa nora estava grávida do nosso primeiro neto, certa noite minha esposa Jill e eu fomos acordados do mais profundo sono pelo toque súbito e invasivo do telefone ao lado da cama e uma ligação de nosso filho, que falava a 4800 quilômetros de distância do Brooklyn, na cidade de Nova York. Sua jovem esposa, beirando o final do segundo trimestre de gestação, não conseguia dormir por causa de uma dor aguda e recorrente no flanco e na pélvis. A dor era intensa, e ambos estavam alarmados, especialmente porque eram novatos no ramo de bebês e gravidez.

Lutando para espantar o sono, Jill (que é enfermeira) e eu fizemos perguntas tentando montar um histórico médico meio nebuloso, mas razoavelmente minucioso da dor, para discernir com mais precisão sua localização, características e possível causa. A principal preocupação tácita, mas mútua, era o temor de que aquela dor sinalizasse o início precoce do trabalho de parto e a possibilidade de um nascimento prematuro de trinta e duas semanas, com todos os consequentes riscos para a mãe e a criança. Entretanto, à medida que ouvíamos informações mais detalhadas sobre a dor, ficamos razoavelmente confiantes de que se tratava de uma tensão muscular, decorrente talvez de uma mulher pequena, com uma barriga de dimensões incomuns, virando-se abruptamente na cama. Asseguramos ao jovem casal que o mais provável era que a dor desaparecesse por si mesma e que uma bolsa térmica e repouso apressariam a resolução.

Depois de desligar o telefone, virei-me para Jill e, exausto, comentei que, por mais maravilhoso que fosse o fato de que nossos filhos tivessem encontrado seus companheiros e formado suas próprias famílias, isso acarretou o efeito imprevisto de duplicar o número de pessoas por quem perdíamos o sono de tanta preocupação. Embora tivéssemos passado quase trinta anos de intermitente desassossego e excesso de zelo com as complexidades das doenças e arranhões de nossos dois filhos, agora tínhamos mais três — uma nora, um genro e um feto de trinta e duas semanas — por quem também éramos obrigados a nos afligir![1] Com toda a alegria do mundo, mas ainda assim aflitos.

No entanto, em grande parte essas eram preocupações mundanas, relativamente corriqueiras — do tipo que são as minas terrestres normativas da simples tarefa de ser pai ou mãe: a criança de dois anos que corta o lábio ao cair tentando fazer xixi na pia; o menino de cinco anos que se sente solitário e desamparado em sua sala da pré-escola; o aluno do último ano do ensino fundamental que perde, em um único ano, cinco jaquetas e quatro cadeados de armário; o menino de doze anos que é intimidado pelo bullying de "amigos" que repetidamente o enfiam à força em uma lata de lixo; a menina de quinze anos que faz convites abertos para festas na casa dos pais em outra cidade, para duradouro aborrecimento e consternação deles. Estes são os delitos banais com que, cedo ou tarde, quase todos os pais se deparam na criação dos filhos. Embora às vezes risíveis em retrospecto, são capazes de, no momento, gerar desgosto e estresse consideráveis.

Mas a dor de pais cujos filhos ficaram seriamente à deriva — perdendo-se no abuso de drogas, delinquência, depressão ou contato com pessoas destrutivas — é uma angústia de ordem totalmente diferente. Assistir a uma criança desgarrar-se perigosamente do rumo e começar a exibir os temidos e muitas vezes indeléveis sinais do afastamento de uma vida saudável é o tipo de apreensão parental que chega a ser uma dor quase física. É o "buraco no estômago", o pânico, o desespero ligeiramente nauseante de pavor que impede o sono, torna-se uma preocupação no trabalho e pode corroer até mesmo o mais firme dos casamentos por falta de comunicação, animosidade e decepção. Observar uma criança descambar para o território sombrio de graves problemas psicológicos, vício, fracasso escolar ou criminalidade é uma agonia quase indescritível. Apesar de nunca ter sentido esse nível de preocupação como pai, tive um encontro direto e absolutamente inesquecível com angústias desse gênero durante a maior parte da minha vida — por causa da minha irmã, sobre quem falarei mais nas páginas seguintes.

Entre as ambições mais veementes deste livro está oferecer consolo e esperança a essas "famílias" angustiadas: aos pais, professores, irmãos e outros que perderam sua confiança na promessa recuperável de um filho ou dos filhos; e para aquelas pessoas cuja crença na bondade e potencial inerentes de uma criança foi abalada. Pois, na história da figura de linguagem da qual este livro extrai seu enigmático título — a metáfora da orquídea e do dente-de-leão —, subjaz uma verdade profunda e muitas vezes útil sobre as origens da aflição e a redenção de vidas individuais. Em sua maioria, as crianças — em nossas famílias, salas de aula ou comunidades — são mais ou menos como dentes--de-leão; elas vicejam e progridem em praticamente qualquer lugar onde são plantadas. Elas são a maior parte das crianças, cujo bem-estar é garantido pela resistência e força de sua compleição, assim como a planta dente-de-leão. No entanto, há outras crianças, que, mais parecidas com orquídeas, podem acabar murchando e desaparecendo quando não são tratadas com cuidados carinhosos, mas que — também como as orquídeas — podem tornar-se criaturas de rara beleza, complexidade e elegância quando encontram compaixão e bondade.

Enquanto a sabedoria convencional, mas sem dúvida insuficiente, afirma que as crianças são ou "vulneráveis" ou "resilientes" às provações que o mundo lhes apresenta, o que a nossa pesquisa e outras têm revelado cada vez mais é que o contraste vulnerabilidade/resiliência é uma falsa (ou, pelo menos, ilusória) dualidade. É uma dicotomia imperfeita que atribui fraqueza ou força — fragilidade ou vigor — a subgrupos individuais de jovens e obscurece uma realidade mais profunda, a de que as crianças simplesmente diferem, como orquídeas e dentes-de-leão, em suas suscetibilidades e sensibilidades às condições de vida que as rodeiam e lhes dão sustento. Em sua maioria, nossas crianças podem, como os dentes-de-leão, florescer em praticamente todas as circunstâncias mais severas e brutais, mas uma minoria de outras, a exemplo das orquídeas, ou florescem lindamente ou definham de forma decepcionante, dependendo de como as tratamos e as poupamos e cuidamos delas. Este é o segredo redentor que a história deste livro revela: que as crianças que falham e fracassam podem facilmente tornar-se aquelas que se revigoram e progridem de maneiras singulares.

Mas há outras razões pelas quais você, como leitor, possa querer examinar cuidadosamente a história científica que este livro conta. Talvez você seja um pai ou mãe às voltas com a decepcionante constatação de que, em seus esforços para criar de forma eficiente sua ninhada de filhos extraordinariamente diversificada, não há uma regra aplicável a todos. Talvez você tenha um filho com severas dificuldades na escola ou na vida, apesar de sua melhor intuição de que ele ou ela é um jovem notável e promissor. Ou, em vez disso, você pode ser um professor do ensino fundamental buscando, meio às cegas, a melhor maneira de entender o desorientador zoológico de crianças ao qual você é incumbido de ensinar (e controlar!). Ou pode ser que a metáfora da orquídea e do dente-de-leão traduza uma realidade pessoal que você mesmo sempre sentiu, mas nunca expressou nem compreendeu.

Nas próximas páginas, transmitirei descobertas científicas e conselhos práticos relevantes não apenas para a vida das orquídeas, mas também dos dentes-de-leão. Embora corram menos riscos do que as orquídeas, os dentes-de-leão têm seu conjunto exclusivo de traços fisiológicos e psicológicos, e a compreensão dessas características pode fornecer maiores doses de gerenciamento, sucesso e satisfação. E os dentes-de-leão enfrentam ainda os cruéis caprichos das circunstâncias e do acaso. Como sabemos por meio da observação das plantas na natureza, por mais que uma espécie possa ser saudável ou resistente, todas elas são suscetíveis a murchar e secar em qualquer momento de sua vida. Assim, embora este livro tenha como ponto de partida as suscetibilidades das crianças a seus mundos socioemocionais, nossas origens e sensibilidades continuam a nos moldar o tempo todo até a meia-idade e a velhice. Isso faz dos seres humanos uma espécie não invulnerável, mas dotada de poderosas e recorrentes oportunidades de recuperação e renovação.

Nos capítulos a seguir, é minha intenção, modesta mas séria, propiciar conhecimento útil e assistência a um espectro diversificado de leitores. Analisaremos as *origens iniciais* da pesquisa relacionando estresse e adversidade ao desenvolvimento e à saúde mental da criança. Em uma franca admissão do caráter por vezes acidental e fortuito da descoberta científica, veremos como surgiram os primeiros lampejos de poderosas diferenças na sensibilidade neurobiológica aos contextos sociais. Descreverei o que se conhece a respeito das *origens desenvolvimentais* das orquídeas e dos dentes-de-leão, por que em uma mesma família nunca há dois filhos criados da mesma maneira e como o campo da *epigenética* está revolucionando nossa compreensão da cooperação gene-ambiente na determinação de quem somos e de quem nos tornaremos. Apresentarei uma síntese das evidências até o presente momento de todas as maneiras pelas quais as diferenças entre orquídeas e dentes-de-leão humanos desempenham um papel na preservação da saúde e na gênese de doenças crônicas, em realizações desenvolvimentais e conquistas educacionais, e em respostas positivas a intervenções preventivas. Examinarei o que se sabe sobre amar, apoiar e estimular uma orquídea — seja seu filho, seu aluno, seu paciente, ou até você mesmo — e como é possível fazer com que o esplêndido potencial de uma orquídea humana desabroche nos ambientes sociais que concebemos e criamos. Para as crianças orquídeas, o mundo é por vezes um lugar assustador e esmagador, mas, com ajuda amorosa, apoio e incentivo, elas podem, conforme descobrimos para nossa grande surpresa, se dar tão bem quanto seus pares dentes-de-leão, ou ter um desempenho ainda melhor. No fim, não é a vulnerabilidade, mas a *sensibilidade*, que define a orquídea, e, quando recebe o amparo certo, essa sensibilidade pode florescer em vidas de grande alegria, sucesso e beleza.

Mapeando as características que definem a vida das orquídeas, refletirei também sobre aqueles de nós mais alinhados com o jeito de ser de um dente--de-leão, observando com atenção quanto esses indivíduos são essenciais e imprescindíveis para o que George Eliot chamou de "o crescente bem do mundo".[2] Embora distintos em várias dimensões, os dentes-de-leão enfrentam seu próprio quinhão de lutas e percalços na vida, o que será importante entender e definir. Também descobriremos que, subjacente às categorias úteis de "orquídea" e "dente-de-leão", está a verdadeira realidade de um continuum, um espectro de sensibilidades ao mundo, ao longo do qual todos nós temos um lugar. No final, será a extraordinária complementaridade de orquídeas e dentes-de-leão que quereremos manter e recordar: a utilidade, e muitas vezes o amor de uma categoria pela outra, a simetria e a reciprocidade de seus papéis sinfônicos no discurso e na história humanos e sua coevolução como soluções distintas, mas igualmente convincentes, para os profundos dilemas que a vida suscita.

Por fim, e numa escala mais ampla e global, vivemos agora em uma época de negligência recorrente — talvez sem precedentes em nossa existência — acerca do cuidado e da proteção das pessoas mais suscetíveis e desamparadas do mundo. Em um número cada vez maior de nações — talvez de forma mais visível e perturbadora na minha, os Estados Unidos —, os indefesos são intimidados e ridicularizados; os pobres são culpados por sua pobreza; os desabrigados são escarnecidos como preguiçosos e incapazes; refugiados da violência são repudiados; os humildes são ignorados; e os "irmãos mais aflitos e desvalidos" são rejeitados e esquecidos. Há em curso um movimento global, e infelizmente acelerado, de virar as costas para as necessidades e precárias condições de vida das nossas pessoas mais marginalizadas, desassistidas e vulneráveis.

No entanto, mais ilustrativa das maiores preocupações deste livro é a realidade de que, em nossas sociedades, de todos os indivíduos que carecem de poder, *as crianças* são as mais sensíveis e suscetíveis; de todas as pessoas que se fiam de modo essencial na graça e na caridade para a sobrevivência, são elas as mais dependentes. São as nossas crianças, incapazes de prover para si mesmas e de ficar sozinhas sem contar com proteção ou ajuda, os seres mais vulneráveis às falhas e indiscrições das nações. Embora as crianças orquídeas sejam, como veremos nas páginas seguintes, especialmente responsivas e frágeis à maneira como tratamos e protegemos nossos jovens, na escala maior das sociedades e populações humanas, *todas as crianças* são as orquídeas do mundo.

1. Um conto de duas crianças

Esta é a história de uma redenção: uma história de crianças que, como orquídeas e dentes-de-leão, diferem drasticamente em suas sensibilidades às condições ambientais; uma história que, de modo gradual mas constante, desenvolveu-se ao longo de 25 anos de pesquisa de campo e de laboratório; uma história em que o autor está profundamente envolvido, tanto em termos científicos quanto em aspectos pessoais, como um dos pesquisadores de cujo trabalho a história se originou, mas também como uma das crianças para quem a história tornou-se convincente e dolorosamente real muito antes de haver uma história a ser contada.

A história da orquídea e do dente-de-leão começa então com duas crianças ruivas, uma das quais era eu, nascidas em uma família californiana de classe média dos anos 1950, com uma diferença de idade de pouco mais de dois anos, e que viviam o que pareciam ser infâncias quase gêmeas e espelhadas. Ambas as crianças, que os pais criavam com todo o amor, esperança e animadas expectativas da geração do pós-guerra, e uma sendo o melhor e mais verdadeiro companheiro de brincadeiras da outra, eram indistinguíveis em termos de disposição e sensibilidade, até o ponto em que pode ser difícil perceber a diferença entre qualquer irmão e irmã. No entanto, em um decisivo momento de turbulência e desordem na vida coletiva da família, as duas crianças se separaram: uma tomou o caminho da realização educacional, de amizades profundas, de um casamento longevo e sólido e uma vida de boa sorte quase vergonhosa; a outra descambou para uma trajetória de desordem mental cada vez mais grave, solidão e degeneração em psicose e desespero.

Minha irmã mais nova, Mary, era uma menininha encantadora, de rosto sardento, que um dia amadureceu e se tornou uma moça de beleza física deslumbrante. Angelical quando criança, tanto nas feições quanto na constituição física, ela fascinava a todos que a viam e conheciam, com um sorriso rápido e repleto de covinhas, certa timidez e uma acuidade de pensamento visível por trás de seus jovens olhos azuis. Ela havia mudado seu nome de Betty para Mary no meio da adolescência, no que só poderia ter sido uma angustiada tentativa de apertar o botão de reinicialização de sua juventude que desvanecia, recomeçando com outro nome. No entanto, seu declínio em uma vida assolada pelo sofrimento e pela incapacidade mascarava uma extraordinária variedade de dons, muitas vezes ocultos, mas verdadeiramente excepcionais. Ela tinha o olhar de um artista e uma habilidade quase intuitiva de conceber e criar ambientes físicos belos e cativantes. Em outra vida, poderia ter se tornado uma designer ou decoradora de renome, e ainda hoje muitas de suas queridas pinturas, cadeiras, bugigangas e lembrancinhas baratas ainda adornam as casas de seus irmãos, filha, sobrinhas e sobrinhos.

Mas o atributo mais formidável de Mary, e talvez o menos visível, era sua imensa inteligência, que se tornou cada vez mais evidente à medida que ela crescia e estudava, e que por fim acabou sendo recompensado por um bacharelado da Universidade Stanford e uma pós-graduação em Harvard. Ela era considerada por seus professores não apenas uma estudante diligente e promissora, mas uma jovem e talentosa acadêmica, cheia de insights incomuns e com uma mente luminosa. Era certamente o membro mais inteligente, criativo e hábil de nossa família, e seu irmão mais velho uma mera sombra de sua espantosa acuidade e visão. Claramente introvertida e tímida por inclinação e temperamento, no final da infância ela havia dominado a capacidade de conquistar a atenção e o afeto de outras crianças e de entabular amizades pessoais íntimas e gratificantes. Muitos de seus relacionamentos na escola primária foram levados consigo para a vida adulta, apesar da triste deterioração de sua saúde que logo se seguiria.

Assim, a menina de cachos ruivos que meus pais trouxeram para casa no meu terceiro ano de vida tornou-se a minha primeira e melhor amiga, a companheira duradoura, sempre disponível, com quem eu passava longas horas em jogos, elaboradas narrativas e elegantes fantasias. Raramente nos cansávamos da companhia um do outro, inventávamos intermináveis histórias colaborativas de aventuras e intrigas de faz de conta e alimentávamos nossas fantasias de jogos mágicos e brincadeiras imaginárias. Fiquei maravilhado com sua inventividade quando ela conseguiu, durante uma inesquecível soneca, enfiar uma caixinha inteira de passas no nariz, uma por uma, uma desventura que resultou em uma visita ao consultório médico. Lá ela foi magnificamente esvaziada de um bocado de passas pegajosas de muco, graças a uma pinça longa e brilhante que desaparecia de forma impossível nas profundezas do nariz de pug de uma criança de três anos de idade. Em recorrentes ocasiões eu expressava em alto e bom som a minha indignação com a propensão que Mary tinha de sempre ficar enjoada nas nossas longas viagens de carro, quando de modo infalível ela vomitava no assento entre nós, uma vez em mim mesmo, e certa feita, em um episódio mais imperdoável, em minha estimada "casinha de índio" (que ela chamava assim porque não conhecia as palavras "tenda" nem "oca indígena"). Eu me preocupava com sua segurança, e uma vez corri para ajudá-la na praia quando, entalada em uma boia circular inflável muito apertada na cintura, ela acabou virando e, de ponta-cabeça, transformou-se em um flutuador invertido, bumbum e pernas sacudindo no ar, e um chafariz esguichando água do mar quando foi endireitada. Ela e eu éramos tanto amigos quanto irmã e irmão, uma parceria de iguais em brincadeiras sublimes, barulhentas e sem limites, poucas regras e uma devoção mútua à imaginação ultrajante. Embora eu não pudesse ter dito isso na época, eu a amava de verdade, tanto quanto uma criança de cinco anos é capaz de amar a irmã, e ela me amava.

Quando nosso irmão caçula chegou, quase uma década depois do nascimento de Mary, nós nos deliciamos juntos nas alegrias da grande fraternidade conjunta e nos unimos a nossos pais em uma desavergonhada veneração por aquela criança inesperada e ruiva. Um cartão de Natal de 1957, no segundo mês de vida de nosso irmão Jim, capta essa ternura familiar física envolvente, que desde então passou a ser eternamente referida como "Cartão da Adoração dos Reis Magos". Mary e eu nos tornamos ainda mais próximos por meio da nossa alegria compartilhada, às vezes competitiva, mas sempre atrelada ao advento de um novo irmãozinho. À medida que nossa mente e nosso corpo começavam a mudar com o início da puberdade, entramos na adolescência com o relacionamento mais próximo e carinhoso que irmãos poderiam ter — abundante em histórias, impregnado de amor à família e cheio de uma sensibilidade partilhada sobre a natureza do mundo e o caráter e propósito de nossa vida.

E então o mundo desabou. Nossa família mudou-se oitocentos quilômetros para o norte, para a área da baía de San Francisco, onde nosso pai faria doutorado em educação em Stanford, claramente a essa altura um "estudante maduro". Nos meses que antecederam a decisão de partir, ele tinha entrado em profunda depressão, sofrendo o que, na linguagem da época, era chamado de "colapso nervoso", que miseravelmente o prendia ao sofá da sala durante dias a fio. Impedindo-o de trabalhar, a depressão o anulou e o condenou a um visível e inquietante apagamento de emoção, com lágrimas ferozes e incertezas quanto ao futuro. Ainda assim, nós nos mudamos para o norte, onde todos os ambientes sociais, físicos e pedagógicos que conhecíamos desapareceram. De súbito estávamos boiando em um mar de novidades, apreensivos e consternados diante de paisagens sociais e geográficas desconhecidas. O bairro em que brincávamos agora não constava em nosso mapa, era completamente estranho; as escolas que frequentávamos eram povoadas por uma vasta multidão de crianças sem nome; e até mesmo nossa família sentia-se à deriva, sem rumo e desancorada nessas águas novas e tempestuosas.

Mary e eu entramos em escolas que nos eram estranhas, e um ou dois anos depois ambos havíamos encontrado o território inimigo ainda mais estranho dos anos finais do ensino fundamental. Preocupada com as exigências de cuidar de um recém-nascido, nossa mãe fazia o possível para amenizar o golpe de como nossos jovens mundos haviam virado de cabeça para baixo, mas seu próprio esteio, nosso pai, estava imerso em um crescente vórtice de estudos de pós-graduação e obrigações de doutorando. O agitado casamento de nossos pais, perenemente perturbado por discórdia e desavenças — por causa de orçamentos familiares, disciplina dos filhos, vontades conflitantes e deslizes imaginários —, deu uma sinistra guinada rumo a brigas mais sérias e físicas. Dois avós amados e dois tios morreram; nós nos mudamos uma segunda vez para uma nova casa mais perto do campus de Stanford; e nosso pai, tendo concluído o seu curso, assumiu um novo emprego, ainda mais exigente e desafiador.

Nenhum desses eventos amontoados em rápida sucessão na vida de uma jovem família prestes a entrar na década de 1960 era singularmente oneroso ou mesmo excepcional por sua gravidade ou perniciosidade. Na verdade, muitas famílias enfrentam rotineiramente rupturas e estressores de igual ou maior magnitude e abrangência, e algumas já suportaram adversidades indescritíveis a que apenas seus membros mais afortunados sobrevivem. Mas o acúmulo desses múltiplos eventos, ainda que triviais, provou-se gravemente traumático para minha irmã. Na esteira da segunda mudança de residência de nossa família e depois de ser matriculada em uma escola local nos últimos anos do ensino fundamental, ela desenvolveu uma doença física grave e sistêmica, que durante vários agonizantes meses ninguém conseguiu identificar. As febres recorrentes, as erupções cutâneas em todo o corpo que iam e vinham e o inchaço do baço e dos nódulos linfáticos eram, a princípio, sugestivos de leucemia ou linfoma, acarretando uma série de hospitalizações e exames dolorosos e invasivos. Mas, no fim das contas, quando suas articulações começaram a doer e inchar, a enfermidade tornou-se reconhecível como a doença de Still, uma patologia excepcionalmente grave de artrite reumatoide juvenil. Nossos pais tiraram Mary da escola, e ela passou um ano inteiro em repouso na cama, tratada com aspirina, esteroides e alternância de calor e frio para afrouxar e acalmar suas articulações irritadas. Como irmão mais velho, assisti, atordoado e inquieto, à vida da minha irmã se desfazer em um quarto no final do corredor. Embora continuasse a ter artrite recorrente pelo resto da vida, no final do ano ela já havia se recuperado o suficiente para voltar à vida normal.

Infelizmente, porém, a vida normal não retornou a ela. Em vez disso, no rescaldo de sua doença reumatológica crônica, Mary começou a mostrar sinais de algo errado em sua mente. Ela parou de comer e perdeu peso, afastou-se dos amigos e por fim foi diagnosticada com anorexia nervosa, um distúrbio alimentar que afeta desproporcionalmente meninas adolescentes. Ela voltou um sem-número de vezes ao hospital para terapia e alimentação forçada, foi matriculada em diversos internatos, o que seus psiquiatras achavam que pudesse ser terapêutico, mas continuou a degringolar em um turbilhão de depressão, insônia, isolamento e retirada do convívio social e comportamento e pensamento cada vez mais insólitos. No final do ensino médio, ela carregava a devastadora suspeita de um diagnóstico de esquizofrenia — possivelmente a pior notícia médica que os pais podem ouvir, talvez sobrepujada apenas pela morte de um filho.

Não obstante, o brilho intrínseco de Mary a levou adiante em uma promissora, embora precária, admissão no programa de graduação em Stanford, onde, apesar das recorrentes batalhas com sua saúde mental, ela continuou a sobressair de maneiras anormalmente espetaculares. Olhando em retrospecto, seus quatro anos de faculdade emolduraram a auspiciosa paisagem de uma ascendente carreira de sucesso acadêmico ao lado de um horizonte de íngreme e escarpada queda nos meandros de uma mente perturbada e angustiada. Após a formatura e um breve e incompleto período de estudos em uma faculdade de direito em San Francisco, ela foi aceita no programa de mestrado na Escola de Teologia de Harvard (Harvard Divinity School). Lá, Mary esperava estudar experiências religiosas pessoais e suas semelhanças e convergências com sintomas psiquiátricos. No entanto, seus próprios sintomas psicóticos — principalmente ouvir vozes hostis e venenosas e sofrer períodos de catatonia, quando era incapaz de se mexer ou falar — agravaram ainda mais a sua debilidade. Ela foi internada várias vezes em uma clínica psiquiátrica local, envolveu-se em uma série de encontros de uma única noite sexualmente promíscuos e, por fim, ficou grávida. A gravidez culminou em um parto difícil e demorado, e sua filha, agora uma doce mulher de 39 anos com necessidades especiais, nasceu com asfixia no parto e crises convulsivas. A despeito dos óbvios desafios de criar uma criança com deficiência enquanto se lutava com as próprias limitações graves e perturbadoras, Mary era uma mãe atenciosa e responsiva, que educou a filha em uma atmosfera de amor e atenção. Contudo, o distúrbio mental continuou a causar estragos e desespero à minha irmã, cuja vida adulta tornou-se uma montagem cada vez mais implausível de ruínas fragmentadas, mantida de pé, ainda que marginalmente, pela tenacidade de sua família e sua resoluta relutância em se render.

O QUINHÃO NÃO ALEATÓRIO DE DOENÇAS E INFORTÚNIOS

Por que algumas crianças pelejam e outras são bem-sucedidas? Por que a vida de algumas pessoas é preenchida por uma sequência de infortúnios e outras, por satisfação e felicidade? Por que algumas pessoas adoecem e morrem jovens, ao passo que seus pares chegam à velhice saudáveis? É simplesmente acaso e sorte, ou há padrões iniciais de desenvolvimento revelando caminhos legítimos para a recompensa ou a calamidade? Por que a vida da minha irmã a destinou rumo ao crescente desespero e a uma lenta e duradoura catástrofe, enquanto a minha levou a êxitos imprevistos e muitas vezes excessivos? Essas foram as perguntas que incendiaram minha imaginação e inspiraram minha formação educacional quando eu era um jovem pediatra e, finalmente, impulsionaram minha busca para compreender as nítidas divergências no desenvolvimento infantil e na saúde pediátrica que moldam os adultos que nos tornamos e a vida que levamos.

Sabemos agora, a partir da ciência da epidemiologia — o estudo das doenças e da saúde no âmbito das populações humanas —, que há, de fato, padrões confiáveis e altamente desiguais de doença e bem-estar. O gráfico a seguir ilustra a descoberta mais bem reproduzida em todo o conjunto de pesquisas sobre serviços de saúde, um fato que impulsionou fundamentalmente a forma como pensamos sobre os desafios da ciência da saúde da população. Entre 15% e 20% das crianças — cerca de uma criança em cada cinco — experimentam a maioria de todas as doenças físicas e psicológicas encontradas em uma população de crianças no decorrer do tempo.

A mesma proporção de uma criança em cada cinco é responsável por mais da metade dos cuidados de saúde consumidos e pela maior parte dos gastos em serviços de saúde. Além disso, a mesma desproporção na incidência de doenças é verificada em populações adultas, e há evidências de que crianças com índices desequilibrados de saúde debilitada tornam-se adultos assolados de maneira semelhante pelo mesmo tipo de problema. As mesmas crianças sobrecarregadas com fardos exorbitantes de doenças na infância tornam-se adultos que também sofrem de maneira desproporcional. O fato extraordinário é que tudo isso parece igualmente verdadeiro para crianças do mundo inteiro: de nações ricas e pobres, tanto em sociedades socialistas quanto capitalistas, em todos os continentes, tanto do Oriente quanto do Ocidente, dos hemisférios Norte e Sul. A importância dessas observações para a saúde pública é clara: se pudéssemos entender e examinar a incidência desigual de doenças dessa pequena minoria de crianças, talvez tivéssemos uma chance de eliminar mais da metade das doenças biomédicas e psiquiátricas na população, e poderíamos reduzir drasticamente as dispendiosas necessidades relativas aos cuidados com a saúde e hospitalização. Em outras palavras, talvez fôssemos capazes de criar sociedades mais equilibradas, repletas de pessoas mais felizes e saudáveis. Poderíamos fomentar o surgimento de famílias mais fortes, com menos dificuldades físicas e psicológicas, e propiciar a pais e filhos um futuro de maior esperança e otimismo.

Portanto, a saúde debilitada das crianças e a posterior morbidade dos adultos estão longe de ser aleatórias em termos de distribuição. Em vez de serem dispostas de maneira uniforme e mais "justa" por todo o espectro da população infantil, as doenças são rateadas de forma irregular entre apenas alguns poucos aflitos, caso da minha irmã e tantos outros. Por causa disso, há sistemáticas e amplas diferenças nas taxas de doenças entre os subgrupos de crianças, e essa acentuada irregularidade parece não ser impulsionada apenas pela natureza (isto é, genética) nem pela criação (quer dizer, experiências e exposição ao ambiente), mas sim por um interação contínua e sistemática

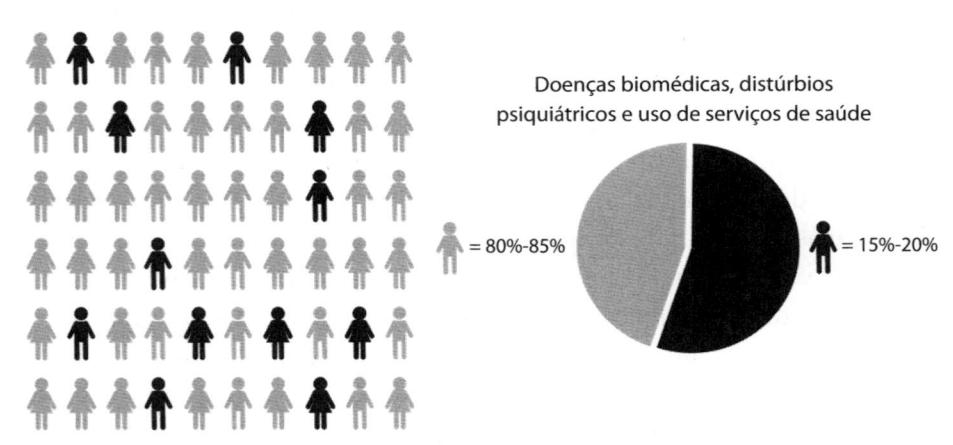

Doenças biomédicas, distúrbios psiquiátricos e uso de serviços de saúde

= 80%-85%   = 15%-20%

A descoberta mais bem reproduzida nas pesquisas sobre serviços de saúde: 15% a 20% das crianças — cerca de uma criança em cada cinco —, em qualquer população, apresentam mais da metade de todas as doenças físicas e distúrbios psicológicos de uma população e são responsáveis pela maior parte do uso que uma população faz dos serviços de saúde.

entre natureza e criação: em outras palavras, por interações gene-ambiente. No devido tempo, a compreensão dessas interações nos levará à vanguarda da emergente ciência da epigenética, e além dela. Mas, primeiro, siga-me de volta às nossas primeiras sugestões de *por que* a saúde infantil é tão desalinhada nos grupos de crianças e *quem* são as crianças desafortunadas e despropor-cionalmente doentes.[*]

Embora eu seja cético em relação a tipologias de crianças ou contrastes excessivamente simplistas, meus colegas e eu descobrimos, em um extenso programa de pesquisa, que as crianças apresentam padrões muito diferentes de respostas biológicas internas aos seus ambientes. Em uma breve descrição do que, conforme veremos mais tarde, a ciência mostra, podemos sugerir que essas respostas se encaixam em duas categorias distintas. Algumas crianças, como os dentes-de-leão, mostram uma notável capacidade de progredir em quase todas as circunstâncias ambientais em que se encontram. As flores de dente-de-leão podem aparentemente crescer e prosperar em qualquer lugar aonde as sementes cheguem — de férteis prados de montanha a rachaduras em calçadas urbanas. Outras crianças, como as orquídeas, são extremamente sensíveis aos seus ambientes, o que as torna especialmente vulneráveis sob condições de adversidade, mas extraordinariamente cheias de vida, criativas e bem-sucedidas em ambientes favoráveis e estimulantes.

Crianças orquídeas e dentes-de-leão: a origem dessas metáforas está em minha breve interação, quase vinte anos atrás, com um senhor sueco que assistiu a uma palestra que proferi na Universidade Stanford. Assim que terminei minha fala, um homem mais velho, mirrado, com aspecto de Yoda, as sobrancelhas grossas e uma bengala retorcida feito uma raiz, desceu lentamente pelo corredor até a frente do auditório, apontou e brandiu sua assustadora bengala na minha direção e disse: "Você está falando de *maskrosbarn*!". Respondi que eu não fazia ideia de que estava falando sobre *maskrosbarn*, tampouco tinha ideia do que era um *maskrosbarn*. *Maskrosbarn*, explicou ele, é uma expressão idiomática sueca que se traduz como "criança dente-de-leão". Os suecos usam o termo para se referir àquelas crianças que, como a planta dente-de-leão, conseguem vicejar onde quer que se encontrem — uma espécie de ilimitada capacidade

---

[*] Para aqueles leitores menos sobrecarregados com os arcanos de termos biomédicos, como "morbidade", "interação gene-ambiente" e "epigenética", há um glossário nas páginas 277-9.

de "florescer onde se está plantado". Instigado por essa figura de linguagem encantadora e evocativa, cunhei um neologismo sueco — *orkidebarn*, ou "criança orquídea" — para caracterizar aquelas crianças que, assim como a orquídea, são extremamente suscetíveis ao caráter de seus ambientes e podem florescer na forma de organismos magníficos quando recebem cuidados carinhosos, mas acabam murchando e se deteriorando quando negligenciadas ou feridas.

As crianças orquídeas, mais sensíveis e biologicamente reativas às circunstâncias, tanto no laboratório quanto no mundo, são a fonte de grande parte de nossa angústia, pesar e preocupação coletivos, como pais, professores e profissionais da saúde. Quando não são compreendidas e apoiadas da maneira adequada, essas crianças — e seus análogos adultos, que são os amigos e colegas com os quais nos preocupamos com frequência — podem gerar muita dor, tristeza e desapontamento para as famílias, escolas e sociedade.

HISTÓRIAS DE ORQUÍDEAS E DENTES-DE-LEÃO

Duas histórias com crianças são muito bem representativas dos desafios que as crianças orquídeas enfrentam. A primeira envolveu Joe, um menino de dez anos de um condado distante e cujo médico de família encaminhou para internação, a fim de que fosse avaliado quanto a uma possível úlcera gástrica. Como pediatra de plantão, fui um dos primeiros a ouvir sua história e examinar sua problemática barriga. A dor que o menino estava sentindo manifestava-se na forma de contorções parecidas com severas cãibras, diretamente na parte de cima da barriga, no quadrante superior esquerdo de seu abdome. Ele não apresentava outros sintomas e negava especificamente qualquer alteração ou presença de sangue nas fezes, vômitos ou qualquer variação da dor antes ou depois de uma refeição. O resultado da investigação diagnóstica, incluindo radiografias, exames de sangue nas fezes e urina e medições sanguíneas de inflamação ou anemia, era totalmente normal.

Por julgar que pudessem ser episódios de dor psicossomática causados por dificuldades na família, iniciei uma minuciosa e completa investigação em busca da disfunção familiar ou escolar que certamente era um fator contribuinte para a dor incapacitante do jovem Joe. Tudo ia bem na escola e, embora Joe quase sempre ficasse em casa em consequência de sua dor, não havia histórico que sugerisse experiências de estresse social ou acadêmico em sua vida escolar. Ele tinha bons amigos, era um estudante talentoso com boas notas e se dava bem com o professor. Então entrevistei Joe longamente, em várias ocasiões, sobre como estavam as coisas em casa, sobre o relacionamento de seus pais, sobre quaisquer possíveis abusos ou maus-tratos por parte do pai ou da mãe ou de ambos, sobre quaisquer eventuais preocupações ou problemas que sua família tivesse. O resultado foi um retumbante *zero*: nenhuma menção a algo incomum ou suspeito em seu relato.

Em seguida voltei a atenção para seus pais — ambos presentes e atenciosos durante todo o período de hospitalização. Havia alguma preocupação ou inquietação da parte de Joe com relação ao pai e à mãe? Como era o relacionamento conjugal dos dois? O menino testemunhava algum episódio de violência ou conflito? Eles tinham algum palpite sobre a origem da dor do filho? Nada. O pai e a mãe do menino, talvez em três ou quatro entrevistas em sequência, não trouxeram à baila nenhuma questão psicológica ou relacional que pudéssemos considerar implicada na gênese da dor de Joe. Então começamos a ministrar, apesar de não haver absolutamente nenhuma evidência de úlcera gástrica ou duodenal, um medicamento bloqueador de ácido, e a dor de Joe prontamente começou a diminuir. Depois de vários dias no hospital, e com a dor arrefecendo, o menino recebeu alta e voltou para casa, onde ficaria aos cuidados de seu médico de atenção primária.

Só voltei a ter notícias de Joe e sua família três meses depois, quando recebi um telefonema do escritório do promotor distrital do condado onde eles residiam. "O senhor tem algum motivo para suspeitar de violência ou maus-tratos por parte do pai de Joe? Porque "ontem à noite depois do jantar" a mãe dele foi até o quarto, pegou uma arma escondida e meteu uma bala na testa do marido, exatamente entre os olhos." Meses depois, um júri absolveu a mãe, alegando homicídio justificável decorrente do implacável abuso psicológico e físico infligido pelo pai à mãe e ao filho. A mãe finalmente havia chegado a um ponto sem volta, quando seu único recurso, pareceu-lhe à época, era dar fim à vida do marido, que durante anos atormentara ela e seu filho. Eu tinha deixado passar despercebida essa parte decisiva da história da família em virtude do fato de que em nenhum momento entrevistei o pai e a mãe separadamente, apenas ao mesmo tempo. Não havia marca visível de violência ou abuso infantil no exame físico, e Joe e a mãe, apavorados com a represália que certamente se seguiria a uma revelação de abuso, não foram capazes, uma vez que o pai estava constantemente presente, de me fornecer aquele detalhe essencial sobre a situação da família. Em retrospecto, era quase certo que Joe era um exemplo clássico de criança orquídea — atolado em meio ao terror esmagador sentido pela mãe e sobrecarregado pelas ameaças que ele próprio recebia, psicologicamente indefeso com relação aos sentimentos que os maus-tratos produziam e, inconscientemente, deslocando a dor para sua única forma segura e aceitável, uma desagradável sensação corporal. A história de Joe também é um lembrete de como todos nós vivemos, de um jeito ou de outro, à beira de um grande infortúnio, presos entre a segurança inquietante da natureza dissimulada e a terrível verdade de um mundo real e perigoso.

Uma segunda história do que é ser uma criança orquídea está no retrato de dois meninos no trabalho artístico de uma fotografia inesquecível e um livro atemporal. É importante ressaltar que ambas as "imagens" também começam a sugerir outra dimensão das crianças orquídeas — suas forças ocultas e sensibilidades incomuns. Uma, cuja imagem (veja a seguir) foi capturada em uma tarde de 1988 pelo fotógrafo Paul D'Amato, apareceu na capa da

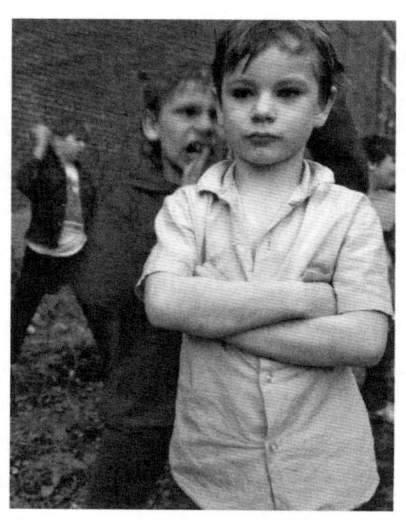

O retrato visual que o fotógrafo Paul D'Amato fez representando como se comporta um menino orquídea (em primeiro plano) com um grupo de outros garotos em um terreno baldio em Portland, Maine.

revista *DoubleTake*. Uma criança de cerca de dez anos de idade está de pé em primeiro plano, vestindo uma camisa azul amarrotada, os braços cruzados, inatacável, olhando para a direção oposta de um grupo caótico e vagamente agressivo de garotos pré-púberes com aparência feroz. Para mim, a fotografia sempre foi uma representação física quase perfeita de uma criança orquídea e os ambientes sociais que essas crianças às vezes enfrentam. A criança está calma, senciente, e se expõe abertamente, ao mesmo tempo vulnerável e forte, às margens de uma sociedade de pares irritada e estilhaçada. A imagem parece transmitir uma espécie de paradoxal coocorrência da impassível e indiferente marginalidade do menino para com o grupo e um caldeirão transbordante de emoções, combinando solidão, vulnerabilidade, reserva e resiliência.

É o mesmo tipo de imagem quimérica que William Golding expressou em palavras, em vez de pixels, em seu romance de formação e de inocência perdida *O senhor das moscas*. No livro, encontramos um dos protagonistas infantis, Simon, que se vê perdido em uma ilha, em um tempo de guerra, com um grupo cada vez mais malévolo de estudantes britânicos cujo avião foi abatido sobre um território inimigo desconhecido. Os meninos gradualmente adquirem a consciência de um pavor coletivo, de um "bicho" sombrio escondido além das margens de sua percepção sensorial. Certamente uma criança orquídea abandonada em um mundo estranho, Simon é descrito de diversas maneiras:

Ele era um menininho magro e cheio de vivacidade, com um olhar que irrompia de sob uma franja de cabelo liso escorrido. [...][1]

Simon sentia uma perigosa necessidade de falar, mas falar para uma plateia era uma coisa terrível para ele. [...]

"Talvez", disse ele, hesitante, "talvez haja um bicho." [...]

O grupo reunido gritou com selvageria e Ralph se levantou, espantado.

"Você, Simon? Você acredita nisso?"

"Não sei", disse Simon.

As batidas do coração sufocavam-no. [...]

Simon perdeu a fala, no seu esforço de exprimir o mal essencial da humanidade.

Embora tanto o menino de camisa azul de D'Amato como o Simon, de Golding, sejam encarnações icônicas da vulnerabilidade das crianças orquídeas, ambos são também retratos das forças extraordinárias e muitas vezes não reveladas dessas crianças. Essas são as crianças de cuja presença terna e corajosa precisamos muito em nossas comunidades e sociedades. Elas podem ser, como ensinou o terapeuta familiar Salvador Minuchin, o "paciente identificado" que é sacrificado por uma família disfuncional e abusiva.[2] Em outras palavras, a responsividade dessas crianças as leva a absorver emocional e fisiologicamente o custo de suas circunstâncias deletérias. Como vimos na história de Joe e sua família, os pacientes identificados — quase sempre, mas não de modo universal — tornam-se, no âmbito de sistemas familiares complicados e debilitados, uma espécie de "figura de Cristo" metafórica que "morre" pela família, carregando o fardo de sofrimento e dor dos familiares como meio de assegurar a sobrevivência e a imutabilidade de sua disfunção triste mas compulsória. Mas uma criança orquídea também pode ser uma fonte de insights, pensamento criativo e virtude humana. O que meus colegas e eu descobrimos, ao longo de 25 anos de pesquisa, é que as mesmas sensibilidades extraordinárias, biologicamente inerentes, que tornam essas crianças tão indevidamente suscetíveis aos perigos e adversidades da vida também fazem delas mais receptivas aos dons e promessas de vida. Aí reside um segredo intrigante e vivificante: *as orquídeas não são dentes-de-leão imperfeitos*, mas um tipo diferente e mais sutil de flor. Nos limites das adversidades e fragilidades das orquídeas residem uma força inimaginável e uma beleza redentora.

As orquídeas — tanto as crianças orquídeas quanto os adultos que elas se tornam — muitas vezes suportam, nas famílias, nas escolas e na vida, ameaças das quais outras pessoas são apenas levemente conscientes. Como suas flores homônimas, essas crianças são dotadas de uma sobrecarga de primorosa sensibilidade em relação ao mundo habitado e vivo e, também como as orquídeas, têm fragilidades que podem ameaçar sua existência e saúde, bem como habilidades ocultas para levar uma vida de beleza, honestidade e realização admiráveis. Não nos enganemos, no entanto, julgando que essa sensibilidade *interna* ao mundo poderia suplantar ou anular as ameaças e perigos *externos* que conhecemos da longa experiência — as exposições tóxicas à pobreza e ao estresse, guerra e violência, racismo e submissão, toxinas e patógenos. A força e a saúde tanto das orquídeas como dos dentes-de-leão são comprometidas por causa dessas e de muitas outras ameaças do mundo, e a pobreza na infância continua sendo o mais poderoso determinante de problemas de saúde para toda a expectativa de vida humana.[3] Mas a *suscetibilidade diferencial* das orquídeas — isto é, suas sensibilidades especiais — a essas ameaças supera sistematicamente a dos dentes-de-leão.[4]

Não são as desigualdades das exposições ambientais, tampouco as suscetibilidades das diferenças genéticas, que, isoladamente, criam os profundos desequilíbrios entre dentes-de-leão e orquídeas em termos de doenças, transtornos e infortúnios da vida. Em vez disso, esses desequilíbrios são produtos interativos de ambientes e genes operando juntos — uma realidade científica emergente à qual retornaremos de forma efetiva em um capítulo posterior. Ainda que tanto os ambientes como os genes desempenhem um papel importante no aparecimento de crianças orquídeas e dentes-de-leão, sabemos agora que suas interações, nos níveis molecular e celular, calibram um aspecto fundamental e decisivo da biologia dessas crianças: até que ponto elas são reativas e sensíveis com relação aos ambientes em que crescem e se desenvolvem.

Embora meu interesse *científico* pelas trajetórias extraordinariamente distintas do desenvolvimento e da saúde das crianças tenha sido norteado por estatísticas e dados, meu investimento *pessoal* na ciência tem suas raízes mais profundas nas espantosas divergências de rumo de vida entre mim e minha irmã Mary. Duas vidas que tinham pontos de origem e trajetórias iniciais tão paralelas levaram a fins tristemente diferentes. Eu fui o dente-de-leão e ela, a orquídea.

Portanto, é um conto de duas crianças — as histórias profundamente entrelaçadas de um futuro pediatra e sua irmã, Mary — que cria para os leitores o portão de entrada a uma nova ciência, descrevendo e, até certo ponto, explicando de que modo as crianças de uma mesma família podem seguir caminhos de vida tão divergentes. Embora a delicada sensibilidade de minha irmã contivesse a possibilidade de excelência e a promessa de realizações muito além das minhas, ela foi derrotada pelas tragédias e tristezas da vida, que a impediram de florescer por completo. Ao enfrentar as realidades da discórdia familiar, decepção, perda e morte, minha irmã tropeçou no terreno pedregoso para o qual seu irmão dente-de-leão era em grande medida impermeável. E assim como o dente-de-leão não tem o direito legítimo de reivindicar crédito pessoal pela resiliência que demonstra em face de tais realidades, Mary não teve nenhuma responsabilidade privada pela desordem para a qual sua triste vida por fim descambou. Criada em uma época diferente ou em uma família diferente, ela poderia ter se tornado uma pregadora talentosa, uma teóloga célebre ou a líder de um movimento espiritual redentor capaz de tocar milhares de vidas. Poderia ter levado uma vida magnífica, plena de alegria e celebração, repleta de atos de grande bondade e ideias de grande relevância. E se ela tivesse encontrado seu caminho, por meio de algum milagre de proteção, de modo a percorrer essa redimida e abundante trajetória de vida, ninguém teria adivinhado que a possibilidade de calamidade estava tão perto do outro lado.

2. O barulho e a música

Uma mulher grávida aos berros em um avião monomotor voando em meio a uma tempestade de neve, sob o controle de um *bush pilot*[*] da Segunda Guerra Mundial. Nada a ver com sombra e água fresca nem férias à beira-mar. A situação estava pondo à prova cada fibra de minhas raízes de dente-de-leão até a última gota pegajosa de sua seiva. O ano era 1978, eu era um pediatra novato de 32 anos de idade e não fazia ideia de como aquele dia terminaria.

Duas horas antes, às cinco da manhã, eu havia sido arrancado de um sono agitado por um telefonema do hospital do Serviço de Saúde Indígena (SSI) de Crownpoint, na árida e esquecida borda do leste da terra tribal da nação Navajo. Único pediatra em um raio de oitenta a 160 quilômetros em qualquer direção, eu era o responsável por todas as emergências médicas graves envolvendo crianças, nascidas ou não nascidas. Percorrendo a pé a distância de meio quarteirão entre a casa cedida pelo governo em que Jill e eu morávamos, na base de uma mirrada chapada escarpada do Novo México, e o hospital de trinta leitos, fui direto para a "suíte" de trabalho de parto. Consistia de um único cômodo com uma mesa e estribos, e uma fotografia oficial de Jimmy Carter fitando com ar presidencial todos os procedimentos obstétricos e sempre parecendo um pouco envergonhado por estar presente. Ali, eu me deparei com um minúsculo pé prematuro de cinco centímetros vindo à tona,

---

[*] Especialista em voos sobre áreas remotas e de difícil acesso. (N. T.)

feito um narciso na primavera, saindo da vagina de uma norte-americana nativa de vinte e poucos anos que não tinha feito nenhuma consulta pré-natal e já era mãe de duas crianças. De acordo com as datas de gravidez, ela estava com 32 semanas, mas parecia maior do que deveria estar naquela fase da gestação. Então nós a levamos para uma sala de exames por imagens e lá descobrimos a presença de não só um bebê, mas de dois gêmeos prematuros.

O hospital de Crownpoint não era, especialmente quarenta anos atrás, o lugar em que um médico gostaria de realizar um parto de alto risco de gêmeos prematuros, um deles com o pezinho esquerdo já balançando para fora. Então, peguei o telefone com a minha lista de centros médicos de atendimento terciário com unidades de terapia intensiva neonatal (UTINs) que havia nos arredores, embora remotos, ligando para cada um deles em uma rápida e nervosa sucessão e em ordem crescente de distância. Todas as UTINs — em Albuquerque, Gallup, Phoenix e Tucson — estavam transbordando de recém--nascidos, todos precisando de cuidados neonatais especiais. Por fim, como última tentativa, liguei para o Hospital Infantil da Universidade do Colorado e fiquei aliviado ao saber que eles tinham de fato condições de aceitar meus pequeninos gêmeos navajos ainda por nascer.

Acordei outro médico local, o que tinha as mais refinadas habilidades obs-tétricas em nosso pequeno rol de médicos do SSI, e pedi que me encontrasse no contíguo "Aeroporto" de Crownpoint, uma faixa de terra árida, roçada dos arbustos de sálvia e ervas daninhas e tão nivelada quanto uma minúscula escavadeira Bobcat era capaz de aplainar um terreno. O rol consistia de uma equipe de cinco médicos formados e licenciados mas novatos, todos imatu-ros e atolados até o pescoço em suas primeiras práticas médicas de verdade, excetuando-se variados tipos de residências de diferentes durações e espe-cialidades. Tomados em conjunto, éramos um desorganizado punhado de novidade, inexperiência e medo, unidos pela camaradagem de jovens médicos sozinhos no terceiro mundo norte-americano. Gil, meu colega sonolento mas bem-disposto nessa missão da madrugada, chegou ao aeroporto seguido por um aviador idoso, cujo nome era algo parecido com "Velho Bob", o arrojado piloto local, com um avião de idade comparável à dele. Embarcamos a jovem mãe (vamos chamá-la de Serena como testemunho de sua espantosa placidez em meio a todos os acontecimentos que se seguiriam) em uma maca atrás do piloto, com Gil posicionado na ponta e eu ao lado de Serena, manejando o único equipamento manual de ressuscitação cardiopulmonar infantil, com uma máscara e uma pequena bolsa de oxigênio. Decolamos rumo a um enorme céu do deserto, raiado com as cores brilhantes de um nascer do sol do Novo México. Até ali, tudo bem.

Quando chegamos a uns 10 mil pés, parecia que tudo ia dar certo. Gil estava monitorando a posição dos bebês no canal de parto de Serena, eu estava pronto para lidar com a ressuscitação de recém-nascidos caso um parto imprevisto ocorresse antes do pouso, e o Velho Bob nos levou para o norte em direção às montanhas Rochosas cobertas de neve, de tempos em tempos lançando suados olhares de relance por cima do ombro para a cena que se desenrolava na parte traseira de seu avião. Mas, quando nos aproximamos da fronteira entre o Novo México e o Colorado, atingimos uma tempestade de neve de proporções magníficas. O céu ficou sinistramente negro acima de nós, a visão à frente obscurecida em opacidade branca granulada, e o ar abaixo tornou-se uma janela quase translúcida sobre um vasto mar de montanhas brancas e planícies inexpressivas. O avião começou a chacoalhar como um esquilo na boca de um cachorro, despencando e subindo de duzentos a trezentos pés em quedas e saltos vertiginosos, e claramente um desafio para o já instável e não exatamente parkinsoniano controle do Velho Bob. Serena, certamente assustada com a perspectiva de dar à luz seus gêmeos em pleno ar no meio de uma turbulência, nas mãos de médicos novatos, entrou em efetivo trabalho de parto e começou a empurrar. Gil, inesperadamente dominado por um violento enjoo de movimento, teve ânsia e vomitou, transformando a cabine do avião em uma sacolejante e trepidante máquina de lavar que transbordava de vômito flutuante, líquido amniótico e urina. O Velho Bob estava desanimado, mas se manteve firme em sua pilotagem do eletrodoméstico ambulante.

Então, o primeiro gêmeo, cujo pezinho havia sido o rosado precursor da aventura daquele dia, desceu e saiu totalmente para o mundo, deslizando para as mãos trêmulas de Gil que o aguardavam. Gil usou um clampe para fixar e cortar o cordão umbilical, limpou as vias aéreas com uma seringa de sucção de borracha vermelha e me entregou um tenso indiozinho navajo se esgoelando a plenos pulmões. Enrolei o sujeitinho em um "cobertor térmico" para mantê-lo aquecido, segurei-o no colo, entre as pernas, com a cabeça virada para o norte na minha direção e comecei a fornecer oxigênio e ventilação através da bolsa e da máscara. Para um pobre menino nativo norte-americano, concebido em uma reserva solitária, intocado pelos cuidados pré-natais e lançado em um mundo frio e nevado bem acima das planícies do Novo México, ele até que não estava mal; na verdade, fiquei impressionado com sua evidente vitalidade — o bebê queria viver! Minutos depois, o segundo bebê, seguindo a deixa de seu irmão, fez uma entrada igualmente barulhenta, derrapante e dramática. Em nossos relatos subsequentes, percebemos que o Gêmeo A viera ao mundo no Novo México, ao passo que o Gêmeo B era um cidadão natural do Colorado — gêmeos idênticos, nascidos em diferentes estados, viajando a quase 150 quilômetros por hora na atmosfera superior de uma tempestade de neve de grandes proporções. Igualmente embrulhados em papel-alumínio, como leitõezinhos em cobertores, agora os dois meninos estavam deitados no meu colo, cada um recebendo alternadas rajadas de ventilação de quinze segundos nos pulmões e oxigênio extra.

Ao nos aproximarmos do aeroporto de Denver, o controle de tráfego aéreo — provavelmente em resposta ao alvoroçado relato do Velho Bob sobre o que estava acontecendo em seu minúsculo e ruidoso avião — começou a desviar e atrasar a chegada de aeronaves de grande porte, abrindo caminho para que os dois barulhentos recém-nascidos aterrissassem. Pousamos perto do terminal de Denver e lá fomos recebidos pela mais que bem-vinda visão da ambulância do Hospital Infantil e da equipe de transporte de recém-nascidos. Os dois pequeninos, cada um pesando menos de 1,5 quilo, foram levados às pressas em incubadoras quentes e aconchegantes, com sua mãe perplexa mas sorridente. Nas semanas que se seguiram, meus periódicos telefonemas para o hospital de Denver revelaram que os dois passavam por uma evolução hospitalar relativamente favorável, começavam a crescer e teriam alta em cerca de seis semanas para ficar sob os cuidados de sua família acolhedora e já abundante.

Mais tarde, refletindo sobre as circunstâncias do nascimento daqueles gêmeos em um cenário de surpreendente adversidade e ameaça, e sobre sua firme resistência e vigor na luta contra esses primeiros perigos, lembro-me de pensar que sua sobrevivência dependeu de muito mais fatores do que a presença de médicos e a disponibilidade de cuidados médicos. Verdade seja dita, eles talvez não tivessem sobrevivido na ausência da UTIN, que, no fim, lhes deu toda a assistência com habilidade e atenção, mas o fato de se aconchegarem em uma amorosa família navajo de três gerações provavelmente teve igual ou maior importância. Como eu aprenderia nos anos vindouros, essa intuição, que permaneceu comigo muito além da mais acidentada e memorável aventura aeronáutica da minha vida, se refletiria não apenas no caminho da pesquisa que em breve eu escolheria seguir, mas nas surpreendentes descobertas a que esse caminho me conduziria um dia.

DOIS TIPOS DE GRÁFICOS

A medicina ocidental "entra no corpo" através de uma ampla gama de rotas e caminhos. Vacinas são injetadas, remédios são engolidos, bisturis abrem os recessos escuros dos corpos, raios X penetram tecidos, produzem imagens sombreadas de órgãos e ossos, e o conhecimento sobre a doença e a saúde é transmitido às nossas mentes e psiques pela linguagem dos médicos, enfermeiros, folhetos, internet e programas educacionais. Mas de que forma as circunstâncias da vida, as vicissitudes do nascimento em situação de vantagem ou desvantagem, as tensões da vida e a proteção dos cuidados humanos e da comunidade — como essas condições inefáveis da vida penetram no corpo para afetar a saúde e o bem-estar de uma criatura humana? Podemos segurar nas mãos vacinas e comprimidos, mas e adversidades e relacionamentos? O que dizer ou pensar de um corpo físico tangível que pode ser solapado ou mantido, em estrutura e em função, por forças tão voláteis quanto as adversidades e os relacionamentos? Não foram apenas os cuidados neonatais intensivos que permitiram que aqueles gêmeos navajos sobrevivessem e se desenvolvessem, mas como poderíamos explicar ou esclarecer em termos científicos os efeitos biológicos muito reais das experiências imateriais na vida dos membros de uma família e comunidade navajo?

O formidável epidemiologista sul-africano John Cassel — uma das duas eminências do campo da epidemiologia social (sendo o outro o dr. Leonard Syme, professor emérito da Universidade da Califórnia, campus de Berkeley, sobre quem falarei mais tarde) — desempenhou um papel transformador em meu desenvolvimento profissional e na decisão que Jill e eu tomamos de nos mudar para Crownpoint, no coração do povo navajo. John ganhara destaque depois de muitos anos praticando medicina entre os 10 mil membros da tribo zulu, na província de Natal, com muitas das mesmas perguntas que me preocupavam e algumas respostas que eu ainda tinha que aprender. Por que as condições sociais são fatores preditivos tão poderosos da doença e da longevidade? O que torna as pessoas de uma aldeia tão drasticamente mais saudáveis do que as de outro vilarejo? De que modo as circunstâncias sociais, econômicas e psicológicas de uma pessoa tornam-se biologicamente incorporadas, alterando os riscos de doenças cardíacas, esquizofrenia e tuberculose? Cassel não sabia *como* tais circunstâncias eram transmutadas em biologia humana, mas estava certo de que eram.

John formou-se na faculdade de medicina na Universidade de Witwatersrand e, por fim, conseguiu um emprego em uma equipe multidisciplinar de saúde que trabalhava no Centro de Saúde Comunitária de Pholela, na reserva tribal zulu da África do Sul. Esse centro, fundado em 1942 pelo dr. Sidney Kark, era uma organização extraordinária e presciente, onde os profissionais da saúde brancos e negros viviam e trabalhavam lado a lado, os médicos empenhados além de suas atribuições para prover saneamento, assegurar a disponibilidade de alimentos e habitação adequada, e daí nasceu um movimento internacional em direção a "cuidados primários orientados para a comunidade". Por meio de seu próprio investimento e prática nesse cenário nativo, John tornou-se cada vez mais consciente das crenças aborígines sobre as origens da saúde e das doenças — crenças que eram marcantes desvios em relação aos princípios da medicina ocidental nos quais ele havia sido educado e dos quais estava impregnado. Os xamãs zulus, com os quais John com frequência trabalhava, asseveravam que as forças do contexto social tinham implicações muito mais profundas nos transtornos da saúde do que ele um dia talvez tivesse acreditado. Os xamãs muitas vezes prescreviam mudanças estruturais nas famílias, reafirmações do apoio tribal, tratamento com ervas locais ou a aplicação de punições tardias como remédios para sintomas e doenças específicas.

Por meio de sua compreensão progressiva desses enfoques alternativos das causas e tratamentos das doenças, John ficou cada vez mais convencido de que as versões altamente restritas da patogênese (o modo como as doenças se desenvolvem) nas quais havia sido educado tinham validade apenas parcial, e que fatores culturais e sociais mais amplos devem estar subjacentes aos padrões observáveis de doença no âmbito das populações humanas. Então, quando o Parlamento sul-africano passou a ser dominado pelo Partido Nacional e o apartheid tornou-se lei no início dos anos 1950, a vida de John no país tornou-se cada vez mais insustentável. O Centro de Pholela acabou sendo fechado pelo governo como "atividade ilegal", e John transferiu sua jovem família para os Estados Unidos, onde ele primeiro estudou epidemiologia e, por fim, foi nomeado chefe do Departamento de Epidemiologia da recém-criada Escola de Saúde Pública da Universidade da Carolina do Norte. E foi nessa instituição que, após minha residência em pediatria, conheci John em um momento decisivo e promissor, capaz de mudar a minha vida.

Entre muitas outras, uma lição que a residência em pediatria me ensinou foi que, muito antes da existência dos prontuários médicos eletrônicos, os prontuários das crianças vinham em dois tamanhos: muito finos e muito grossos. O histórico médico da maioria das crianças e jovens nas duas primeiras décadas de vida era rotineiramente registrado em um esmerado documento manuscrito do tamanho e condição de uma revista média. No entanto, o médico sabia a encrenca que teria pela frente quando o prontuário de um paciente era um pesado tomo com muitos centímetros de espessura, cheio de dobras e orelhas, às vezes em vários volumes, e com um clipe de metal esticado no alto segurando uma cacofonia de informações em alguma pretensão de ordem e cronologia. Essas eram as infelizes crianças com infecções recorrentes ou múltiplas lesões, com doenças crônicas de longo prazo — aquela população entre 15% e 20% de crianças tão injustamente sobrecarregadas com as morbidades precoces da vida. E o que muitas delas — não todas, mas muitas — tinham em comum era compartilhar variados infortúnios da pobreza, exposição à violência, pais abusivos, comida insuficiente, caos familiar e vizinhança deteriorada.

Nos primeiros tempos da minha vida como pediatra e pesquisador, constatei que as questões mais instigantes e desafiadoras da ciência da saúde infantil eram as que diziam respeito a de que modo a exposição às adversidades e aos estressores sociais eram transmutados nos processos e eventos biológicos que resultavam em algumas doenças biomédicas e distúrbios da saúde mental. Essas eram as perguntas que Cassel trouxe dos guetos e reservas da África do Sul do apartheid, e à medida que nos meus primeiros anos de treinamento eu ouvia as histórias que ele contava sobre sua vida nas *velds*, as planícies e savanas sul-africanas, suas perguntas tornaram-se as minhas. Elas pareciam ser o tipo de perguntas e questões para as quais valeria a pena dedicar a vida de maneira legítima e até mesmo útil. Já nessa época eu tinha começado a perceber que os pungentes relatos de adversidade, pobreza e desespero que os pacientes ou suas famílias costumavam fazer mostravam uma conexão fundamental com as agruras, por mais ligeiras que fossem em comparação, que a minha própria família tinha suportado.

Todos os pediatras (e também os médicos de família), especialmente no inverno, orquestram vastos coros de crianças fungando, com olhos vermelhos, nariz com pus no muco, febre, tosse com catarro, tosse seca e respiração ofegante. A cada ano é uma espécie de Coro do Tabernáculo Mórmon de sínus entupidos, amígdalas purulentas e sofrimento sem voz. Portanto, não foi a mais espantosa das surpresas que meu primeiro estudo de verdade como um brilhante e recém-formado pediatra-cientista se concentrasse no tema das doenças respiratórias — isto é, resfriados, gripes, bronquites, sinusites, gargantas inflamadas e afins, que compõem o território impregnado de muco da infância. Eram doenças tão comuns às crianças quanto os impostos são para os adultos, e, alguns quilômetros adiante, na cidade de Chapel Hill, estava em andamento um estudo de nível internacional sobre doenças respiratórias em crianças pequenas, sob a égide e direção do Instituto Frank Porter Graham de Desenvolvimento Infantil da Universidade da Carolina do Norte. As causas dessas doenças, segundo a sabedoria pediátrica da época — e, até certo ponto, de hoje —, eram vírus e bactérias, pura e simplesmente, com uma leve pitada de fungos misturados à receita para torná-la interessante.

Em outras palavras, doenças respiratórias eram causadas por bichinhos, e ponto-final. Excetuando-se o sistema imunológico verdadeiramente incapacitado de crianças com doenças como leucemia ou deficiências imunológicas congênitas, ou crianças submetidas a tratamentos com potentes medicamentos imunossupressores, pouca atenção era dada a quais diferenças na suscetibilidade ou vulnerabilidade a infecções poderiam estar escondidas nos contingentes de crianças saudáveis e não afetadas por moléstias. Quase nenhuma pesquisa levava em consideração que algumas crianças invariavelmente adoeciam vitimadas por resfriados e tosses, ao passo que outras, quase nunca. Na comunidade médica, havia muito pouco interesse na resistência do hospedeiro a (ou defesas contra) agentes infecciosos em meio à vasta maioria das crianças e adultos que eram livres de infecções recorrentes e tinham função imunológica normal. Até onde qualquer um sabia, *não havia variação alguma* na capacidade de crianças saudáveis de repelirem infecções respiratórias ou pelo menos se recuperarem rapidamente delas; qualquer variabilidade que pudesse existir devia-se à exposição a fatores externos e ao azar.

No entanto, *havia* claramente essas diferenças, mesmo entre os filhos de uma mesma família. Os pais estavam (e ainda estão) sempre contando aos médicos dos filhos que um dos irmãos era, de modo persistente, líquido e certo, mais enfermiço do que os outros. Em uma sala de aula do jardim de infância, o professor sempre sabe que algumas crianças são seguramente mais suscetíveis aos bichinhos *de la semaine* do que seus pares e colegas de recreação. Seja em escolas, clubes ou igrejas, sempre há as crianças que se ausentam com maior frequência que as demais devido a doenças. E, como já vimos, um pequeno subgrupo de crianças apresenta mais da metade de todas as doenças infecciosas no âmbito da população a que pertencem.

Mesmo naquele longínquo período da minha estreia como pesquisador, alguns cientistas e observadores eram exceções à desatenção geral com relação a essas diferenças de suscetibilidade. René Dubos, o famoso microbiólogo e intelectual público norte-americano, descrevera de que forma o hospedeiro (ou seja, a pessoa), o patógeno (a causa da doença, geralmente bactérias ou vírus) e o ambiente estavam envolvidos em um processo ecológico triádico, no qual a saúde ou a doença dependia do equilíbrio da resistência do hospedeiro, da virulência de um agente de doença e das circunstâncias ambientais, por exemplo, a dieta e a poluição do ar.[1] O próprio John Cassel escreveu um famoso artigo em que observou que "um conjunto extraordinariamente similar de circunstâncias sociais caracteriza pessoas que desenvolvem tuberculose e esquizofrenia, tornam-se alcoólatras, são vítimas de múltiplos acidentes ou cometem suicídio".[2] Comum a cada uma dessas pessoas, argumentou ele, era uma posição marginal na sociedade. Assim, alguns visionários começaram a entender que a capacidade constitucional ou inata da pessoa exposta a um vírus de preparar e mobilizar uma defesa imunológica desempenhava um importante papel adicional no resultado da exposição, além daquele do próprio vírus. Se a pessoa adoecia ou continuava bem, dependia de um equilíbrio essencial entre a virulência do patógeno e a proteção do hospedeiro.

Ainda mais provocativo, um punhado de cientistas havia começado a suspeitar que a resistência do hospedeiro a agentes infecciosos poderia não apenas ser afetada por dieta, radiação, medicamentos ou toxinas — todos os aspectos do ambiente físico —, mas também por características do *ambiente socioemocional*. Em outras palavras, as relações sociais e suas emoções resultantes poderiam afetar a saúde física.

Ora, aí estava uma ideia verdadeiramente escandalosa! Como seria possível a forças tão diáfanas e indefinidas como "estresse" ou "isolamento social" ou "solidão" entrarem no corpo físico e mudarem a capacidade de uma pessoa de resistir à infecção por meio de processos imunológicos? Isso era uma coisa genuinamente esquisita — na mesma esfera fantástica, talvez, da acupuntura, da oração intercessora (orar por outras pessoas) ou da hipnose médica. Mas a legitimidade de cada uma delas foi afirmada em um ou outro grau nesse meio-tempo, e agora havia pesquisadores respeitáveis examinando o estresse, a imunidade e a doença como legítimos tópicos de estudo em animais e seres humanos. Seguindo a tradição dos primeiros estudos de Walter Cannon sobre como o estresse perturba a homeostase (equilíbrio ou bem-estar) fisiológica, pesquisadores como Lawrence Hinkle, Hans Selye e Harold Wolff começaram a investigar sistematicamente os vínculos entre "eventos de vida estressantes" e doenças agudas e crônicas, e entre doenças físicas e transtornos mentais.[3] Havia também aqueles — Robert Ader, por exemplo — que estavam usando poderosos estudos mentais para examinar e documentar de que modo o estresse psicológico poderia minar a competência imunológica humana e animal, deixando o hospedeiro consideravelmente mais vulnerável aos agentes de doença virais e bacterianos.[4] Assim, pareciam estar sendo acumuladas evidências científicas legítimas, principalmente em estudos com adultos, de que o estresse e a adversidade afetavam de alguma maneira as suscetibilidades dos indivíduos a doenças agudas e crônicas.

Nesse cenário de ideias escandalosamente novas sobre as causas das doenças humanas, meus colegas e eu propusemos um estudo aos bastante tradicionalistas especialistas em doenças infecciosas que conduziam os estudos respiratórios no Instituto de Desenvolvimento Infantil da Universidade da Carolina do Norte: um projeto que examinava o possível papel dos estressores familiares como fatores de risco para doenças respiratórias em crianças em idade pré-escolar. Para o enorme crédito daqueles subespecialistas pediátricos em 1975, o projeto foi aprovado. Então começamos — com grande entusiasmo e pouca ideia sobre que rumo estávamos tomando.

Estudamos intensivamente 58 crianças de Chapel Hill em idade pré-escolar — em sua maioria afro-americanas e uniformemente pobres —, entrevistando seus pais a fim de avaliar as "mudanças de vida" estressantes e recentes, como divórcios, mortes de avós ou problemas financeiros, e examinando com frequência cada criança em busca de evidências clínicas e laboratoriais de infecções respiratórias. Conservo lembranças nítidas das muitas conversas que tive com as famílias das crianças em suas salas de estar mofadas e quentes da Carolina do Norte, onde o único ar-condicionado eram os ventiladores portáteis e os goles do adocicado chá do Sul. Quando havia a ocorrência de infecções infantis, cultivávamos o nariz da criança para detectar bactérias e vírus e calculávamos cuidadosamente a gravidade da doença usando uma lista de verificação de sintomas e sinais físicos. Encontramos e relatamos, em um artigo publicado em 1977 na revista *Pediatrics* [Pediatria], que os estressores relatados pela família eram fatores fortemente preditivos da gravidade média e da duração média das doenças respiratórias durante o período de um ano de estudo.[5] Usando um inventário de "rotinas familiares", que, de acordo com a nossa teorização, poderiam contrabalançar os efeitos da mudança estressante, mostramos também que as relações entre estressores familiares, gravidade da doença e duração da doença eram atenuadas ou mitigadas pela adesão da família a rotinas fortes e constantes. Ou seja, o efeito de *mudanças* estressantes sobre as características da doença diminuía marcadamente entre as crianças cujas famílias seguiam rotinas diárias com aspectos previsíveis e *imutáveis*.

Essa primeira, inesquecível e inebriante introdução à ciência empírica e ao teste de novas e instigantes hipóteses deixou uma marca permanente em minha identidade e imaginação. Embora minha intenção de longa data tivesse sido ingressar em uma vida um tanto tradicional de prática pediátrica, em um ambiente rural e carente de recursos (uma intenção que a minha então recente esposa compartilhava de maneira sincera e entusiástica), de repente me vi sendo arrastado por uma inequívoca maré, que se movia de maneira inexorável na direção da medicina acadêmica, da criação de conhecimento, em vez do simples uso do conhecimento, e de uma vida imersa nessa incipiente ciência de como as experiências sociais e emocionais das crianças podem afetar seu corpo físico. Nos anos que se seguiram desde então, lembrando o momento em que minha carreira parecia ter ganhado ímpeto, independente de mim, muitas vezes refleti com meus alunos e estagiários que meu lema passara a ser: "Sua vida não é da sua conta".

Assim, fui lançado de forma desordenada em uma vida anteriormente inimaginável na medicina, transportado para lá pela visão histórica de um epidemiologista sul-africano, pelos lampejos de uma nova ciência da medicina mente-corpo e por um precoce e fascinante encontro com um estudo de minha autoria, com meus próprios resultados. A partir daí, comecei a tentar o que todos os jovens investigadores são obrigados a tentar: uma replicação das minhas descobertas anteriores, de modo a ter certeza de que os resultados não haviam sido uma causalidade ou acaso feliz de uma única vez.

Nos primeiros estágios do meu trabalho — na reserva navajo e no primeiro cargo que ocupei no corpo docente da universidade —, voltei muitas vezes a uma busca por aquele mesmo sinal dos efeitos do estresse sobre a saúde física das crianças. Esses estudos envolveram muitos e variados grupos de crianças: desde estudantes de internato navajos nos postos avançados do alto deserto do Novo México até ávidas crianças em idade pré-escolar nos bairros de Tucson; dos frequentadores de chiques jardins de infância nos frondosos bairros de San Francisco a crianças espertas dotadas da malandragem das ruas em Berkeley. Às vezes, amostragens dos estressores e das adversidades apareciam menos na vida das famílias e mais nas experiências coletivas de bairros e comunidades. Às vezes, as adversidades eram as investidas de uma catástrofe natural — por exemplo, um terremoto de grandes proporções que danificou casas, causou incêndios e assustou crianças. Outras vezes, os estudos concentraram-se nos desafios normativos e quase triviais de começar a frequentar a escola primária, conhecer novas crianças, uma nova professora no jardim de infância. Houve replicações, certamente, dos achados relativos a doenças respiratórias, mas também houve extensões nos efeitos do estresse sobre lesões acidentais, nas respostas do sistema imunológico às vacinas e aos problemas comportamentais e psicológicos.

De maneira notável, um conjunto de resultados claros e temáticos veio à tona em todos esses estudos iniciais. Em cada um, havia ligações estatisticamente significativas entre os aspectos de estresse ou dificuldade e a ampla gama de doenças, lesões e distúrbios da saúde mental. Mas havia um problema. Embora o significado estatístico desses achados afirmasse que era improvável que se devessem apenas ao acaso ou erro, foram sempre, sem exceção, apenas modestos em magnitude. As associações identificadas jamais respondiam por mais de 10% da variação nos desfechos das doenças, ao passo que relações mais fortes e solidamente causais poderiam ter sido responsáveis por 30% a 50%. Agora eu me via diante de todo um conjunto de estudos desse tipo, cada um contendo descobertas replicáveis de adversidades na infância prevendo múltiplos efeitos sobre a doença, mas nunca com o tipo de poder explicativo pelo qual meus colegas ou eu tínhamos esperado.

Uma representação gráfica efetiva dos pontos de dados desses primeiros estudos revelou duas histórias inseparáveis. Por um lado, os dados mostraram uma tendência linear geral das experiências de adversidade e estresse das crianças para prever os resultados de desenvolvimento e saúde. Por exemplo, em uma análise, os índices de severidade dos problemas comportamentais das crianças tornavam-se maiores à medida que aumentavam os estressores familiares. Por outro lado, os próprios pontos de dados mostraram quanto essa associação era na verdade dispersa e variada. Havia crianças anômalas, por exemplo, com índices de estresse familiar bastante elevados, que apresentavam pontuação de severidade de comportamento muito baixa, e havia também aquelas com estressores mínimos mas problemas de comportamento excepcionalmente graves. Assim, embora os dados, como um todo, revelassem uma conexão constante e estatisticamente significativa entre o estresse e os comportamentos problemáticos, havia também um enorme grau de "ruído" — ou variação aleatória e inexplicável — nos detalhes efetivos dessa conexão. Para determinado nível de estresse familiar, era difícil dizer com certeza qual seria o índice de gravidade do problema de comportamento para uma criança individualmente, porque muitos dos pontos de dados reais estavam muito longe da linha que ligava o estresse ao comportamento.[6]

Meus colaboradores e eu nos esforçamos muito para, durante vários anos, limpar o ruído dessas associações entre saúde e estresse, a fim de entender melhor e com mais cuidado a verdadeira natureza das conexões que podíamos ver que estavam lá. Procuramos questionários e escalas melhores e mais válidos para medir o estresse e a adversidade na vida das crianças. Tentamos perguntar às crianças, em vez de aos pais delas, sobre seus estressores, e conversávamos com o pai e a mãe, não apenas com um ou outro. Vez por outra, entrevistávamos os professores em vez de fazer perguntas aos pais ou filhos. Quando essas estratégias produziram os mesmos tipos de descobertas, desenvolvemos nossos próprios instrumentos de medição, com itens de nossos próprios repertórios de perguntas. Extraímos amostras do estresse do bairro, mensurando, por exemplo, criminalidade e violência, em vez de nos limitarmos apenas ao estresse baseado nas famílias. Empreendemos esforços colossais para construir as medidas mais cuidadosas e robustas de incidência, gravidade e tempo de recuperação da doença, índices de ferimentos acidentais, diferenças na severidade das lesões e problemas de saúde mental subclínicos.

Não importava o que tentássemos, nossas descobertas eram sempre as mesmas: associações significativas mas modestas entre exposições precoces ao estresse e taxas de doença, lesões e distúrbios comportamentais. Tais descobertas jamais foram suficientes para um avanço inovador na ciência do estresse e da adversidade infantis, nem sequer chegavam perto de revolucionar um campo.

Então, atolados em frustração e exaustão, começamos, enfim, a fazer uma nova pergunta, de uma espécie completamente diferente. Começamos a nos indagar se o "ruído" que havíamos tentado de modo tão valente e ferrenho expurgar de nossos resultados talvez não fosse realmente a "música". E se o problema não consistisse nos dados, mas na maneira como estávamos olhando para os dados? Talvez a variabilidade obstinadamente persistente que descobrimos ser incapazes de remover, em um estudo após o outro, fosse, na verdade, o próprio fenômeno ao qual deveríamos estar atentos o tempo todo. Talvez o fato de as consequências da exposição das crianças aos estressores serem tão disparatadas constituísse efetivamente o cerne da questão — a chave para a porta que estávamos pelejando tanto para abrir.

Mesmo naquela época, havia um reconhecimento baseado no senso comum, tanto público quanto científico, de que algumas crianças — denominadas "crianças resilientes" — eram excepcionalmente capazes de persistir e progredir, mesmo diante de adversidades terríveis. Havia relatos, por exemplo, de crianças que sobreviveram à selvageria dos campos nazistas na Segunda Guerra Mundial e superaram os piores padecimentos, e observações mais contemporâneas de que crianças de um subgrupo especialmente resistente de comunidades pobres conseguiram escapar da pobreza e da opressão racial para se tornarem profissionais respeitados e empreendedores extremamente bem-sucedidos. Existia também uma crença menos bem documentada e mais vaga de que, no outro extremo do espectro, havia crianças especialmente "vulneráveis", cujas capacidades de resistir às dificuldades estavam avariadas e cujo desamparo poderia prejudicar sua saúde e seu desenvolvimento sob condições de adversidade.

Assim, mesmo antes dos sistemáticos e elegantes estudos de resiliência de Norman Garmezy e Ann Masten na Universidade de Minnesota, havia o reconhecimento de como as desigualdades individuais — em temperamento, personalidade ou compleição — poderiam resultar em consequências extremamente variadas decorrentes da exposição ao estresse, calamidade e má sorte.[7] Um certo nível de ruído de fundo parecia de alguma forma parte do tecido natural das respostas humanas às dificuldades que a vida apresentava. É importante ressaltar que esse espectro de resistência e sobrevivência era tido como variável entre os dois polos de *resiliência e vulnerabilidade*, entre uma capacidade robusta e fortalecedora de resistência ao infortúnio e uma impotente incapacidade para enfrentar e superar até mesmo desafios e obstáculos moderados. Os dois extremos dessa escala de resiliência/vulnerabilidade foram — e ainda são — ainda mais impregnados de uma espécie de teor moral, no qual a resiliência é considerada heroica e triunfante, ao passo que a vulnerabilidade é vista como um tanto tristemente covarde. Essas duas dimensões de sabedoria pública e científica convencional — os parâmetros que definem a resiliência e a vulnerabilidade e sua coloração moral vagamente baseada em princípios — viriam a figurar com destaque em nosso resultante trabalho, que acabaria por contestar ambas.

A tendência de considerar a variação nos resultados da adversidade como de algum modo matizada de honra ou de vergonha era, pelo menos em parte, consequência de uma suposição de que a origem dessa variação estava no âmbito do caráter ou da vontade. Todavia, igualmente plausível para mim e para meus colegas na época era uma fonte mais profunda e fundamental na biologia básica e involuntária da resposta ao estresse humano. E se as consequências da adversidade para a saúde fossem diversas porque as reações biológicas internas e invisíveis das crianças diante dessas adversidades eram, elas mesmas, drasticamente diferentes? E se a inerente *reatividade ao estresse* infantil fosse o fator que vinha impulsionando a notável variação nos efeitos das adversidades ambientais sobre a saúde o tempo todo? Estudos anteriores, principalmente em adultos, mostraram de modo indubitável que as diferenças individuais na reatividade ao estresse estavam associadas a uma variedade de distúrbios mentais e físicos, incluindo psicopatologia, doença coronariana cardíaca e lesões traumáticas.[8] E se a própria falha que procuramos eliminar — isto é, a barulheira do vínculo entre estresse e doença — fosse realmente o aspecto mais interessante e revelador de nossos dados? Tínhamos começado a aprender uma lição científica muito mais global e reveladora: a de que o mundo natural é sempre mais elegante, mais complexo, mais radiante do que nossas mais estimadas hipóteses e suposições.

A "MÚSICA" DA VARIAÇÃO INDIVIDUAL

Se a variação na reatividade ao estresse fosse o elemento efetivo e decisivo da história estresse-doença, então a elucidação dessa variação deveria estar, pelo menos em parte, dentro dos limites da neurobiologia, pela qual a reatividade acontece. Portanto, tínhamos que olhar mais de perto os dois principais sistemas de resposta ao estresse neurobiológico no cérebro dos mamíferos. O primeiro deles — em nome da simplicidade, vamos chamá-lo de *sistema de cortisol* — é baseado no hipotálamo no centro do cérebro. Se você desenhar uma linha entre suas orelhas e traçar outra diretamente de volta a partir do espaço entre os olhos, o ponto em que as duas linhas se encontrarem é onde reside seu hipotálamo: uma encruzilhada central tão fundamental para a comunicação entre as regiões do cérebro que às vezes é chamada de "Casablanca" do cérebro. Assim como a cidade de Casablanca serviu como uma encruzilhada comercial e cultural central no antigo mundo mediterrâneo e atlântico, o hipotálamo opera como um ponto de convergência e interação para muitos dos principais circuitos neurais do cérebro. Dois núcleos do hipotálamo contêm células produtoras de hormônios que levam até a glândula pituitária (ou hipófise), pendurada no pedúnculo do hipotálamo. A pituitária, por sua vez, produz um hormônio de longa distância (hormônio adrenocorticotrófico ou adrenocortical, ou ACTH) que entra na corrente sanguínea e viaja para as glândulas suprarrenais, que ficam no topo de cada um dos rins. O ACTH faz com que as glândulas suprarrenais liberem cortisol — um hormônio poderoso, como um copo cheio de substâncias químicas do estresse —, que é liberado por experiências estressantes e tem profundos efeitos no corpo, incluindo os sistemas cardiovascular e imunológico.[9] Juntos, o hipotálamo e as glândulas

hipófise e adrenal (suprarrenal) são referidos como o eixo hipotálamo-hipófise-
-adrenocortical (HHA), ou hipotálamo-pituitária-adrenal (HPA).

O segundo sistema de resposta ao estresse — para simplificar, nós o chamaremos de *sistema de luta ou fuga* — é baseado em um diminuto centro no
tronco cerebral que também é ativado sob condições de estresse. Esse centro
contém neurônios que se estendem até o hipotálamo, acionando as respostas
de luta ou fuga do sistema nervoso autônomo (SNA), que produz as palmas das
mãos suadas, pupilas dilatadas, aumento da frequência cardíaca e tremores com
que a maioria das pessoas está familiarizada em circunstâncias intensamente
estressantes. Os sistemas de resposta ao estresse de cortisol e de luta ou fuga
não se ativam e funcionam de forma completamente independente ou mesmo
em paralelo, mas entram em ação envolvidos em uma ampla linha cruzada,
na qual a ativação de um sistema tende a ressoar no acionamento do outro.
Ambos os sistemas têm poderosos efeitos de monitoramento e regulatórios
em múltiplos processos corporais, incluindo níveis de açúcar e insulina no
sangue, pressão arterial, frequência cardíaca e outras funções cardiovasculares,
e o equilíbrio de respostas imunológicas a bactérias, vírus e substâncias estranhas, como polens ou vacinas. As crianças que respondem de modo agudo
ou crônico a ambientes estressantes tendem a apresentar níveis mais altos de
açúcar no sangue e um risco maior de diabetes tipo 2, pressão arterial mais alta,
maior risco de doença coronariana cardíaca e cerebrovascular e alterações no
funcionamento do sistema imunológico com relação à supressão imunológica
ou a respostas inflamatórias.[10]

Todas essas respostas ao estresse fisiológico, acumuladas ao longo do tempo
no corpo humano, resultam em uma mudança sistemática em direção ao risco
de doenças em longo prazo em várias categorias.[11] O neurocientista Bruce
McEwen sugeriu que os perenes esforços do corpo para manter o equilíbrio
fisiológico começam a criar um desgaste crônico nos sistemas biológicos, o
que resulta em uma condição de *carga alostática*.[12] A alostase é o processo de
obtenção da estabilidade biológica, ou *homeostase*, via mudanças fisiológicas
ou comportamentais; a carga alostática é, então, o custo biológico de manter
essa estabilidade. Imagine dois elefantes, cada qual sentado numa das extremidades de uma gangorra infantil. Embora um tipo de equilíbrio precário seja
mantido, há um terrível nível de tensão na prancha em que os elefantes estão
apoiados, e a gangorra pode até mesmo quebrar. Assim, mesmo onde um tipo

de estado estacionário fisiológico é possível durante anos, o processo subjacente de exposição ao estresse pode ser um dos riscos graduais e cumulativos de doenças ao longo do tempo.

Tínhamos chegado a uma bifurcação no caminho de nossa pesquisa. Como agora estávamos interessados nas possíveis diferenças *entre* as crianças na magnitude de sua reatividade ao estresse, precisávamos criar uma maneira de medir essa reatividade sob condições rigorosamente padronizadas. Mesmo se equipamentos de monitoramento sem fio estivessem disponíveis naqueles primeiros anos (e não estavam), avaliar a pressão arterial ou a frequência cardíaca na escola ou em casa poderia ter revelado diferenças, mas não saberíamos se elas eram atribuíveis a disparidades biológicas nos níveis individuais de reatividade das crianças ou à carga de estresse inerente à escola ou ao lar específico.

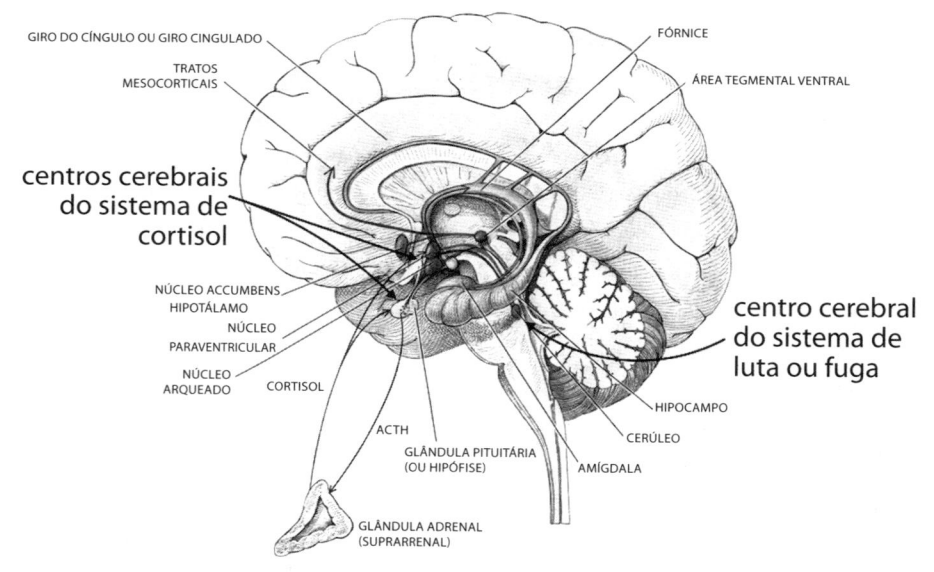

Os dois principais sistemas de resposta ao estresse no cérebro humano são o sistema de cortisol e o sistema de luta ou fuga. O sistema de cortisol envolve comunicações entre núcleos no hipotálamo, na glândula pituitária e nas glândulas suprarrenais, que estão posicionadas sobre cada rim. O sistema de luta ou fuga (ou sistema nervoso autônomo, SNA) é ativado por um núcleo no tronco encefálico e possui dois ramos distintos: o ramo simpático, que serve como um acelerador da reatividade de luta ou fuga; e o ramo parassimpático, que se opõe ao braço simpático, fazendo as vezes de freio ao sistema. O sistema de luta ou fuga deflagra muitas das conhecidas respostas fisiológicas do estresse: boca seca, tremores, aumento da frequência cardíaca e trato gastrintestinal nervoso.

Precisávamos de condições laboratoriais cuidadosamente controladas e de um conjunto de padrões pelos quais ambos os sistemas de resposta ao estresse pudessem ser simultaneamente indexados. Além disso, as condições adversas e desfavoráveis nas quais colocamos as crianças tinham que ser meticulosamente calibradas — estressantes o suficiente para precipitar a reatividade, mas não tão estressantes a ponto de as crianças chorarem ou fugirem.

Meu colega Abbey Alkon e eu começamos a identificar um conjunto de tarefas levemente estressantes que pudessem provocar apenas o nível certo de respostas do sistema de cortisol e de luta ou fuga. Inicialmente, nós tentamos estressores que tinham sido usados em estudos de adultos com reatividade cardiovascular,[*] como o teste de pressão a frio, que exige que o sujeito da pesquisa mergulhe a mão em um balde de água gelada durante um minuto. Quando testamos essa tarefa pela primeira vez com um menino de cinco anos, ele enfiou a mão na água, fez uma careta, disse "Isto dói!" e saiu às pressas do laboratório — provando, dessa forma: (a) a sabedoria das crianças, e (b) a idiotice dos cientistas. A fim de testar a reatividade ao estresse em uma criança, tivemos que encontrar um conjunto de tarefas "Cachinhos Dourados" — aquelas que não fossem nem muito severas nem muito leves, mas apenas na medida certa. Para encontrar esse ponto ideal, precisávamos de tarefas que fossem ajustáveis em termos de intensidade, adequadas a toda a gama de crianças de três a oito anos de idade (o grupo de crianças na metade da infância que era o foco principal do nosso interesse) e "ecologicamente válidas", isto é, desafios que as crianças efetivamente encontram no seu dia a dia. Decidimos adotar vários desses testes, em diferentes categorias de dificuldade:

- Uma entrevista com um adulto desconhecido (um assistente de pesquisa), incumbido de fazer perguntas sobre a família da criança, seu aniversário,

[*] Aqui, e muitas vezes ao longo do livro, usei o pronome plural "nós" para representar o extraordinário conclave de estudantes, estagiários e voluntários que se tornam os abundantes e talentosos olhos, braços e pernas de qualquer programa universitário de pesquisa. São eles os rostos públicos de todos os projetos, o trabalho braçal que move o veículo da ciência e, frequentemente, as fontes de valiosas e perspicazes reflexões sobre os fenômenos em estudo. Embora sejam quase sempre anônimos tanto nas publicações quanto na atribuição pública do crédito por suas contribuições científicas, a verdade é que quase nada seria realizado ou bem-sucedido sem seus talentos e investimentos no empreendimento da pesquisa.

colegas de escola, comidas favoritas e última festa de aniversário (ou seja, um desafio *psicossocial*; ver a fotografia a seguir);

- Uma gota de suco de limão na língua (um desafio *físico*, sensorial);
- Assistir a um trecho emotivo de um filme (um desafio *emocional*); e
- Recitar uma sequência de números de três a oito dígitos lida para a criança pelo examinador (um desafio *cognitivo* ou de raciocínio).

Para alguns estudos especiais, usamos também:

- Disparar um alarme de incêndio ao final do protocolo de reatividade, supostamente o resultado do vapor de uma chaleira no fogo para fazer chocolate quente (isto é, um desafio *inesperado, de despertar*), e logo a seguir tranquilizar a criança, assegurando-lhe que não há incêndio nenhum acontecendo.

Imediatamente antes e depois dessas tarefas desafiadoras, o assistente de pesquisa lia para a criança uma história calmante e adequada à idade a fim de obter medidas de repouso que pudessem ser comparadas àquelas tomadas durante as tarefas. Para as pontuações de reatividade, usamos medidas responsivas aos sistemas de cortisol e de luta ou fuga, bem como algumas que eram específicas para cada um deles. Exemplos dos primeiros foram pressão arterial e ritmo cardíaco, que são afetados por ambos os sistemas, e exemplos do último foram o cortisol salivar (os níveis de cortisol, o hormônio do estresse, na saliva, estreitamente comparáveis aos níveis no sangue) e impedância cardiográfica, que mede a variabilidade da frequência cardíaca (um índice da função parassimpática do SNA) e o momento preciso dos eventos do ciclo de bombeamento cardíaco (uma medida da ativação simpática do SNA).

Amostras de saliva para a medição de cortisol eram simples de recolher, uma vez que cada uma das crianças no planeta deseja secretamente cuspir, a qualquer momento, a pedido, e sob qualquer circunstância, um entusiasmo mal contido pela expectoração, quase certamente o resultado da universal advertência dos pais: "*Não pode cuspir!*". Em nenhum de nossos estudos, entre centenas e centenas de crianças, jamais encontramos uma criança de três a oito anos de idade que não tenha se deliciado em fornecer uma amostra de saliva, com abundância volumosa, espumosa e, quase sempre, barulhenta.

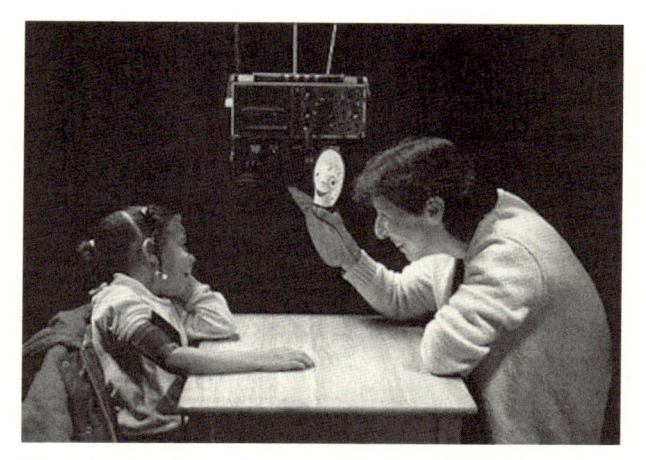

Uma criança sendo testada por um adulto desconhecido em um proto-colo de reatividade ao estresse. As respostas dos sistemas de cortisol e luta ou fuga eram monitoradas enquanto a criança completava uma diversificada série de desafios e tarefas levemente estressantes.

As medidas cardiovasculares da função autônoma de luta ou fuga eram uma história um tanto diferente, exigindo a coleta de dados eletrofisiológicos do coração durante vários minutos contínuos. Fizemos isso fixando eletrodos, gel eletrolítico e fios no peito, rosto, costas e tornozelo das crianças, permitindo a medição milissegundo a milissegundo da sequência temporal dos eventos elétricos no coração à medida que bombeava o sangue para os pulmões e o corpo. A utilização de todo esse equipamento, o teste do sistema e o gerenciamento da ansiedade natural de algumas crianças durante os procedimentos de configuração podem por si levar de dez a quinze minutos. Crianças de sete e oito anos de idade podem ser persuadidas e cativadas com histórias sobre como os astronautas também ficam igualmente conectados a fios e eletrodos nos voos espaciais. Por outro lado, não é tão fácil fascinar as de três e quatro anos com fantasias de destemidas viagens espaciais; elas devem ser trazidas de forma mais lenta, por meio do uso de palavras suaves e calmantes, um ritmo vagaroso de ação e uma confiança contínua. No entanto, mesmo nesse estágio do protocolo de reatividade, um observador atento poderia começar a ver as diferenças comportamentais e emocionais entre as crianças pequenas em suas respostas a uma experiência estranha. Essas diferenças, conforme veremos, tornaram-se evidentes de modo ainda mais nítido no nível da fisiologia do estresse que todos os procedimentos laboratoriais foram concebidos para evocar e revelar.

Como os pesquisadores por vezes estão propensos a fazer, Abbey e eu testamos todos esses procedimentos e medidas em nossos próprios filhos, que na época estavam exatamente na mesma faixa etária das crianças que planejávamos testar. Minha filha Amy, então com seis anos de idade, se ofereceu para ser uma cobaia nos experimentos de reatividade ao estresse de seu pai — consentimento pelo qual ela foi generosamente recompensada com tesouros e prêmios. Ela provou estar entre as crianças mais reativas testadas em nosso laboratório.

Embora nunca tenha sido a mais exuberante das orquidáceas, ela abominava "rugas" nas meias dentro de seus tênis, odiava o arranhão dos suéteres de lã contra sua pele e mostrava grande sensibilidade para a cor emocional e a entonação da música coral. Essas sensibilidades, que futuramente viríamos a aprender, estavam entre as características comportamentais e sensoriais típicas de outras crianças (que um dia chamaríamos de orquídeas) com respostas neurobiológicas mais extremas aos estressores laboratoriais. Essas crianças mais extremas, às vezes de alto risco — algumas das quais tornaram-se minhas pacientes no devido tempo —, também tinham sensibilidades especiais, muitas vezes problemáticas, com relação aos desafios naturais da vida fora do laboratório e uma predisposição para serem sufocadas por ambientes sociais intensos ou esmagadores. Assim, me vi estudando as consequências, para o desenvolvimento e para a saúde, dessa reatividade exagerada ao estresse — um território fisiológico que minha própria amada filha habitava.

Durante essa fase de "fuçar para ver no que dá" do desenvolvimento do nosso protocolo de reatividade laboratorial, nós realizamos uma profusão de experimentos por longos meses com diferentes tarefas, diferentes medidas de resposta cardiovascular e diferentes variedades e idades das crianças. Assim que nos demos por satisfeitos ao julgar que tínhamos o conjunto certo de tarefas e um conjunto consistente de medidas, e que todas elas funcionavam com crianças de diferentes idades e temperamentos, começamos a examinar sistematicamente o panorama da reatividade ao estresse entre centenas de crianças pequenas. Embora tenhamos começado com estudos de crianças de três a oito anos de idade, Abbey foi além para demonstrar e codificar os mesmos achados básicos em crianças mais novas, mesmo entre bebês no primeiro ano de vida. Em essência, o que descobrimos de modo consistente é que as medidas de reatividade neurobiológica aos desafios laboratoriais variam enormemente nas populações das crianças e que sua variação segue uma distribuição-padrão normal (campaniforme, ou seja, em forma de sino), na qual muitas crianças ocupam a posição intermediária, e contingentes menores criam os extremos em ambos os lados.

O gráfico a seguir exibe uma amostra representativa de valores para medidas de reatividade do tipo de luta ou fuga e/ou de cortisol. O gráfico mostra que as respostas ao estresse têm uma distribuição suave e contínua dos valores de reatividade, com as crianças orquídeas entre os 15% e 20% mais altos desses valores e os dentes-de-leão nos 80% a 85% mais baixos. Crianças orquídeas mostram em termos de quantidade, mas não de categoria, maiores respostas de estresse do que os dentes-de-leão. Em outras palavras, orquídeas e dentes--de-leão ocupavam a mesma distribuição contínua, em vez de completamente separadas. Não se mostra no gráfico, mas talvez seja interessante, a nossa descoberta de que meninos e meninas foram representados de modo uniforme entre dentes-de-leão e orquídeas e em todos os níveis do continuum de reatividade. Aspecto mais importante é o de que existe um amplo e ininterrupto espectro de valores de reatividade nos grupos de crianças.

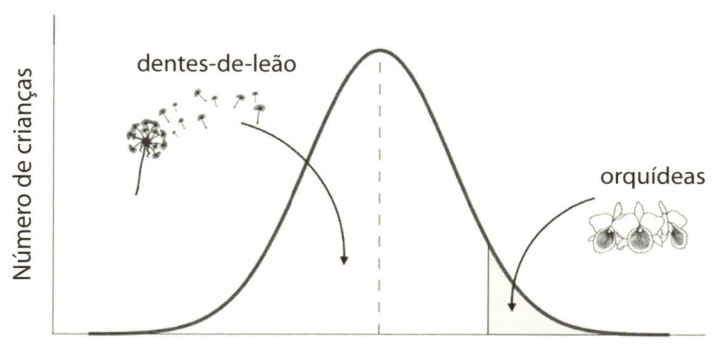

Distribuição da reatividade de luta ou fuga e/ou cortisol a desafios laboratoriais padronizados em crianças. O gráfico mostra que a reatividade ao estresse é distribuída de forma contínua, ao longo de todo um espectro de valores, com as crianças orquídeas ocupando a porção superior ou de alta reatividade do continuum e as crianças dentes-de-leão, os 80% a 85% mais baixos.

Nossa primeira observação, então, assim que começamos a usar nosso recém-arquitetado protocolo de reatividade ao estresse, foi relativa às grandes distâncias que se estabeleceram entre as crianças em seus níveis mensuráveis de reatividade a desafios e tarefas laboratoriais padronizados. Embora muitas crianças ocupassem o centro da distribuição de reatividade, havia algumas poucas confiáveis — por via de regra, cerca de uma em cada cinco — que mostravam de maneira consistente níveis espantosamente mais altos de respostas do sistema de luta ou fuga e de cortisol às nossas múltiplas tarefas experimentais. Da mesma forma, havia mais ou menos o mesmo número de crianças que mostraram reatividade singularmente baixa, ocupando a outra ponta da distribuição. Era essa extensa variabilidade nas respostas neurobiológicas às tarefas de laboratório a "música" que esperávamos encontrar? Era essa reatividade diferencial o fator que poderia explicar o consistente "ruído" em nossas associações previamente identificadas entre estresse ambiental e debilitação de saúde e desenvolvimento? Seria possível que respostas biológicas internas invisíveis aos desafios-padrão explicassem por que algumas crianças naufragavam em condições de pobreza e adversidade ao passo que outras pareciam, de forma anômala, nadar em mares de êxito?

Um ano e meio depois que Gil e eu trouxemos os gêmeos navajos recém-nascidos para este mundo, a 10 mil pés de altitude na fronteira entre o Novo México e o Colorado, deixei para trás a reserva e o Serviço de Saúde Indígena e comecei a trabalhar no meu primeiro emprego em um corpo docente universitário — na Universidade do Arizona, em Tucson. Certa tarde, um misterioso pacote chegou com um endereço de devolução indicando algum lugar ao norte, no deserto distante, esparramado e espinhoso do Novo México. Dentro, sem que fosse necessário um bilhete, havia um lindo tapete navajo, tecido à mão em estilo tradicional pela avó dos gêmeos e com meu nome, "T. Boyce, MD",[*] entretecido na trama. Nesse dia, e em muitos outros, refleti sobre a profunda gratidão que todos sentimos pela família, pelos pequenos seres que entram sem ser anunciados em nossa vida, de maneiras muitas vezes surpreendentes e em momentos imprevistos, e sobre como o modo com que eles entram e suas reações e respostas ao mundo são únicos de um jeito magnífico e impressionante.

[*] A sigla MD (do latim *Medicinae Doctor*, Doutor em Medicina) designa o título de licenciatura para médicos outorgado pelas faculdades de medicina. (N. T.)

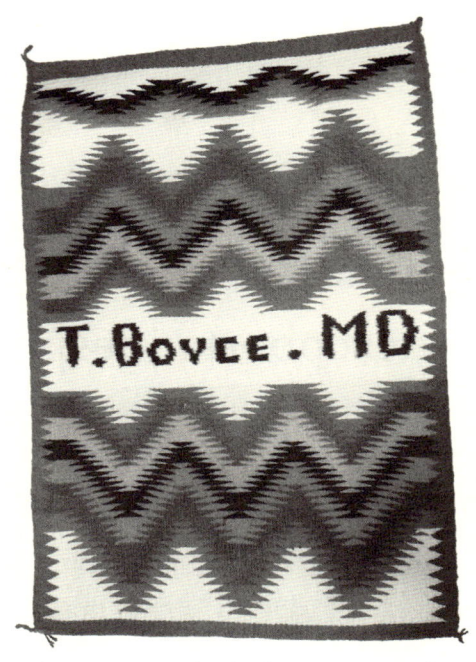

O tapete personalizado, feito à mão, enviado a mim pela avó dos gêmeos navajos.

Embora a minha própria entrada no mundo da medicina acadêmica ainda fosse nova e recente, eu estava prestes a descobrir uma realidade completamente imprevisível que mudaria para sempre a minha compreensão das adversidades infantis, minhas concepções acerca do verdadeiro significado das respostas biológicas a essas adversidades, e minhas suposições a respeito dos benefícios da resiliência e a infelicidade da vulnerabilidade.

3. Suco de limão, alarmes de incêndio e uma descoberta inesperada

Em um de nossos primeiros estudos investigando a música em meio ao barulho nos efeitos das adversidades sobre a saúde e o comportamento, uma menininha tímida — vamos chamá-la de Molly — tornou-se um arauto de descobertas ainda por vir. Molly, que acabara de concluir nosso protocolo de reatividade ao estresse, cujo propósito era testar suas respostas neurobiológicas a um conjunto de desafios laboratoriais padrão, agora se viu diante de um bem engendrado dilema. A menina foi levada para uma sala com duas mesas colocadas em ambos os lados da cadeira na qual ela agora estava sentada, de frente para uma jovem e gentil assistente de pesquisa. A moça explicou a Molly que elas conversariam e se entreteriam com brincadeiras, com os brinquedos que estavam sobre a mesa a sua esquerda — uma heterogênea mistura de brinquedos velhos, surrados e quebrados e nem um pouco atraentes, que pareciam restos de um longínquo Natal do Exército da Salvação. Sobre a outra mesa, à direita da assistente de pesquisa, havia um espetacular conjunto de brinquedos novinhos em folha, reluzentes como uma vitrine da FAO Schwarz se comparados a sua deplorável contraparte. A assistente de pesquisa disse que havia esquecido em outra sala algo que ela precisaria ir buscar, e por isso sairia por apenas alguns minutos; nesse meio-tempo, disse ela, Molly podia brincar com os brinquedos da primeira (e deprimente) mesa, mas os brinquedos (maravilhosos) da segunda mesa pertenciam a outra pessoa e não poderiam ser tocados até que a assistente de pesquisa tivesse obtido permissão.[1]

Em seguida ela saiu da sala, e Molly ficou sozinha para se debater com uma agonizante decisão moral: com quais brinquedos brincar? Todo o tempo, o comportamento dela estava sendo secretamente filmado do outro lado de um espelho unidirecional. Nos procedimentos de reatividade ao estresse imediatamente anteriores, Molly provara ser uma criança altamente reativa, mostrando um excepcional nível de ativação do sistema de estresse para praticamente todos os desafios — respondendo às perguntas de um entrevistador, saboreando suco de limão, assistindo a um filme triste e memorizando várias séries de números. Enquanto a observávamos escondidos através do vidro espelhado, Molly passou em revista todas as estratégias concebíveis em seu repertório de criança de cinco anos de idade para inibir seu irresistível impulso de brincar com os brinquedos novinhos e reluzentes mas proibidos. O rostinho redondo da menina tornou-se uma transparente janela do tormento de sua perplexidade com relação ao que fazer. Por alguns momentos ela tentou distrair-se com os brinquedos deteriorados sobre a mesa autorizada, mas rapidamente abandonou a desanimada tática. Ela tentou desviar o olhar dos brinquedos novos, deixando a mão na lateral do rosto de modo a criar um biombo que a impedisse de vê-los. Ela se sentou em cima das mãos e se remexeu; levantou-se e zanzou pelo perímetro da sala; mordeu as unhas e torceu o cabelo; fez caretas para si mesma no espelho. Por fim, em um ataque de desespero, Molly iniciou um longo e animado monólogo, advertindo-se a obedecer às instruções da assistente de pesquisa, a ignorar os encantos da tentação, a agir como os adultos gostariam que ela agisse. Durante dez excruciantes minutos ela rechaçou o desejo, até que a assistente de pesquisa retornou e disse que agora a menina poderia brincar com qualquer um dos brinquedos, o que ela fez com deleite e prazer.

Em contraste com essa extraordinária compostura, o "atraso da gratificação" revelado pela maioria das outras crianças colocadas no mesmo dilema comportamental poderia ter sido medido em segundos: quase no momento em que a assistente de pesquisa saía e fechava a porta, a maior parte das outras crianças se lançava sobre os brinquedos novos, absortas em um extático festival de brincadeiras, sem remorsos e sem restrições. Quase sempre eram as crianças muito reativas e biologicamente ativadas que mostravam uma capacidade que parecia ser ilimitada de resistir à tentação, retardando a gratificação e autorregulando seus impulsos para transgredir um limite claramente definido pela figura de autoridade adulta. Por que isso acontecia, e o que isso poderia acrescentar à nossa pesquisa?

AS MAIS DOENTES OU AS MAIS SAUDÁVEIS

Mesmo enquanto investigávamos, em uma fase muito inicial de nossa pesquisa, as marcas *comportamentais* de crianças com respostas altamente reativas a estressores laboratoriais, começamos a testemunhar uma evidente descontinuidade entre elas e outras crianças do nosso estudo. Era quase como se nosso novo protocolo de reatividade ao estresse estivesse agindo do modo como um prisma decompõe a luz, separando as crianças que ocupam diferentes "faixas" visíveis de resposta neurobiológica e revelando aquelas com uma reatividade excepcional e exagerada aos nossos moderados desafios.

Com o protocolo agora em mãos, começamos a usá-lo como uma ferramenta para tornar visível o que de outra forma era oculto e invisível, e a empregar a medida de reatividade do laboratório no âmbito de estudos epidemiológicos mais amplos sobre a vida cotidiana das crianças. Em contraste com nosso protocolo baseado em laboratório, esses estudos de maior escopo avaliaram ambientes sociais que ocorrem naturalmente, nos quais estressores reais, e não substitutos de laboratório, eram vinculáveis a diferenças mensuráveis na saúde, na doença e no desenvolvimento das crianças. Uma vez que nosso objetivo era elucidar de que maneira essas diferenças na resposta ao estresse operam em ambientes não selecionados do mundo real, desde o início optamos por estudar grupos de crianças em *comunidades ou escolas*, em vez de pacientes pediátricos em clínicas ou hospitais. Estes últimos têm óbvia importância como objetos de estudo e aprendizagem, especialmente quando se procuram as etiologias de doenças e distúrbios específicos. Mas queríamos entender as implicações de estressores reais e diferenças de reatividade à medida que ocorrem e atuam em populações normativas e geralmente saudáveis de crianças. Queríamos estudar as adversidades predominantes em ambientes não excepcionais e suas influências em formas comuns de doença, lesão e disfunção na vida de crianças com desenvolvimento típico. Então, saímos em busca de grupos representativos de crianças em ambientes representativos de vizinhanças comuns.

Foi assim que grande parte do nosso trabalho passou a se concentrar em contextos de pré-escola, jardim de infância e primeiros anos do ensino fundamental, onde legiões de crianças se reúnem todo ano em grandes vagalhões de energia multicamadas, movimento browniano, patógenos infecciosos e uma abundante e ávida disposição para aprender. Entre os verdadeiros heróis anônimos de qualquer sociedade contemporânea (como veremos em maiores detalhes em um capítulo posterior) estão os professores, que de alguma forma conseguem transformar o caos em estrutura, arrancam à força aprendizagem e descoberta das garras do pandemônio e forjam uma espécie de microcivilização a partir da Idade das Trevas e barulhentas cacofonias das relações sociais da primeira infância. Não há laboratório de pesquisa igual a uma sala de pré-escola ou jardim de infância.

Assim, nossos dois primeiros estudos examinaram doenças infecciosas em crianças em relação a exposições a estresse, reatividade e saúde. Um deles foi realizado na pré-escola do Centro Marilyn Reed Lucia de Estudos de Cuidado Infantil da Universidade da Califórnia, campus de San Francisco (UCSF), e o outro junto a um grupo de alunos do jardim de infância matriculados em escolas de bairros de San Francisco. No primeiro caso, testamos crianças de três a cinco anos de idade, filhos de professores e funcionários da UCSF, em uma saleta sem janelas nos fundos do centro, submetendo pais a entrevistas e questionários nos quais forneciam informações sobre estressores e relatavam dificuldades familiares, e avaliamos os índices de incidência e a gravidade das doenças respiratórias (resfriados, infecções de ouvido, episódios de asma, pneumonia, e assim por diante) por meio de exames semanais das crianças por uma enfermeira pediátrica. As entrevistas e questionários de estresse perguntavam sobre eventos estressantes na vida de pais e filhos (a morte de um ente querido, maus-tratos de outras crianças na escola, mudanças de residência, divórcio dos pais ou fazer xixi nas calças na escola), e sobre adversidades mais crônicas e persistentes, como problemas financeiros familiares ou exposição à violência, desavenças conjugais ou depressão parental.

Para o segundo estudo baseado no jardim de infância, levamos para o nosso laboratório na UCSF crianças que estavam estreando na vida escolar, uma a duas semanas antes e depois do início do ano letivo. A entrada no jardim de infância é um grande desafio de adaptação e de desenvolvimento para crianças de cinco anos de idade, devido à confluência de relações sociais novas, empolgantes, mas por vezes exigentes e estressantes, com vinte ou trinta colegas até então desconhecidos. O início do jardim de infância marca também uma escalada das expectativas comportamentais dos professores na escola, o advento da etapa inicial do aprendizado acadêmico efetivo e a exposição a uma multiplicidade de novos patógenos respiratórios e de outros tipos. É uma grande coisa para pequenos corpos e mentes de cinco anos de idade — uma espécie de rara combinação das piores circunstâncias possíveis em termos de incertezas sociais, expectativas desafiadoras e exposições virulentas a bichinhos e doenças.

Uma ou duas semanas antes e depois do início das aulas, extraímos pequenas amostras de sangue para medir alterações na função do sistema imunológico resultantes da ativação dos dois sistemas de reatividade ao estresse, o de cortisol e o de luta ou fuga. As taxas de doença foram inferidas a partir de listas de verificação quinzenais preenchidas pelos pais com dados sobre sintomas respiratórios em seus filhos. Formulamos a hipótese e previmos que as crianças que apresentassem elevadas respostas de luta ou fuga, forte reatividade ao cortisol no laboratório ou mudanças resultantes na função imunológica teriam doenças substancialmente mais frequentes e graves quando fossem de famílias com níveis mais altos de estresse, adversidade e tumulto. Como tal, nossa expectativa era de que as piores doenças respiratórias fossem encontradas entre as crianças com a *combinação* de alta reatividade relacionada ao estresse e altas taxas de estressores ambientais familiares de ocorrência natural (o gráfico a seguir mostra os resultados fundidos de ambos os estudos). Como previsto, as crianças mais doentes eram aquelas cuja reatividade intensificada ao estresse agravava os efeitos de estresse de seus ambientes familiares mais empedernidos. Suas taxas excessivamente altas e severidades de doença respiratória eram atribuídas a uma *confluência* entre uma sensibilidade biológica interna e uma carga externa de estressores ambientais familiares.

O que *não* aparecia na hipótese que havíamos aventado, e o que nos pegou inteiramente de surpresa e nos deixou de olhos atônitos e coçando a cabeça de dúvida, foi a constatação de que crianças de alta reatividade vivendo em famílias de muito baixo estresse (e, portanto, mais previsíveis, coerentes e encorajadoras) tinham taxas *muito mais baixas* de doença respiratória do que todas as crianças no estudo — menores até do que as crianças de baixa reatividade em famílias de baixo estresse! Entre elas a incidência de doenças

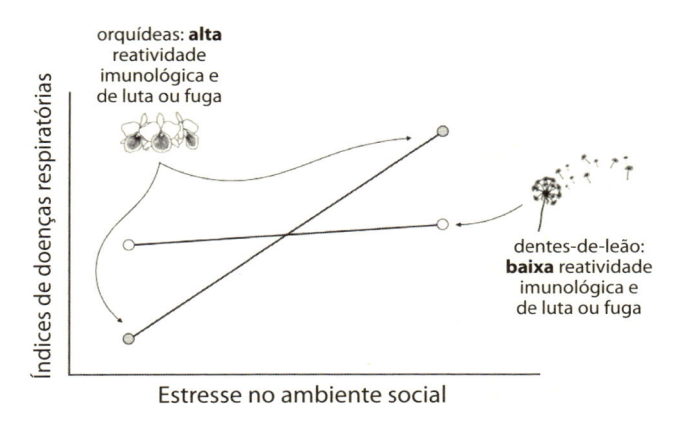

Gráfico mostrando as taxas de doenças respiratórias das crianças em relação a adversidades socioambientais e ao status de reatividade ao estresse. As crianças orquídeas, com altos níveis de reatividade no sistema de luta ou fuga ou no sistema imunológico, apresentavam ou as taxas mais altas de doenças respiratórias ou as mais baixas, dependendo de seus níveis de exposição ao estresse. As crianças dentes-de-leão, com níveis médios ou baixos de reatividade, tinham apenas níveis moderados de doença em circunstâncias de baixo e alto estresse.

não apenas era menor em comparação com os seus homólogos dos lares mais estressantes, mas a mais baixa de todas as crianças que estudamos. *As crianças altamente reativas ao estresse eram ou as mais doentes ou as mais saudáveis, dependendo do teor socioemocional de suas famílias.*

A princípio desconcertados por esses dados convergentes de dois estudos diferentes, saímos à procura de possíveis explicações e nos perguntamos como um único tipo de criança poderia ter as taxas mais altas *e* as mais baixas de doenças. Para sempre me lembrarei de uma tarde de outono em 1993 na UCSF, quando três de nós — Abbey, nosso assistente de pesquisa Jan Genevro e eu — quase nos engalfinhamos fisicamente com esse enigma, enchendo um quadro-negro com desenhos e números, rabiscando argumentos lógicos, em meio a um vigoroso debate sobre prováveis explicações. Em questão estavam duas interpretações inteiramente distintas de nossas descobertas.

Por um lado, fazia completo sentido que as crianças que eram tão biologicamente reativas a estressores artificiais no laboratório tivessem mais doenças em condições reais, não laboratoriais, de grande adversidade e estresse. Estas últimas seriam apenas uma consequência previsível — embora nesse momento não reconhecidas — das primeiras. Por outro lado, tínhamos uma intuição quase clínica de que essas crianças altamente reativas, se em ambientes de criação marcados por estímulo e apoio, poderiam ser ainda mais saudáveis do que seus pares, em virtude de sua reatividade — sua capacidade de resposta — à bondade e aos cuidados carinhosos desses ambientes. Em um momento que pode muito bem ser comparado ao modo como a percepção de profundidade resulta da mesma imagem vista de diferentes ângulos, chegamos abruptamente a uma explicação impressionante. Não era "ou isso/ ou aquilo", mas "tanto/como", porque as crianças em questão tinham em si uma extraordinária sensibilidade ao caráter e à natureza dos ambientes sociais circundantes, tantos os hostis como os encorajadores. Elas naufragavam e fracassavam em ambientes ruins e vicejavam e davam certo em bons ambientes pela mesma notável razão: *eram mais abertas, mais permeáveis, mais sensíveis às poderosas influências, boas e ruins, dos contextos em que viviam e cresciam.* Foi um momento de epifania pelo qual todo pesquisador anseia e espera — um súbito e profundo insight capaz de mudar nossa visão, que reconcilia uma impossibilidade, como uma cadência musical harmônica, resolvendo um acorde perturbador e dissonante.

Assim, nossa resposta provisória à questão de como um único tipo de criança poderia ter os piores ou melhores resultados de saúde foi que crianças altamente reativas revelavam uma excepcional suscetibilidade diferencial, ou uma *sensibilidade especial ao caráter de seus ambientes sociais,* tanto os estressantes quanto os solidários. Em um relatório publicado em 1995 na revista *Psychosomatic Medicine* [Medicina psicossomática], escrevemos:

> Indo além — e de maneira mais especulativa —, propomos que a reatividade psicobiológica exagerada talvez reflita um déficit relativo na capacidade de autorregulação, o que resulta em uma maior sensibilidade ao caráter do mundo social. Indivíduos altamente reativos podem, portanto, apresentar uma vulnerabilidade excepcional ou uma resiliência excepcional, dependendo do nível de estresse e adversidade que caracteriza o ambiente social.

Sugerimos de forma provisória e hesitante que talvez a característica central de uma criança de alta reatividade não seja a vulnerabilidade, mas antes uma suscetibilidade incomum às condições sociais de qualquer caráter ou valência. Essas crianças altamente sensíveis e parecidas com orquídeas suportavam muito mais os fardos — para a sua saúde e seu desenvolvimento — de ambientes estressantes e adversos, mas, quando criadas em ambientes favoráveis e estimulantes, progrediam e alcançavam êxito desproporcional.[2]

A BIOLOGIA DA TIMIDEZ

Uma das primeiras e mais persistentes perguntas que pais e colegas faziam sobre as sensíveis crianças orquídeas era se havia outros marcadores mais visíveis dessas crianças — isto é, características *fenotípicas* comportamentais ou de outro tipo que pudessem sinalizar de maneira inequívoca sua reatividade subjacente. Um fenótipo refere-se ao conjunto de características observáveis e visíveis — cor dos olhos, altura, personalidade e comportamento — que descrevem uma pessoa ou organismo individual. A resposta para a pergunta sobre saber se o fenótipo comportamental de uma criança orquídea pode ser identificado parece ser um "sim" com ressalvas.

Jerome Kagan, professor de psicologia do desenvolvimento em Harvard, passou grande parte de sua carreira estudando o que chamou de "a biologia da timidez".[3] Ele começou com a observação de que mesmo recém-nascidos mostram diferenças claras e drásticas nas dimensões temperamentais, o temperamento referindo-se aos aspectos da personalidade precoce que caracteriza o comportamento duradouro de crianças pequenas em diferentes contextos. De acordo com os primeiros trabalhos de Alexander Thomas e Stella Chess no Estudo Longitudinal de Nova York da década de 1950, mesmo no início da vida as crianças mostram diferenças sistemáticas em dimensões comportamentais como nível de atividade, regularidade dos padrões de sono e alimentação, adaptabilidade, intensidade de emoção, estados de ânimo, dispersividade, persistência, nível de concentração e sensibilidade sensorial.[4] Com base nesse trabalho, Kagan estudou bebês e crianças que, de acordo com seus pais, cuidadores e professores, eram sistematicamente inclinados a baixa adaptabilidade, introversão, sensibilidade sensorial, retraimento e afastamento de situações novas ou desafiadoras. Concentrando-se nos "mais tímidos entre os tímidos", ele documentou as tendências dessas crianças de serem reativas no sistema de luta ou fuga, mostrando acentuadas acelerações da frequência cardíaca sob condições de ameaça, novidade e desafio. Kagan documentou também uma sensibilidade incomum a estímulos sensoriais, tais como o sabor do suco de limão, em seus meninos muito tímidos. Assim, trabalhando na direção oposta aos nossos estudos posteriores — isto é, passando do comportamento (timidez extrema) para os padrões de resposta neurobiológica (reatividade da frequência cardíaca) —, Kagan estabeleceu claros vínculos entre o temperamento tímido e as respostas corporais aos estressores.

Da mesma forma, Jay Belsky, professor de ecologia humana na Universidade da Califórnia em Davis, examinou a suscetibilidade diferencial a cuidados parentais negativos entre crianças pequenas descritas ou observadas como tendo temperamentos "difíceis" — isto é, aquelas com elevadas dimensões de emotividade negativa na fase inicial de formação da personalidade. A emotividade negativa é a propensão de algumas crianças a sentir e expressar angústia, instabilidade emocional, inquietação e dificuldades de atenção, especialmente durante circunstâncias desafiadoras, como a separação da mãe. Usando questionários aplicados aos pais e observações das emoções das crianças expressas em seu rosto, voz e comportamentos, Belsky identificou bebês e crianças pequenas com uma constelação de emoções negativas iniciais e depois estudou a subsequente probabilidade de apresentarem problemas de comportamento externalizado (por exemplo, oposicionistas, agressivos ou insolentes) e internalizado (depressivos ou ansiosos). O comportamento dos pais também foi avaliado, usando-se observações feitas em ambiente doméstico de raiva, hostilidade e intromissão nas interações dos pais com seus filhos. O que Belsky constatou foi que os bebês emocionalmente negativos não apresentavam nem níveis sistematicamente inferiores nem mais altos de problemas comportamentais posteriores, exceto quando eram criados por pais que exibiam negatividade emocional.[5] Os bebês com negatividade temperamental tiveram índices mais altos tanto de problemas internalizados quanto externalizados ao serem criados em lares com pais negativos. A interpretação de Belsky desse achado e de descobertas posteriores foi que bebês com emotividade temperamental negativa mostravam suscetibilidade diferencial à influência da criação.[6]

Tomados em conjunto, os estudos de Kagan e Belsky sugerem que, embora as conexões sejam frouxas e nem sempre confiáveis, há ligações entre a extrema reatividade neurobiológica que definiu a criança orquídea em nossos primeiros trabalhos e as características temperamentais de timidez, emotividade negativa e predisposição para se retrair diante de situações novas ou desafiadoras. Isso significa que todas as crianças orquídeas são tímidas e retraídas? De modo nenhum. Significa que as crianças tímidas são universalmente reativas do ponto de vista biológico aos estressores? Não, não. O que isso parece sugerir é que crianças orquídeas muito sensíveis e diferencialmente suscetíveis são, em geral, mas nem sempre, propensas à timidez, à sensibilidade sensorial, ao medo de situações novas e ao desenvolvimento de comportamentos problemáticos quando submetidas a adversidades.

ASAS DE BORBOLETA E APTIDÃO

Chegamos, assim, a uma tentativa de explicação — na verdade uma hipótese mais plausível — para esse fenômeno no qual crianças orquídeas, com uma reatividade neurobiológica comum a desafios laboratoriais, apresentavam ou os piores ou os melhores resultados de saúde e os menores ou mais adaptáveis pontos extremos de desenvolvimento. Começamos a pensar nessas crianças como criaturas "irritadiças", ou excessivamente "permeáveis" ao ambiente, "frágeis como uma borboleta" — metáforas que, juntamente com a designação de crianças orquídeas, pareciam transmitir de modo útil essa característica central de uma sensibilidade imoderada ao caráter do mundo social: seus irmãos e famílias, suas salas de aula e grupos sociais, seus bairros e comunidades. Contudo, faltava refletir sobre uma enorme e cada vez maior safra de perguntas, ainda por serem respondidas:

- Poderiam essas crianças orquídeas, altamente reativas, ser as mesmas que mostram exorbitantes índices de doenças, lesões e distúrbios de comportamento nas pesquisas sobre serviços de saúde (ver páginas 27-9)?
- Se sim, quais poderiam ser as implicações para a saúde pública da revelação de crianças orquídeas? Como as sociedades poderiam lidar efetivamente com o fardo desproporcional de distúrbios que essas crianças carregam?
- De onde e por qual razão esse complexo fenótipo teria surgido na espécie humana? Ocorre apenas em crianças humanas?

- O que acontece com as crianças orquídeas ao longo do tempo? Elas tornam-se mais ou menos reativas? Elas têm desempenho hesitante na escola e nas realizações?
- Com que precocidade e com que meios podemos detectar o fenótipo de alta reatividade? No nascimento? Na gestação?
- A alta reatividade é de origem genética ou ambiental?

Mais ou menos nessa época, em 1999, por obra da sorte e da providência, passei vários dias como professor visitante na Universidade Vanderbilt em Nashville, Tennessee, onde conheci o brilhante, veemente e talentoso Bruce Ellis, com quem iniciei um extenso diálogo; Ellis era um jovem psicólogo evolucionista, e provavelmente era (e continua sendo) uma criança orquídea. De início tímido e hesitante em suas interações, ele rapidamente revelava àqueles que ouviam com atenção uma inteligência prodigiosa, uma profunda lealdade ao processo científico e uma apaixonada crença na teoria evolucionista acerca das origens do mundo natural. Nos primeiros anos de sua pós-graduação em psicologia, Bruce havia ficado consternado e desapontado com uma incoerência geral que ele percebeu no fundamento conceitual da psicologia contemporânea. Ele queria saber não apenas qual era a melhor maneira de categorizar e descrever o comportamento humano, mas qual a sua origem, por que certos padrões comportamentais persistiam nas populações humanas, e como explicar a aberração comportamental e o surgimento da psicopatologia ao longo das primeiras etapas do desenvolvimento. Em um de seus seminários de pós-graduação, Bruce descobriu os escritos de Charles Darwin e o que ele logo considerou serem respostas lúcidas e consistentes a muitas de suas perguntas sobre as raízes do comportamento humano. Ele estava, então, no caminho de se tornar um psicólogo evolucionista, imerso nas leis da seleção natural e um dos mais criativos e prolíficos teóricos da psicologia do desenvolvimento.[7]

No verão seguinte a minha visita à Vanderbilt, Bruce Ellis tomou providências para passar várias semanas em nosso laboratório de Berkeley, e ele e eu começamos a pensar juntos sobre um arcabouço teórico capaz de explicar o surgimento e a conservação de crianças humanas altamente sensíveis e diferencialmente suscetíveis no decorrer de milênios de evolução. A colaboração de verão estimulou nossos apetites para o que acabou se tornando um projeto de escrita a quatro mãos ao longo de quatro meses em Christchurch,

Nova Zelândia, onde Bruce assumiu seu primeiro cargo no corpo docente da universidade e onde passei um breve período sabático. Em longas conversas, mutuamente instrutivas, traçamos o perímetro de uma teoria evolucionista totalmente articulada da sensibilidade especial, elaboramos hipóteses preditivas com base nessa orientação teórica e realizamos análises confirmatórias de dados previamente coletados. Os princípios centrais dessa incipiente teoria foram apresentados em dois artigos de 2005 na revista *Development and Psychopathology* [Desenvolvimento e psicopatologia].[8]

Em primeiro lugar, alegamos que algumas crianças têm fenótipos altamente reativos, que são formas de sensibilidade aprimorada, neurobiologicamente derivada, aos contextos sociais em que sua vida está inserida. A teoria evolucionista sustenta que toda variação fenotípica que ocorre naturalmente deriva a princípio de mudanças aleatórias no DNA genético, chamadas mutações. Um *genótipo* refere-se à sequência molecular específica e altamente individual do DNA que está presente em cada uma de nossas células — um compêndio de código genético que é herdado de nossos progenitores —, metade de nossa mãe, metade de nosso pai. Esse código genético é modificado sob circunstâncias normais apenas por mutações — isto é, mudanças frequentes, permanentes mas sutis na sequência do DNA que são ensejadas pela exposição a toxinas químicas, radiação ou erros de cópia de DNA aleatórios que podem ocorrer durante a divisão celular. Acreditamos que as mutações que resultaram em fenótipos de sensibilidade especial altamente reativos foram favorecidas pela seleção natural ao longo dos milênios da evolução humana, devido ao seu incremento da aptidão reprodutiva e das chances de sobrevivência em ambientes intensamente despreocupados e intensamente estressantes.

Assim, em contextos estressantes e de alta ameaça, como aqueles imagináveis no âmbito dos ancestrais ambientes de bandos de hominídeos (quase humanos), fenótipos de especial sensibilidade teriam tido um papel de proteção tanto para indivíduos quanto para grupos sociais em virtude da vigilância mais acentuada dos fenótipos ao perigo e à ameaça. Indivíduos sensíveis teriam sido evolutivamente conservados pela seleção natural como um meio de fomentar a sobrevivência em condições de perigo. No entanto, em outros períodos provavelmente longos e pré-históricos de relativa paz e segurança, a sensibilidade especial ao contexto também teria sido conservada devido a sua capacidade de tornar crianças sensíveis mais abertas e receptivas a todos os benefícios pessoais e de saúde desses ambientes. Como a característica central das crianças de alta reatividade é sua sensibilidade, e não sua vulnerabilidade, elas teriam sido desproporcionalmente capazes de absorver as condições sociais positivas e protetoras, e delas tirar proveito, durante essas épocas pré-históricas de estabilidade e tranquilidade.

O resultado teria sido uma seleção natural que favoreceria a sensibilidade especial ao ambiente tanto em condições de estresse muito alto quanto de estresse muito baixo, na primeira instância como um fornecedor de vigilância contra a ameaça, e na segunda como uma fonte de maior permeabilidade ou abertura aos benefícios de condições seguras e sossegadas. Assim, propusemos que a relação esperada entre a exposição precoce ao estresse psicossocial e à adversidade e o nível geral de reatividade biológica encontrado na população seria uma curva em forma de U.[9] Por razões tanto de abertura para condições de proteção e de baixo estresse quanto de vigilância contra situações ameaçadoras e de alto estresse, indivíduos altamente reativos seriam favorecidos em cada extremidade do estresse ambiental e adversidade. A curiosa persistência da alta reatividade, que, sabemos, cria uma propensão para doenças mentais e físicas, no conjunto de populações humanas, seria, portanto, atribuída a suas vantagens protetoras nos extremos de exposições precoces à adversidade.

Uma questão legítima é de que forma tudo isso pode acontecer durante o desenvolvimento. A capacidade de um feto em formação ou um bebê de sentir e antecipar a potencial nocividade ou proteção das condições nas quais a criança nasce implica uma capacidade de ajustar ou calibrar os sistemas de resposta ao estresse de acordo com o ambiente inicial. Pare por um momento para admirar a maravilha desse processo — um bebê não nascido sentindo e se preparando biologicamente para um mundo no qual ainda não nasceu! Isto é o que os biólogos evolucionistas chamam de *adaptação condicional*: um mecanismo evoluído que monitora características específicas do ambiente infantil como base para ajustar o desenvolvimento biológico de modo a amoldar-se em termos adaptativos a esses recursos. Sabemos que tais adaptações condicionais ocorrem em animais. As lagartas, por exemplo, desenvolvem tipos corporais completamente diferentes dependendo do que há para comer nos primeiros três dias de vida. Os gatinhos respondem ao desmame precoce ocupando-se de mais brincadeiras com objetos, mas não de brincadeiras sociais, em comparação com os controles normais — uma calibração comportamental que pode fomentar a adaptação a ambientes onde a comida é escassa. As borboletas-castanheiras desenvolvem padrões de asa e coloração completamente diferentes, dependendo da duração da luz do dia, à medida que emergem do estágio de desenvolvimento da pupa.[10]

Talvez o exemplo mais conhecido de adaptação condicional em humanos seja como os transtornos mentais nas mães estão ligados ao início da puberdade em suas filhas e como esse ajuste no momento da maturação é atribuível a relacionamentos familiares tumultuados e muitas vezes à ausência de um pai.[11] De acordo com a teoria evolucionista, as crianças (e talvez especialmente as meninas) cujas primeiras experiências familiares as levam a ver as outras pessoas como indignas de confiança, os relacionamentos como oportunistas ou egoístas, ou os recursos como escassos e imprevisíveis desenvolverão uma "estratégia" reprodutiva e padrões de comportamentos que servem para acelerar a puberdade, diminuir sua idade de primeira relação sexual e as orientar para relações de curto prazo, e não de longo prazo. Assim, as crianças que sentem o desarranjo familiar nos primeiros meses ou anos de vida podem, inconscientemente, apressar o desenvolvimento reprodutivo como uma tática biológica para a disseminação antecipada de seus genes.

Da mesma forma, e especialmente importante no desenvolvimento das crianças orquídeas e dentes-de-leão, a maleabilidade dos sistemas de resposta ao estresse, com sua calibração baseada no contexto, sugere que esses sistemas também podem sofrer adaptações condicionais, nas quais se permite que venha à tona uma maior reatividade tanto nos ambientes precoces de estresse muito baixo quanto de estresse muito alto. Em ambas as condições, a sobrevivência e a "aptidão" reprodutiva podem ser aumentadas ajustando-se as respostas ao estresse — e, portanto, a sensibilidade ambiental especial — a níveis relativamente altos de reatividade. Jay Belsky sugeriu que os pais, tomando precauções contra um futuro incerto, não se arriscam e resguardam-se produzindo diferentes tipos de filhos.[12] Crianças mais estáveis e menos acomodadas alcançariam um melhor sucesso reprodutivo em nichos ecológicos que combinassem com a sua predisposição genética, ao passo que crianças mais flexíveis ou maleáveis se encaixariam e progrediriam em uma ampla gama de nichos, dependendo das condições de criação encontradas no início da vida.

Assim, no arcabouço evolucionista com que Bruce Ellis contribuiu de forma tão proveitosa com esse trabalho, fomos capazes de sugerir uma explicação para os aparentemente paradoxais surgimento e persistência desses fenótipos arriscados e de alta reatividade nas populações humanas, gerar hipóteses sobre como o estresse inicial e a preponderância de reatividade devem ser relacionados se ocorrerem adaptações condicionais e se a explicação for válida, e produzir evidências precoces que confirmem a existência e o formato dessas relações.

MACACOS E MALDADE

Uma oportunidade para testar essas ideias nos limites de um verdadeiro contexto evolutivo surgiu de maneira inesperada. Em um feliz acaso, há alguns anos Steve Suomi e eu nos encontramos apresentando trabalhos no fórum comum de um congresso científico sobre o desenvolvimento durante a primeira infância. Steve é um primatólogo e etólogo comparativo que estuda o desenvolvimento comportamental de macacos rhesus da espécie *Macaca mulatta*. Sua formação original foi na área da biopsicologia em Stanford, sob a orientação de Seymour Levine, e mais tarde na Universidade de Wisconsin, sob a tutela de Harry Harlow, o psicólogo que conduziu os conhecidos experimentos de "mães de arame"* com macacos jovens. A pesquisa de Steve produziu insights fundamentais sobre como ocorre o início do desenvolvimento, como surgem as diferenças individuais na reatividade ao estresse e como o ambiente social inicial influencia a calibração dessas diferenças.

No congresso científico em que nossos programas de pesquisa individuais convergiram pela primeira vez, Steve apresentou evidências de que um fenótipo altamente reativo de macacos jovens aparece em um pequeno subconjunto de indivíduos em ambientes naturais e que uma proporção maior desses indivíduos reativos ocorre quando grupos de macacos jovens são criados juntos, sem a influência de seu bando nativo (ver fotos a seguir). Apresentei dados

---

* Harry Harlow (1905-81) ganhou notoriedade por suas experiências sobre a privação materna e social em macacos rhesus, e que demonstraram a importância dos cuidados, do conforto e do amor nas primeiras etapas do desenvolvimento. Separando filhotes de suas mães para ver como reagiam, Harlow criou duas "mães" artificiais, uma feita apenas com armação de arame enquanto a outra era forrada com pano felpudo e macio. Harlow observou que os macacos bebês preferiam claramente as "mães" mais confortáveis, independentemente de qual delas lhes fornecia o alimento. (N. T.)

surpreendentemente paralelos mostrando como um perfil de alta reatividade ocorre em cerca de 15% a 20% de humanos jovens, como uma criança em cada cinco tem índices desproporcionalmente mais altos de infecções e lesões em ambientes mais estressantes na primeira infância, mas como taxas extraordinariamente baixas de tais morbidades são verificadas em condições mais favoráveis, previsíveis e carinhosas. Steve e eu também descobrimos que nos conhecíamos, e tínhamos passado um dia juntos na década de 1960, quando ambos éramos calouros na Universidade Stanford. Mas não havíamos nos visto ou falado durante os trinta anos seguintes!

Na esperança de capitalizar essa providencial reunião e a excepcional interseção de nosso trabalho ao longo das três últimas décadas, planejamos uma visita sabática, ocasião em que eu poderia trabalhar por um longo período de tempo no laboratório de primatas de Steve no campus de seus Institutos Nacionais de Saúde (INS), na região campestre a noroeste de Bethesda, em Maryland. Durante esse ano sabático, Steve e eu nos deparamos com uma experiência natural interessante e reveladora. Um bando de trinta a quarenta macacos vive no centro de primatas em um hábitat natural protegido de 2,4 hectares constituído por uma reserva gramada e arborizada, equipada com estruturas de escalada, uma variedade de brinquedos e uma imensa lagoa com uma ilhota e ponte. É, em suma, uma espécie de acampamento de verão para macacos, que durante os meses mais frios de inverno se torna um playground de escorregamento no gelo. O espaço cercado tinha também um pequeno prédio de blocos de concreto, para onde o bando poderia escapar durante tempestades, chuva ou neve, e esse edifício chegara ao fim de sua vida útil, forçando um período de novas construções nos terrenos do hábitat.

Durante o ano anterior à minha visita sabática, todos os macacos do grupo tinham sido temporariamente confinados no edifício original de blocos de concreto a fim de que fossem mantidos protegidos e a salvo, enquanto o amplo projeto de construção ocorria no espaço geral do hábitat. O período de reconstrução estava previsto para durar de um a dois meses, mas, como em tantos projetos, se estendeu por seis meses, durante os quais os animais tiveram acesso a poucos confortos além de comida, piso de madeira em cavacos e telhado de zinco corrugado — sem lagoa, sem árvores, sem brinquedos, e sem correr! O confinamento provou ser muito estressante, e os veterinários do centro de primatas, que examinavam os animais a intervalos

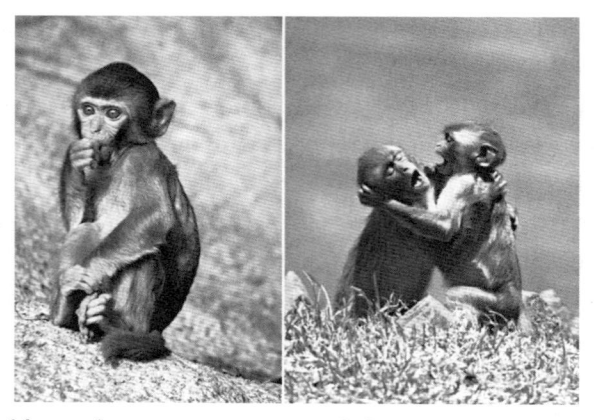

*Dois diferentes fenótipos comportamentais e biológicos de macacos rhesus filho-
tes. Os jovens macacos à direita, como 80% a 85% de seus pares, explorarão
de forma ativa e agressiva seu ambiente, enfrentando vigorosamente desafios
e novidades. Por outro lado, cerca de 15% a 20% dos jovens macacos rhesus,
como o da esquerda, mostrarão evidências precoces de medo, afastamento da
novidade e respostas biológicas exageradas ao desafio e estresse.*

regulares, relataram um substancial aumento na violência entre os macacos,
lesões traumáticas e doenças inesperadas. De fato, três macacos morreram
durante o confinamento: um em decorrência da aceleração de uma doença
neurológica degenerativa preexistente; um por causa de uma hemorragia
pós-parto; e um nas mãos dos outros membros do bando — um suposto
"linchamento", no qual um animal-alvo foi violentamente espancado até a
morte por seus pares.

Ora, acontece que antes do período de confinamento todos esses animais
tinham sido caracterizados como de alta ou baixa reatividade comportamental
e biológica ao estresse. Vale lembrar que, assim como no caso das crianças
humanas, cerca de um a cada cinco macacos é descrito como altamente reativo
ao desafio, temeroso de situações novas e propenso a respostas biológicas
exageradas a ameaças ou provocações — uma nítida descrição de um macaco
orquídea! (Veja o medroso filhote de macaco à esquerda nas fotos anteriores.)
Além disso, tínhamos todos os registros veterinários de cada macaco, antes,
durante e depois do estressante período de seis meses de confinamento. Assim, pudemos analisar o número e a gravidade das lesões violentas ocorridas
durante cada um desses períodos.

Descobrimos que houve um aumento de cinco vezes no número e na gravidade das lesões violentas no período de seis meses de confinamento.[13] O gráfico a seguir mostra que quase todas as acelerações na incidência e gravidade das lesões foram atribuídas a ataques a animais orquídeas de alta reatividade, ecoando o bullying humano (que exploraremos mais tarde em relação às crianças orquídeas). A incidência na maioria dos macacos, de baixa reatividade, aumentou apenas ligeiramente durante o confinamento, nem mesmo perto do nível observado nos indivíduos de alta reatividade. Os macacos de alta reatividade estavam sendo feridos, de modo seletivo e violento, nas mãos de seus companheiros de bando.

Mas o gráfico conta também outra história. Assim como havíamos visto em crianças humanas altamente reativas, seus equivalentes primatas tinham não apenas o maior número de ferimentos durante o período estressante, mas também o menor número tanto no período de baixo estresse que precedeu o confinamento quanto no que sucedeu a clausura. De alguma forma, esses macacos jovens altamente sensíveis, semelhantes a orquídeas, conseguiram

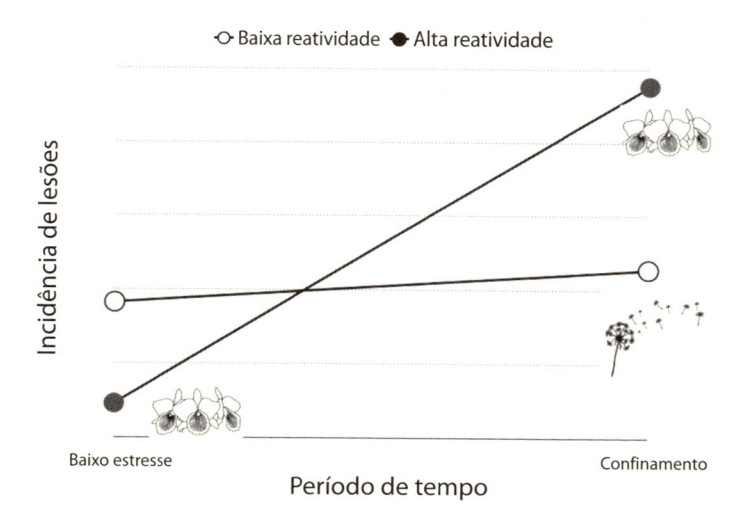

Gráfico mostrando os índices de lesões em um bando de macacos rhesus em relação a um período de confinamento estressante. Animais exibindo alta reatividade (macacos orquídeas) tiveram as maiores taxas de lesões violentas no período de confinamento, mas as taxas mais baixas no ano anterior. Os animais com baixa reatividade (macacos dentes-de-leão) mostraram taxas de lesões moderadas em ambos os períodos, o de baixo estresse e o de confinamento.

com eficácia evitar ataques durante as condições de baixa adversidade no hábitat natural, mas sofreram taxas enormemente desproporcionais de ferimentos violentos — muitos deles gravíssimos — em um encarceramento de alto estresse, mas inevitável. Nossos antepassados evolutivos orquidáceos — aqueles jovens macacos sensíveis ao contexto — tinham notável semelhança com seus descendentes hominídeos: poderosa intuição, prodigiosa reatividade à novidade e à ameaça, e propensão a substanciais oscilações de sorte e saúde.

Da pequena e tímida Molly, que literalmente havia demovido a si mesma de brincar com os brinquedos novinhos em folha mas proibidos, aos macacos reativos de Steve Suomi, que se escondiam do confronto até que se esconder era quase impossível, uma história evolutiva consistente e instigante começara a surgir. Um pequeno subgrupo de ambas as espécies foi conservado pela seleção natural para conferir vigilância e sensibilidade às condições sociais da vida. Essas jovens anomalias, sencientes, reativas e especialmente permeáveis, carregam uma espécie de predileção binária: as incontestáveis vantagens da receptividade quando as condições são protetoras e corretas, e as desvantagens traiçoeiras da vulnerabilidade quando as condições são erradas. Em ambientes de placidez e sossego, são os exemplos de saúde e bem-estar excepcionais, mas, quando prevalecem a maldade e a inimizade, podem ter que suportar uma forma de perdição de bode expiatório que William Golding retratou em seu menininho Simon.

Por mais vívida e irresistível que essa explicação hipotética tivesse gradualmente se tornado, ela era apenas o começo, já que havia muito mais a aprender sobre as orquídeas e os dentes-de-leão, suas origens e seus potenciais. Nossas descobertas iniciais ainda se manteriam firmes e válidas à luz de estudos posteriores, mais abrangentes e metodologicamente mais sólidos? Que outros sinais mensuráveis de sensibilidade especial poderiam existir? Ela poderia ser detectada além das paredes do laboratório de Boyce? Como ela se sairia no amplo mar de pesquisas, análises e pensamentos de outros cientistas?

4. Uma orquestração de orquídeas e dentes-de-leão

Em meio à cacofonia de variação individual nos efeitos da adversidade sobre a saúde e nas respostas biológicas das crianças aos nossos estressantes desafios laboratoriais detectamos um distante sussurro de música e canção. Mas haveria uma forma ainda maior e mais orquestral à qual nossas descobertas poderiam se ajustar? Antes do que poderíamos imaginar, a melodia que surgiu inesperadamente nos primeiros anos de nosso trabalho começou a se transformar em nova ciência e novas descobertas. Havia uma sinfonia de fôlego ainda maior nos chamando para ouvir.

Novos resultados, confirmando a ideia de que certas crianças são excepcionalmente suscetíveis à natureza de seus ambientes sociais e interpessoais, continuaram a surgir, não apenas do trabalho em andamento do meu grupo de pesquisa, mas também de outros laboratórios e outros pesquisadores ao redor do mundo. Uma equipe de cientistas em Londres começou a revelar a suscetibilidade diferencial de certos temperamentos de bebês à medida que se adaptavam à vida pós-natal em famílias de diferentes pontos fortes e deficiências.[1] Pesquisadores da Universidade de Pittsburgh começaram a confirmar o ritmo de descoberta da puberdade e mostraram que uma variante genética no gene do receptor de estrogênio (que produz a proteína da superfície celular que reconhece o hormônio sexual estrogênio e a ele responde) produz mais tarde a menarca (a primeira menstruação) de meninas com ambientes familiares fortes, mas com menarcas substancialmente mais precoces naqueles com relacionamentos familiares conflitantes e menos estimulantes.[2] De modo similar, em Jerusalém, outro grupo relatou que uma variante genética no gene do receptor de dopamina (que produz uma proteína de resposta para o neurotransmissor, ou mensageiro químico, dopamina) resulta em altos níveis de comportamento social positivo entre crianças de três anos de idade com mães altamente encorajadoras, mas um déficit em tal comportamento em crianças criadas por mães punitivas e que não as apoiam.[3]

Em conjunto, esses resultados começaram a produzir uma convergência sinfônica definindo um novo campo de estudo e uma nova maneira de entender os usos, desvantagens e virtudes da variação da sensibilidade humana. A ciência que dá sustentação a esse novo conhecimento é um testemunho do espírito colaborativo dos colegas pesquisadores, do coleguismo que é essencial para o empreendimento da pesquisa e para a potência e eficácia do próprio processo científico. A ciência nunca é o único caminho acessível para a verdade, mas as verdades que ela descobriu sobre a extraordinária variação na abertura das crianças ao mundo social começaram a transformar nossa noção acerca dos atributos comuns e das diferenças entre os humanos.

ME DÊ OUVIDOS

No outono de 1993, enquanto Yasser Arafat e Yitzhak Rabin apertavam as mãos de Bill Clinton para firmar um acordo de paz (temporário), enquanto Benazir Bhutto se tornava a primeira-ministra do Paquistão pela segunda vez, e enquanto a Nasa se preparava para lançar uma missão do ônibus espacial para consertar a falha óptica no Telescópio Hubble, meu colega Steve Suomi e eu estávamos ponderando ainda mais profundamente acerca das vulnerabilidades dos macacos. Caiu uma nevasca precoce e intensa no interior de Maryland, e os gansos-canadenses que normalmente se demoram até que o gelo caia sobre eles refizeram seus planos de voo e partiram cedo para as praias de Sinaloa e para as largas praças das catedrais do estado mexicano de Chihuahua. No vilarejo em ruínas dos primatas dos INS, onde 1500 macacos residentes estavam aninhados em duzentos hectares de terras rurais agora brancas, chegava o inverno, e os veterinários estavam inquietos com uma nova temporada de gripe que se aproximava implacavelmente de seus pequenos peludos com cauda. Tendo começado a entender a notável gama de suscetibilidades físicas e psicológicas entre crianças humanas e jovens macacos rhesus, Steve e eu estávamos refletindo sobre novas questões: macacos jovens altamente reativos, semelhantes a orquídeas, poderiam ser mais vulneráveis à gripe e outras infecções virais em uma epidemia sazonal do que seus pares dentes-de-leão, mais resistentes? Será que aquele único macaco de cada cinco que sabíamos ser mais sensível ao seu ambiente social apresentava incidência de gripe mais alta ou excessivamente baixa, dependendo das condições de criação do animal? E os macacos locais poderiam nos ensinar por que as crianças orquídeas são por vezes mais vulneráveis a infecções, ou até mesmo nos ajudar a encontrar maneiras de mantê-las mais saudáveis e livres de infecções?

Nos macacos, assim como em seus equivalentes humanos, procurar infecções requer exames físicos de narizes e gargantas, orelhas, pulmões e pele — todos os lugares onde os vírus do inverno tendem a se reunir e florescer. Mas havia um problema interessante e desafiador em realizar esses exames. Macacos jovens, em estrita conformidade com pelo menos alguns de seus primos humanos, não aceitam facilmente ou de modo hospitaleiro a ideia de serem submetidos a avaliações físicas por um pediatra. Durante um bom tempo eu tinha tentado arduamente fazer um exame nos mesmos moldes do que eu poderia ter feito em uma clínica pediátrica, usando um assistente para "dar um abraço de urso" em um macaco indisciplinado enquanto eu, agindo sorrateiramente, tentava auscultar ou olhar os espaços em constante sacolejo e mudança de posição entre as partes do corpo humano e símio. Mas quando alguém se aproxima com um estetoscópio e uma máscara, os macacos mordem, arranham, gritam, guincham, defecam e fogem, com uma maldade e determinação maníacas, inigualáveis em qualquer ser humano de dois anos de idade. Macacos não ficam parados enquanto você os olha nos olhos ou inspeciona seus ouvidos; eles ignoram todos os pedidos de respirações profundas ou amostras de urina, e se recusam vigorosamente a esticar a língua e dizer "Aaaah". Um grupo de macacos é tão difícil de examinar quanto um bando de hienas em fuga.

Felizmente, no fim ficou claro que, como parte da rotina regular do centro dos primatas, todos os animais de uma determinada colônia e grupo social eram sedados por um breve período, em um revezamento trimestral, de modo que os cuidados veterinários pudessem ser ministrados sem dor e para que qualquer amostra necessária pudesse ser obtida sem coerção, conflito ou desconforto. Acontece que essa rotina de sedação produzia com bastante frequência um monte de macacos entorpecidos, angelicamente sonolentos e babando, prontos e alegremente dispostos a serem examinados em detalhes e sem quaisquer memórias posteriores da provação. Quando esse procedimento ocorreu, pude realizar em cada macaco imóvel um exame físico cuidadoso e exaustivo, muito parecido com os que eu fazia com milhares de pacientes crianças (conscientes). Fiquei encantado. Observei os olhos e orelhas dos macacos, perscrutei de cima a baixo em busca de erupções cutâneas e lesões, e auscultei corações e pulmões — exatamente como teria feito com um grupo de crianças do jardim de infância. Abri a boca sem medo de levar mordidas e registrei a condição de seus dentes, línguas, amígdalas e gargantas. Foi como uma rodada de exames físicos na pré-temporada do futebol americano com um esquadrão de atletas formado por macacos inconscientes.

Outro componente essencial desses exames, especialmente naquele momento em que nosso foco era a infecção, foi a detecção de febre. A fim de medir as temperaturas corporais básicas dos animais, usamos um termômetro infravermelho de ouvido, exatamente como os que agora são usados quase sempre em consultórios médicos e hospitais (e que podem ser comprados em uma farmácia local). Esses termômetros, ao contrário dos antigos tubos de mercúrio que colocamos na boca ou no bumbum dos bebês, medem as temperaturas do tímpano por meio de um microtermômetro que literalmente calcula a quantidade de calor que emana do tímpano. Para fins de exatidão e replicabilidade, decidi medir a temperatura de ambas as orelhas, em vez de apenas uma. E, mesmo que estivéssemos medindo a temperatura das orelhas em ambos os lados da cabeça e não na linha média do corpo, como seria o caso com um termômetro oral ou retal, tínhamos toda a expectativa de que as duas leituras fossem quase idênticas.

Mas sem sombra de dúvida *não* eram idênticas! Na maioria dos animais, a temperatura do tímpano esquerdo era apenas ligeiramente mais quente que a do direito, em cerca de meio grau centígrado (ou 1 grau Fahrenheit) — uma diferença estatística que provavelmente não se deve ao acaso. O macaco médio tinha uma temperatura do tímpano esquerdo de cerca de 37,5°C (99,5°F) mas uma temperatura do tímpano direito de cerca de 37°C (98,6°F).[4] Era uma *assimetria* consistente: uma diferença sistemática e recorrente no calor do tímpano medido nos lados esquerdo e direito. Ainda que, grupo inconsciente após grupo inconsciente, continuássemos a encontrar as mesmas orelhas esquerdas ligeiramente mais quentes, descobrimos também que cerca de um macaco a cada cinco tinha um tímpano *direito* um pouco mais quente que o esquerdo — exatamente o oposto da assimetria que havíamos encontrado em todos os outros animais. Havia um padrão nessa assimetria, uma melodia fisiológica oculta que talvez valesse a pena ouvir e transcrever? Mais uma vez tínhamos nos deparado com a divisão 80/20 — quatro macacos com orelhas esquerdas mais quentes para cada um com uma orelha direita mais quente, ecoando a mesma linha de separação proporcional presente naquela importantíssima descoberta da pesquisa em serviços de saúde. Mas o que isso poderia significar? Provavelmente nada, pensamos, já que acreditamos que com certeza havia falhas na descoberta. Por que os macacos teriam temperaturas auriculares consistentemente diferentes nos dois lados da cabeça?

Presumindo que essas assimétricas temperaturas no ouvido eram impossíveis do ponto de vista fisiológico, nós nos propusemos a corrigir nossas técnicas de medição obviamente defeituosas. Tentei alternar qual lado era medido primeiro. Talvez, pensei, se o lado direito fosse sempre o primeiro, o esquerdo ficaria mais quente, porque ficaria na posição de "descida", mais perto da mesa de exame, onde o sangue quente poderia ter se acumulado pela ação da gravidade. Em seguida, tentei mudar os termômetros que usei, por julgar que talvez um deles estivesse com defeito ou fosse impreciso. Então fiz duas medições de cada lado, em vez de apenas uma, conjecturando que talvez a assimetria fosse simplesmente um erro de medição, passível de correção aumentando-se o número de pontos de dados. Por fim, tentei me colocar em uma única posição física cuidadosamente padronizada enquanto media as temperaturas, especulando que talvez eu tivesse mudado de lugar quando passei de uma orelha à outra, a mudança de posicionamento criando ângulos ligeiramente diferentes nas "imagens" térmicas gravadas pelo termômetro infravermelho nos dois lados da cabeça. Nenhuma dessas correções mudou qualquer coisa. Por mais diligente e cuidadoso que fosse o meu trabalho de medição da temperatura das orelhas dos macacos, a mesma lateralidade predominantemente mais quente do lado esquerdo continuava aparecendo. E isso era válido para machos e fêmeas, jovens e velhos, macacos enjaulados e livres.

Nós havíamos aterrissado em um território desconhecido. Até onde sabíamos, as temperaturas corporais básicas raramente eram medidas de forma cuidadosa e confiável em ambos os lados do corpo, tanto em humanos quanto em macacos. Foi uma descoberta nunca antes registrada em qualquer espécie, e não tínhamos ideia do que significava. Ainda mais intrigante, quando começamos a comparar as diferenças de temperatura da esquerda para a direita em relação às características de comportamento, temperamento e reatividade ao estresse de macacos individuais, constatamos que o menor número de animais com temperaturas mais altas do lado direito (aqueles da categoria "um em cada cinco") também eram os que tinham padrões comportamentais previamente observados de respostas emocionais negativas pouco adaptativas a condições novas ou desafiadoras. Esses macacos mais quentes do lado direito mostraram-nos menos atividade exploratória e maior ativação do sistema de cortisol, por exemplo, quando temporariamente separados de suas mães ou de seus grupos sociais usuais. Eles eram macacos orquídeas, e pareciam ter tímpanos direitos misteriosamente mais quentes! Por quê?

Por mais estranho que isso tenha parecido à época, nossos resultados lembravam observações feitas por Jerome Kagan, o já mencionado psicólogo de Harvard, em seus estudos anteriores sobre crianças pequenas extremamente tímidas e de comportamento inibido. Kagan notara que, ao responder a eventos desconhecidos, essas crianças mostravam duas alterações fisiológicas, possivelmente correlatas. Primeiro, tinham uma maior ativação da onda cerebral (eletroencefalograma, ou EEG) do córtex pré-frontal direito — a parte do cérebro logo atrás do lado direito da testa, que está envolvida na regulação emocional, controle de impulsos e planejamento. E, em segundo lugar, elas mostravam um resfriamento da pele na testa, devido à diminuição do fluxo sanguíneo, o lado direito esfriando mais que o esquerdo. Em outras palavras, Kagan tinha começado a vincular certos comportamentos relacionados a temperamentos duradouros, como a timidez, a certos tipos de atividade assimétrica no cérebro e às mudanças na temperatura corporal. Essa foi uma descoberta poderosa, porque oferecia uma explicação física para o fato de, em parte, os humanos serem do jeito que são. Entender nossa personalidade com base no cérebro poderia desvendar alguns dos mistérios de por que fazemos o que fazemos e de que modo seríamos capazes de entender melhor a nós mesmos e aos outros.

Enquanto avaliávamos as descobertas de Kagan em suas crianças tímidas contrastando-as com as nossas com macacos orquídeas, a constelação de achados finalmente começou a formar uma imagem coerente e atraente. Embora, à primeira vista, o cérebro humano pareça anatomicamente simétrico, ele é estrutural e funcionalmente assimétrico.[5] Sabemos, por exemplo, que o cérebro é um pouco maior no lado esquerdo do que no lado direito e que há diferenças nos papéis funcionais dos hemisférios cerebrais esquerdo versus direito — as superfícies cinzentas e convolutas do cérebro que controlam a fala, pensamento, emoções, leitura, escrita e aprendizagem.[6] Por razões que ainda não entendemos completamente, esses dois lados do cérebro evoluíram para divergir em certos aspectos da forma e da função. O córtex pré-frontal direito, por exemplo, é mais sintonizado do que o esquerdo para a regulação emocional, para a compreensão de "totalidades" em vez de "partes" e para a importância dos aspectos contextuais e relacionais da experiência. Pessoas com depressão clínica também mostram uma ativação excepcionalmente maior do córtex pré-frontal direito do que do esquerdo. Mas, pensando bem, esse "desequilíbrio" não é tão esquisito em termos mecânicos. O lado esquerdo dos motores dos carros, por exemplo, não é uma imagem espelhada do lado direito, assim como as três cordas superiores de um violão não são um reflexo das três cordas inferiores. No caso do cérebro humano, a questão é: que novos insights sobre o comportamento essa assimetria poderia nos revelar?

O fluxo sanguíneo para ambos os lados do cérebro é controlado em parte pelo sistema autônomo de luta ou fuga do mesmo lado e, quando o fluxo para um dos lados do cérebro é aumentado, o fluxo para outras partes da cabeça do mesmo lado é proporcionalmente diminuído. É uma questão de onde dedicar recursos limitados. A ativação do córtex pré-frontal direito, que requer mais fluxo sanguíneo para fornecer oxigênio aos neurônios incrementados, é acompanhada pela diminuição do fluxo para a pele, o que resulta em um resfriamento do lado direito da testa. E como o suprimento de sangue para o cérebro de cada lado se dá pelas mesmas artérias que abastecem o tímpano, qualquer aumento no fluxo sanguíneo para o córtex pré-frontal direito resulta em um aumento paralelo no fluxo para o tímpano direito. Assim, a ativação pré-frontal direita produz um ligeiro aumento nas temperaturas da orelha direita e uma diminuição correspondente na temperatura da pele no lado direito da testa. Para entender melhor essas dinâmicas acopladas de ativação do EEG, temperatura da testa e temperatura do tímpano, passe um minuto com a imagem a seguir.

Com essas observações consideradas em conjunto, tínhamos uma explicação persuasiva, ainda que provisória, de por que os macacos mais negativamente emocionais, reativos e sensíveis tinham uma orelha direita um pouco mais quente. Sua maior sensibilidade, semelhante à de uma orquídea, estava ligada a uma ativação mais forte de seu córtex pré-frontal direito, a região do cérebro diretamente envolvida na emotividade negativa e no comportamento tímido. A ativação pré-frontal direita recrutava, por sua vez, um maior fluxo sanguíneo para o lado direito do cérebro, e como o tímpano é suprido pelo mesmo sistema de artérias, a orelha direita também era aquecida de modo assimétrico. Começamos a ver um tímpano direito mais quente como marcador ou sinal do fenótipo reativo, de orquídea, pelo menos em macacos rhesus.[7] E a razão pela qual as orelhas dos macacos orquídeas eram mais quentes do lado direito era porque o cérebro deles tinha que trabalhar mais daquele lado para manter seus pensamentos e comportamentos estáveis e sob controle — tarefa nada simples.

O passo lógico seguinte foi tentar repetir o estudo em grupos de crianças humanas. Para esse projeto, reunimos mais de 450 crianças de quatro a oito anos de idade, de quatro projetos separados, em quatro cidades diferentes: duas amostras de crianças de meu próprio laboratório, recrutadas em San Francisco e Berkeley; uma amostra do estudo de longo prazo sobre o desenvolvimento infantil encabeçado por Marilyn Essex na Universidade de Wisconsin (o Estudo Wisconsin de Famílias e Trabalho, ou EWFT); e um quarto grupo de crianças estudadas pelo próprio Jerome Kagan em Harvard. Mais uma vez, as temperaturas do tímpano foram cuidadosa e repetidamente registradas em ambas as orelhas usando-se termômetros infravermelhos. Embora cada estudo tenha utilizado medidas de temperamento e comportamento infantil ligeiramente diferentes, todas elas propiciaram uma forma de distinguir crianças de padrões biológicos e comportamentais sugestivos de fenótipos orquídeas.

Conforme ilustra a fotografia da menina usando o capacete de EEG, quando examinamos esses padrões e as temperaturas das orelhas no numeroso e combinado grupo de crianças, padrões muito claros começaram a ficar evidentes. Primeiro, as diferenças de temperatura entre as orelhas direita e esquerda foram dispostas em uma suave distribuição em formato de sino, com algumas crianças

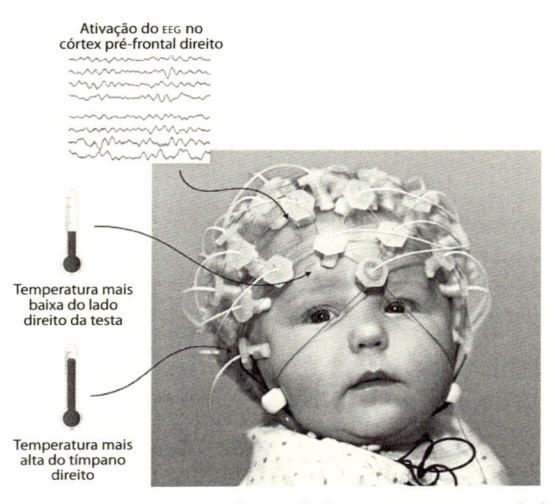

Ativação do EEG no córtex pré-frontal direito

Temperatura mais baixa do lado direito da testa

Temperatura mais alta do tímpano direito

Esta imagem ilustra como crianças tímidas e inibidas, com mais emotividade negativa, mostram uma combinação de três diferenças fisiológicas concomitantes: (a) um padrão de maior ativação nos traçados do EEG no córtex pré-frontal direito, em comparação com o esquerdo; (b) temperaturas mais elevadas do tímpano direito; e (c) temperaturas mais baixas na pele do lado direito da testa.

tendo o tímpano esquerdo mais quente, outras o direito mais quente, e muitas no meio-termo. Orelhas esquerdas mais quentes foram associadas a comportamentos mais arrojados e mais afeitos a riscos, socialmente competentes e emocionalmente positivos, ao passo que orelhas direitas mais quentes estavam relacionadas a comportamentos problemáticos e emocionalmente negativos. Essas observações, em várias centenas de crianças pequenas, acompanharam nossa descoberta de assimetrias de temperatura nos tímpanos de macacos rhesus. Sensibilidade a contextos sociais difíceis, propensão a emoções negativas e suscetibilidade à depressão foram todas correlacionadas com maior ativação do lado direito do cérebro e temperaturas mais altas na orelha direita.

O trabalho mais antigo de Kagan mostrou que esse mesmo tipo de criança tem uma testa mais fria do lado direito, e todos esses diferenciais de temperatura provavelmente eram atribuídos às mudanças no fluxo sanguíneo para um córtex pré-frontal direito mais ativado. Em contraste, crianças com a orelha esquerda mais quente eram um pouco menos sensíveis ao mundo social, tinham uma predisposição para a emoção positiva e mostravam relativa resistência à depressão — características atreladas, todas elas, à maior ativação do lado esquerdo do cérebro. Desse modo, as crianças orquídeas, assim como seus equivalentes primatas e não humanos orquídeas, mostraram a mesma assimetria da direita > esquerda nas temperaturas dos tímpanos, e seus opostos dentes--de-leão revelaram temperaturas da orelha esquerda > direita, assim como os macacos dentes-de-leão.[8] Tínhamos decidido estudar gripes e resfriados em macacos, mas inesperadamente ficamos distraídos e, por fim, dotados de conhecimento, por uma descoberta mais curiosa e reveladora, que parecia verdadeira tanto em macacos quanto em crianças.

Ora, essas descobertas significavam que, se eu tivesse medido as temperaturas do ouvido da minha filha, então com doze anos de idade (o que obviamente não pude deixar de fazer), e constatasse que o tímpano direito dela era mais quente (claro que era), a minha menina era uma orquídea até mesmo nas orelhas e no cérebro, e portanto estava relegada a uma vida de depressão e emoções negativas? Não, de jeito nenhum. Lembre-se, conforme foi descrito no capítulo 2, de como o exame das relações entre o estresse familiar e os escores de gravidade dos problemas de comportamento mostrou uma conexão estatística geral, mas com muitas exceções a essa regra. Algumas crianças, por exemplo, tinham escores de estresse muito altos na família, mas quase nenhum problema de comportamento, e outras tinham baixa pontuação de estresse, mas muitos comportamentos preocupantes. Da mesma forma, embora o mais plausível fosse que a minha menina de doze anos com a orelha direita quente provavelmente tinha a suscetibilidade de uma orquídea aos efeitos de seu ambiente social, a assimetria da temperatura do tímpano não é uma garantia certeira da sensibilidade de uma orquídea, tanto quanto ter cabelo ruivo não é uma certificação de ascendência escocesa. É simplesmente uma correlação, não um fato consumado ou um resultado predeterminado. Mas quem teria pensado que procurar febres em uma invernal fazenda de macacos no interior de Maryland produziria um marcador tão estranho, simples e inesperado da sensibilidade de uma criança ao mundo? E aonde mais essa descoberta poderia nos levar agora? Uma correlação tão forte abriu uma oportunidade para aprender mais sobre orquídeas e dentes-de-leão, assim como iluminou com mais clareza os pontos fortes e fracos característicos de ambos.

PRIMEIRO ANO DE ESCOLA NO CORAÇÃO DO PAÍS

Essa tendência de sentir e demonstrar emoções negativas que documentamos em grupos de macacos orquídeas e crianças pequenas sugeriu a possibilidade de que crianças orquídeas altamente reativas talvez fossem mais suscetíveis não apenas a ferimentos e resfriados, mas também a distúrbios da saúde psicológica e comportamental. Isso carregou nossa pesquisa com um significado mais pesado. Era muito possível que a nossa investigação estivesse beirando conhecimentos novos, não apenas de pequenas perturbações na saúde física, mas também da saúde mental, e como esses dois aspectos da saúde combinam-se para moldar uma vida.

Durante a minha esclarecedora temporada no rancho federal dos macacos, tornei-me membro, com uma dúzia de colegas, da Rede de Pesquisa em Psicopatologia e Desenvolvimento da Fundação MacArthur. Por intermédio dessa rede, passei a ser um aliado mais próximo do Estudo Wisconsin de Famílias e Trabalho e de sua principal cientista, Marilyn Essex, socióloga do Departamento de Psiquiatria da Universidade de Wisconsin. Em 1990, ela e seus colegas haviam iniciado um estudo com 570 mulheres grávidas, seus parceiros e seus fetos no segundo trimestre de gestação, que logo se tornariam seus filhos recém-nascidos. Embora o estudo tenha sido originalmente concebido como uma pesquisa sobre licença-maternidade e a transição de mulheres de volta ao trabalho, Marilyn percebeu que, se levado adiante no tempo, o projeto poderia converter-se em um dos mais raros e almejados tipos de pesquisa: um estudo longitudinal (realizado ao longo de um período de tempo), prospectivo (relativo ao futuro) de uma grande quantidade de crianças, observadas na investigação antes do nascimento, e potencialmente documentando a mudança e a estabilidade do desenvolvimento no decorrer de muitos anos. As mulheres que eram os sujeitos da pesquisa tinham em média 29 anos de idade, em sua maioria brancas e estavam no meio da gravidez, e em 95% dos casos eram casadas com o pai do bebê (estávamos, afinal, no coração de Wisconsin). Por meio da coleta cuidadosa e frequente de dados sobre ambientes e relacionamentos sociais, estressores e adversidades, desenvolvimento infantil e saúde mental e física desde a vida fetal até a formatura do ensino médio, o Estudo Wisconsin de Famílias e Trabalho tornou-se uma maravilhosa fonte de insights sobre o desenvolvimento de crianças orquídeas e dentes-de-leão.

À medida que vinham à tona as descobertas do meu grupo de pesquisa sobre reatividade laboratorial, o grupo de crianças pequenas de Wisconsin estava se formando no jardim de infância, prestes a entrar no primeiro ano do ensino fundamental, e se preparando para um primeiro encontro sério com a "escola de verdade". Por causa das evidências que havíamos compilado — de que a reatividade ao estresse parecia refletir uma sensibilidade biológica especial às condições sociais —, Marilyn e eu decidimos que medir a reatividade em um subgrupo de suas crianças era uma adição fundamental e premente ao EWFT. Contudo, mais uma vez, não foi tão fácil quanto imaginávamos.

Com a ajuda da Rede de Pesquisa da Fundação MacArthur, durante um verão de 1998 que passou voando, empreendemos um árduo esforço para avaliar a reatividade de luta ou fuga e de cortisol nas crianças de Wisconsin antes no início do ano letivo, nos meses que precediam sua entrada no primeiro ano do ensino fundamental. Como não era nem prático nem viável transportar as crianças de suas casas na área rural de Wisconsin para o laboratório de uma universidade, decidimos levar o laboratório até elas, especificamente para seus bairros e garagens. Isso foi possível abarrotando um laboratório de psicofisiologia totalmente equipado e adequado para crianças, no estreito interior de uma van Chevy cinza. O que em sua vida passada quase certamente tinha servido como meio de transporte de algum enxame de irmãos de Wisconsin e seus cães agora estava em vias de tornar-se um sofisticado laboratório de estresse de última geração.

O desafio era semelhante a resolver um imenso cubo mágico — encaixar monitores de vídeo e TV, equipamento de medição fisiológica, frascos de amostra, uma geladeira, todos os nossos materiais de teste, uma mesa e três cadeiras, dois assistentes de pesquisa e uma criança de seis anos de idade em um espaço do tamanho de uma despensa de cozinha de tamanho médio. Tentamos todas as configurações possíveis: todos os assentos retirados/todos os assentos dentro; área de teste na parte traseira/área de teste na frente ou no meio; portas abertas/portas fechadas. Finalmente, depois de uma semana de trabalho, nossa equipe de pesquisa combinada saiu da empreitada sorrindo, presunçosa e triunfante. Como mostram as fotografias a seguir, a criança e o assistente de pesquisa foram posicionados no maior espaço, imediatamente atrás dos assentos do motorista e do passageiro. Na parte traseira, atrás da última fileira de bancos, outro assistente de pesquisa sentava-se monitorando as leituras do equipamento, fazendo anotações em um registro de tempo, controlando a apresentação de trechos de vídeos para a criança e criando um arquivo de respostas.

Não demorou muito, no entanto, para descobrirmos que três pessoas em uma van fechada, com múltiplos equipamentos eletrônicos em funcionamento, circundadas pelo verão quente, úmido e carregado de cigarras de Wisconsin, produziam temperaturas interiores ameaçadoras à vida humana. Para combater essa complicação adicional, compramos e instalamos um ar-condicionado industrial no espaço para passageiros na frente da van. Toda essa parafernália era conectada por um cabo de força alimentado em uma tomada na garagem da família. Com tudo no lugar, dispúnhamos de um laboratório infantil de serviços completos que se iluminava feito a casa da família Griswold, do filme *Férias frustradas*, enfeitada para o Natal, e era capaz de evocar e medir a reatividade do sistema de estresse, coletar e armazenar amostras de saliva, registrar o comportamento infantil e manter um aluno do primeiro ano do ensino fundamental e dois assistentes de pesquisa razoavelmente confortáveis, apesar do espaço moderadamente acanhado.

Naquele verão, nós entramos com a van nas garagens de 120 famílias de Wisconsin, e saímos de cada uma delas munidos de uma gama completa de reatividade ao estresse e outras medidas. Ao longo do caminho, vimos nítidos lembretes das grandes diferenças na vida cotidiana das crianças, que sobreviviam, às vezes progrediam, sempre se esforçando para se ajustarem aos desafiadores e triviais mundos que elas chamavam de lar. Houve famílias e crianças que ficaram entusiasmadas em ter um laboratório de pesquisa estacionado na garagem de casa, e cujos vizinhos curiosos zanzavam pelos arredores, imaginando o que os Engberg estavam aprontando agora. Houve crianças que se esconderam em seus quartos e armários e outras que nos saudaram com alegres pulos e abraços. Houve momentos de inquietação, enquanto os pais e a equipe tentavam convencer crianças de seis anos de idade que entrar numa van com três adultos apenas vagamente conhecidos era algo seguro a se fazer naquela circunstância, mesmo que devesse ser absolutamente evitado em outras. E houve ocasiões de triunfo comemorativo, quando crianças saíram da van como heróis, para os elogios de seus amiguinhos à espreita no gramado da frente.

As medidas de reatividade biológica que obtivemos nessas visitas domiciliares poderiam ser usadas em estudos acerca do aparecimento de problemas

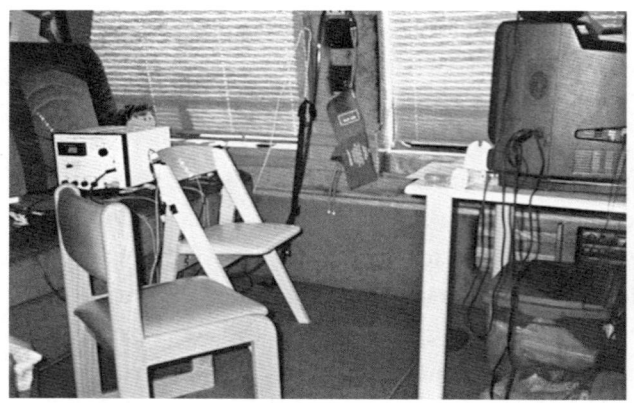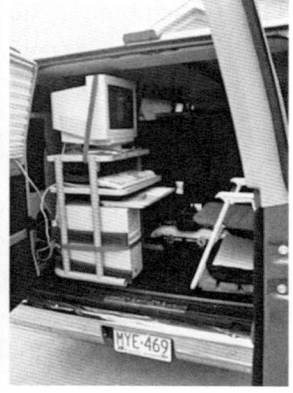

Verão na estrada em Wisconsin, 1998: nosso laboratório de psicofisiologia infantil transplantado para o interior de uma van Chevrolet ano 1995.

de saúde mental — tanto nos estudos simultâneos, no ano em que as crianças ingressariam no ensino fundamental, quanto futuramente, quando mais tarde entrassem na puberdade e adolescência, período em que distúrbios psicológicos tornam-se bem mais visíveis e identificáveis, às vezes de maneira trágica. No trabalho concomitante, descobrimos que, em comparação com crianças sem sinais precoces de transtornos mentais incipientes, alunos do primeiro ano com sintomas internalizados — os de depressão ou ansiedade — mostraram claros padrões de reatividade excessivamente alta dentro do sistema de luta ou fuga. Por outro lado, as crianças parecidas com os dentes-de-leão — aqueles 80% com reatividade mais normativa — não apresentavam sintomas minimamente expressivos de transtornos de saúde mental.[9] Ali estavam novas evidências agregadas, a partir de jovens crianças em idade escolar de Wisconsin, de que crianças orquídeas altamente reativas tinham uma predisposição para os sinto- mas de depressão e ansiedade, ao passo que os dentes-de-leão, com reatividade moderada e mediana, tinham poucos (ou nenhum) problemas psicológicos ou comportamentais. Essas descobertas, em uma nova amostra de crianças, de uma parte totalmente diferente do país, propiciavam uma empolgante validação de nossos resultados originais.

Mas o que aconteceria à medida que esses alunos do primeiro ano do ensino fundamental de Wisconsin crescessem e amadurecessem em adoles- centes vulneráveis, obrigados a contornar obstáculos, driblar as mudanças dos ambientes sociais e relacionamentos do ensino médio e além? Seus níveis de reatividade no verão anterior ao início do primeiro ano do ensino fundamental ainda seriam capazes de prever diferenças na saúde mental vários anos depois? E quando entrassem nos trechos mais emocionalmente espinhosos da estrada da puberdade, haveria diferenças tão marcantes entre orquídeas e dentes-de--leão quanto aquelas que já tínhamos visto e relatado?

Assim que a mesma criança entrou no sétimo ano, aos treze anos de idade, seus sintomas de saúde mental foram novamente avaliados. E, em vez de correlacionar medidas de reatividade coletadas no estudo de verão com saúde mental concomitante, estávamos agora tentando *prever* a saúde mental no início da adolescência a partir de medidas de reatividade e estresse coletadas seis anos antes, no verão anterior ao primeiro ano de escola. Os cientistas preferem muito mais essas análises longitudinais, porque são menos propensas às conclusões falsas que às vezes podem ser extraídas de dados transversais e têm probabilidade muito maior de revelar ligações que na verdade são causais. Como previsores, usamos laudos avaliatórios de conflitos entre professores e crianças, elaborados por parte dos professores do primeiro ano, e o nível de reatividade biológica e comportamental obtido a partir das visitas da van--laboratório durante o verão do primeiro ano. Para resultados predeterminados que se buscavam alcançar, usamos os relatórios combinados de sintomas de saúde mental das crianças no sétimo ano, consultando mães, professores e as próprias crianças.

Os resultados exibiram o padrão agora conhecido de uma sensibilidade especial: as crianças orquídeas com alta reatividade de luta ou fuga e inibição comportamental mostraram ou os níveis mais altos ou os mais baixos de futuros sintomas de saúde mental, dependendo do andamento das coisas com o professor do primeiro ano. Os alunos reativos do primeiro ano com muitos conflitos com o professor apresentaram níveis relativamente altos de sintomas de saúde mental, mesmo seis anos depois, enquanto crianças igualmente reativas mas com poucos conflitos com o professor apresentaram índices excepcionalmente baixos desses sintomas. Em contraste, as crianças dentes-de-leão não sensíveis nem tímidas eram pouco afetadas pelos conflitos com professores, se é que eram. Aqui estava uma demonstração ainda mais poderosa de suscetibilidade diferencial: as medidas de reatividade biológica e comportamental previam não apenas sintomas de saúde mental no presente, mas viajavam no tempo e também estavam relacionadas aos sintomas seis anos depois, além do início da puberdade.[10]

Duas inesquecíveis crianças de Wisconsin são encantadoramente emblemáticas dessas poderosas conexões prospectivas entre os ambientes iniciais de sala de aula e sintomas psiquiátricos no intervalo de tempo que une como uma ponte o primeiro e o sétimo anos do ensino fundamental. Uma delas era um tímido menininho orquídea que no verão de 1998 teve de ser persuadido não só a entrar na van-laboratório estacionada na garagem, mas também a sair de sua casa. Era um menino magricela de seis anos de idade, de cabelo loiro quase branco, os dois dentes superiores da frente afastados e um sorriso largo e tímido através do qual um caminhão de pequeno porte poderia passar sem impedimentos. Sua ansiedade inquieta por causa da iminente visita de nossa equipe tinha evidentemente começado no dia anterior, bem antes de nossa chegada. Ele se escondeu atrás da saia da mãe durante a maior parte das brincadeiras iniciais e produziu uma primeira amostra de saliva tão cheia de cortisol que quase era possível enxergar o hormônio na saliva, como vinagre em uma poça de óleo. Na van, ele exibiu sua biologia de orquídea de forma exuberante, com respostas de luta ou fuga prontas para todas as categorias de desafio que apresentamos. Apesar da reatividade de força industrial do menino aos estressores e de suas evidentes ansiedades com relação ao início das aulas do primeiro ano do ensino fundamental algumas semanas depois, ele aparentemente teve um bom desempenho escolar, uma série de professores com os quais todos os pais sonhavam, e, ao chegar ao sétimo ano, era um aluno robusto, razoavelmente confiante, sem nenhum sintoma específico de problema de saúde mental.

Uma segunda criança — esta, uma menina dente-de-leão de olhos pretos — era, de muitas formas, um exato oposto do menino: ela nos cumprimentou na porta com desenvoltura e entusiasmo, explorou avidamente a van e seu conteúdo e tagarelou sem parar sobre suas atividades de verão e suas alvoroçadas expectativas acerca do primeiro ano. A menina produziu copiosas amostras de saliva que eram quase desprovidas de cortisol e exibiu na van um sistema de luta ou fuga quase inerte aos módicos estressores a que nós a submetemos. Não foi surpresa alguma que ela tenha voado como uma andorinha pelos primeiros sete anos da escola pública, apesar de alguns conflitos com professores ao longo do caminho e um primeiro ano marcado por uma relação professor-aluna particularmente difícil. No decurso de todo o período ela permaneceu como o perfeito retrato da saúde mental e bem-estar infantil. Aqui, então, estavam exemplos ilustrativos tanto de uma criança orquídea em um ambiente escolar encorajador e positivo, tendo um desempenho radiantemente bem-sucedido, *em parte* por causa de sua relativa abertura e sensibilidade com relação ao mundo escolar, como de uma menina dente-de-leão cuja comparativa indiferença acerca de seu por vezes problemático contexto de sala de aula permitiu uma fase intermediária da infância intocada por preocupações psicológicas.

RUMO À PUBERDADE

Enquanto observávamos essas crianças de Wisconsin avançar aos poucos rumo à adolescência, ficamos imaginando se a própria puberdade (conforme é sugerido no capítulo 3) poderia envolver adaptações à qualidade e confiabilidade dos mundos sociais desses jovens. Poderiam as relações parentais dessas orquídeas e desses dentes-de-leão, o equivalente mais próximo da terra em que ambos os tipos de flores crescem, ter um efeito igualmente potente?[11] Se sim, poderíamos ver também efeitos de suscetibilidade diferencial de cuidados parentais no tempo e ritmo (ou rapidez) da maturação puberal. De acordo com o que observamos no capítulo 3, pediatras não precisam procurar muito para ver como crianças, em especial as meninas, de famílias caóticas e altamente estressadas muitas vezes entram na puberdade mais cedo e depois amadurecem em um ritmo acelerado, quase sempre rápido demais. Novamente, a explicação evolucionista para essa maturação acelerada é que a sobrevivência e o sucesso reprodutivo podem ser impulsionados em crianças oriundas de circunstâncias familiares frágeis, tornando-as prontas para reproduzir em uma idade mais jovem e assim, potencialmente, deixar a família de origem. Pense em uma jovem sensível, nascida de pais alcoólatras e belicosos, que avança a passos largos para a prontidão reprodutiva em um mecanismo inconsciente, evolutivamente conservado, a fim de aumentar suas chances de gerar prole e um legado genético.

Mais uma vez o grupo do EWFT proporcionou um estudo longitudinal perfeito para testar essa previsão. O tempo de início puberal e o ritmo de maturação sexual também são clinicamente importantes porque puberdades precoces e mais rápidas têm sido relacionadas a idades mais baixas de estreia sexual (o início da atividade sexual), o que por sua vez está vinculado ao risco de gravidez na adolescência e à aquisição de doenças sexualmente transmissíveis, como gonorreia, sífilis e HIV.

A escala de Tanner é uma estimativa em cinco estágios do desenvolvimento puberal físico em crianças e adolescentes, com base na maturação progressiva de características sexuais primárias e secundárias, como aparecimento dos seios, pelos pubianos, tamanho e configuração testicular e genital. Todos nós começamos classificados como Tanner 1, com voz esganiçada, sem seios, sem pelos adicionais e sem alterações genitais, mas todos terminamos mais cedo ou mais tarde como Tanner 5, com um complemento total de características sexuais visíveis e não raro uma indesejada safra de espinhas, desejos infames e pés grandes demais. Mas no fim fica claro que a forma como passamos de um estágio para o outro acaba por ter importância substancial nos riscos para a nossa saúde reprodutiva. O melhor em termos de resultados de saúde a longo prazo é entrar na puberdade mais tarde e avançar mais lentamente; o pior cenário é um início puberal precoce e um ritmo mais rápido na aquisição de características sexuais secundárias. Por razões que são apenas parcialmente compreendidas, a idade de início da puberdade para ambos os sexos tem diminuído drasticamente ao longo do último século, resultando em uma menarca mais precoce para as meninas e uma atividade sexual mais prematura e aumentada nos meninos.[12]

Usando dados de reatividade ao estresse do estudo da van-laboratório no verão de 1998, com informações de relatórios dos pais e medidas observacionais de apoio parental durante o período pré-escolar, examinamos trajetórias de desenvolvimento puberal ao longo de seis anos.[13] Essas trajetórias foram baseadas na Escala de Tanner derivada dos relatos em série de pais e crianças, nos quais descrições e traços lineares retratavam o desenvolvimento de características sexuais secundárias. As crianças dentes-de-leão de baixa reatividade com pais encorajadores ou menos encorajadores seguiram dois caminhos lineares médios da puberdade, que eram estatisticamente indistinguíveis entre si. As crianças orquídeas de alta reatividade, por outro lado, mostraram uma mudança puberal acentuadamente acelerada entre aquelas com pais menos encorajadores ou um início tardio da puberdade até 12,5 anos entre aquelas com pais altamente encorajadores.

Aqui, novamente, as crianças orquídeas tiveram ou as puberdades mais precoces, mais rápidas e mais perigosas (vinculáveis a esses resultados, como gravidez na adolescência, que gostaríamos de evitar) ou as puberdades mais tardias, mais lentas e mais seguras (com resultados bem mais salubres, como atrasos na estreia sexual). A trajetória de amadurecimento que as crianças orquídeas seguiram dependeu especificamente do nível de apoio e incentivo dos pais em seus lares. As crianças dentes-de-leão mostraram um trajeto de puberdade linear e de nível médio, independentemente do apoio parental recebido. O que há de extraordinário nesses resultados é a implicação de que os efeitos da sensibilidade biológica especial das crianças orquídeas se estendem não apenas aos futuros resultados de saúde, mas também a *fatores não clínicos de risco de desenvolvimento*. Ser uma criança orquídea implica a qualidade de seus ambientes sociais próximos, tanto no advento de doenças quanto na aquisição de riscos, como os que são impostos pela puberdade precoce.

ALARMES DE INCÊNDIO, RUÍDO E IGOR STRAVINSKY

Esses estudos de "associações" — isto é, a conexão mensurável entre duas variáveis, como reatividade e o ritmo da puberdade — às vezes estão sujeitos a conclusões espúrias. É possível demonstrar com facilidade, por exemplo, que a jogatina e o câncer estão estatisticamente relacionados, de modo que é plausível esperar que as pessoas que apostam dinheiro em jogos de azar tenham taxas mais altas de certas moléstias. Mas se tal associação fosse de fato encontrada, antes de proibir os cassinos como parte de uma "guerra contra o câncer", seria inteligente levar em consideração a possibilidade de que tanto o vício em jogo quanto o câncer estejam ligados a uma terceira variável, como tabagismo, consumo de álcool ou outros "confundidores", que podem criar conexões ilusórias. Assim, o que a princípio poderia parecer uma associação significativa — a jogatina prevendo ou talvez até causando câncer — seria, na verdade, apenas o resultado trivial da conexão subjacente de cada fator ao terceiro elemento do tabagismo ou do álcool.[14] O mesmo poderia ser dito da demonstrável associação entre o número de pastores religiosos em uma cidade e o número de postes telefônicos do município. Embora provavelmente haja uma considerável correlação entre os dois números, é apenas por causa de suas associações mútuas com um fator confundidor, o tamanho da população de uma cidade.

Devido a esse problema em que se faz confusão, os cientistas muitas vezes recorrem a estudos *experimentais* como uma forma de procurar relações causais genuínas. Um verdadeiro experimento é um estudo em que os participantes são aleatoriamente distribuídos sob pelo menos duas condições diferentes, geralmente um grupo de tratamento e um grupo de controle que não recebe tratamento, ou recebe um tratamento modificado e menos eficaz. Um exemplo seria um ensaio clínico em que a um grupo aleatório de pacientes cabe receber um novo medicamento promissor ou um placebo. Fazer essa tarefa aleatória ajuda a remover (ou "controlar") os efeitos de variáveis causadoras de confusão, uma vez que ambos os grupos provavelmente acabarão com os mesmos níveis médios de fatores confundidores, como tabagismo, uso de álcool ou tamanho da população. Assim, pensamos nos experimentos como uma espécie de padrão--ouro para evidências que revelam uma significativa ligação causal entre duas variáveis — uma maneira, por assim dizer, de combater o câncer com métodos mais eficientes e menos falíveis do que fechar os cassinos. E, com efeito, todas as evidências da sensibilidade especial de orquídea que havíamos reunido até então tinham sido não experimentais, observacionais e potencialmente circunstanciais.

Para formular um argumento mais convincente, uma das ex-colegas de pós--doutorado em meu laboratório de Berkeley decidiu que a teoria da suscetibilidade diferencial precisava ser submetida a um teste verdadeiramente experimental. Então, ela levou crianças de quatro a seis anos de idade para o laboratório e pediu que completassem nosso protocolo-padrão de estresse para medir a reatividade de luta ou fuga e de cortisol. No final do protocolo, no entanto, ela adicionou um novo elemento. A pesquisadora dizia a cada criança que, como ela tinha se saído muito bem durante o protocolo, agora receberia uma caneca de chocolate quente como recompensa pelos esforços e pela conclusão bem-sucedida do teste. Depois, ligava uma chaleira elétrica cheia de água e preparava os ingredientes para fazer o chocolate quente sobre a mesa em frente à criança. Ela reunia um pacote de chocolate em pó, alguns marshmallows e um saquinho de doces e granulados coloridos. Conforme ela já esperava, todas as crianças começavam a salivar copiosamente, seus olhos arregalavam-se em pequenas luas castanhas e azuis, e elas passavam a pular em suas cadeiras, tamanha a expectativa de saborear um doce prazer com o qual estavam familiarizadas.

Assim que a chaleira começava a ferver e chiar, um assistente de pesquisa na sala ao lado, observando através de um espelho unidirecional, acionava um estridente alarme de incêndio, que continuava soando por um período de vinte segundos. Imediatamente a pesquisadora tranquilizava a criança afirmando que na verdade não havia fogo algum, mas logo depois ela seguia uma série de ações específicas programadas — desligar a chaleira, afastá-la do alarme, abanar o vapor, colocá-la em cima da mesa —, em um suposto esforço para identificar e eliminar o motivo do alarme. Ela assegurava à criança que, muito provavelmente, o vapor da chaleira havia disparado o alarme, e depois continuava preparando o chocolate quente em outro conjunto de ações cuidadosamente sequenciadas. Ela despejava a água nas canecas, mexia o chocolate, e por fim acrescentava os marshmallows e granulados por cima. A criança e a pesquisadora desfrutavam juntas de uma acolhedora caneca de chocolate quente, e a criança voltava para seus pais com histórias emocionantes para contar.

Mas nós, os cientistas, é claro, estávamos à procura de outra história, oculta. Nas duas semanas que se seguiram aos procedimentos de reatividade e alarme de incêndio, dois elementos adicionais do estudo foram implementados. Primeiro, as pontuações de reatividade de luta ou fuga e de cortisol de cada criança foram calculadas usando-se os dados coletados durante o protocolo, e as crianças foram identificadas como baixas ou altas em reatividade ao estresse. Em seguida, todas as crianças de cada um desses dois grupos foram convidadas de volta ao laboratório para uma segunda visita, durante a qual responderam a uma série de perguntas muito específicas sobre sua lembrança da visita de duas semanas antes. As perguntas eram abertas (por exemplo, "Conte-me tudo sobre o que aconteceu da última vez que você veio ao nosso laboratório") e diretas ("Você colocou chantili na sua caneca?"), e feitas por um entrevistador que a criança nunca havia visto antes.

Na parte experimental do estudo, as crianças de cada um dos dois grupos — os dentes-de-leão e as orquídeas — foram aleatoriamente divididas em uma das duas condições de entrevista. Numa das condições (vamos chamá-la de "o entrevistador bonzinho"), a pessoa interagindo com a criança não poderia ter sido mais agradável: apoiava a criança, falava com ela de modo gentil e solícito, e se desdobrava para certificar-se de que a criança estava confortável e calma. Em contrapartida, na segunda condição ("o entrevistador sinistro"), o mesmo entrevistador assumiu o papel da pior visão de um irritado professor substituto: distanciou-se da criança, falou com ela de maneira breve e indiferente, gerando um ambiente de discreto mas palpável desconforto. Ao criar essas condições artificiais mas convincentes, acabamos com quatro grupos de crianças, definidos por baixa ou alta reatividade ao estresse (dentes-de-leão versus orquídeas) e por entrevistador simpático versus entrevistador sombrio.

Assim como havíamos constatado reiteradamente em nossos estudos observacionais e não experimentais, as crianças dentes-de-leão de baixa reatividade tinham capacidades competentes, ainda que medianas, para se lembrar dos detalhes de sua visita ao laboratório duas semanas antes, e sua capacidade de recordação não era afetada pelo teor do estilo do entrevistador. Em outras palavras, era como se fossem menos facilmente afetadas pelos caprichos da vida, com reações menos extremas, tanto positivas quanto negativas. Quando entrevistadas tanto pelo entrevistador solícito quanto pelo entrevistador sinistro, as crianças dentes-de-leão tiveram praticamente o mesmo desempenho de memória.

Por outro lado, as crianças orquídeas altamente reativas tinham memórias esmeradíssimas, de precisão enciclopédica, acerca da visita anterior ao laboratório quando interagiam com o entrevistador simpático, mas aparentemente não conseguiam lembrar-se de nada quando interagiam com o entrevistador rude e negativo. De fato, as crianças orquídeas na condição de apoio lembraram-se de detalhes de que até mesmo os funcionários do laboratório não conseguiam recordar-se: a ordem exata de como os ingredientes do chocolate quente entraram na caneca, o que o assistente de pesquisa estava vestindo naquele dia, o fato de alguém ter entrado na sessão de laboratório para verificar o alarme de incêndio, as exatas palavras que o assistente de pesquisa disse quando o alarme disparou. Na outra condição, as crianças orquídeas não se lembravam de quase nada.

Essa foi a nossa primeira evidência verdadeiramente experimental das sensibilidades exatas das crianças orquídeas e dos efeitos das condições sociais em seu desempenho cognitivo (isto é, sua capacidade de pensar, lembrar ou raciocinar). As orquídeas lembravam-se de praticamente tudo ou de nada, dependendo de como eram indagadas, mas as crianças dentes-de-leão tinham lembranças medianas em ambas as condições.[15] Com essa nova descoberta, começamos a compreender mais plenamente que as orquídeas e os dentes-de-leão vivenciavam de maneira muito diferente *a mesma experiência*, e que esse drástico contraste poderia ser demonstrado tanto no mundo natural quanto no ambiente de laboratório altamente controlado. Das barulhentas e variadíssimas consequências das adversidades vividas na infância surgira uma verdade clara, sistemática e consistente sobre a fonte dessa variação.

A estreia em Paris, em 1913, do balé cacofônico *A sagração da primavera*, do compositor totalmente modernista Igor Stravinsky, foi saudada pela plateia com gritos, violência e desanimada consternação por causa de sua musicalidade anárquica. O lotado Théâtre des Champs-Élysées explodiu em protestos e fúria, as luzes do teatro lírico tiveram que ser apontadas para os fundos de modo a facilitar a expulsão de canalhas violentos, e mais tarde a resenha de um crítico referiu-se à turbulenta performance como uma "barbárie penosa, rebuscada e pueril". Mas Stravinsky estava contando com a capacidade quase ilimitada de sensibilidades humanas para discernir regularidades escondidas dentro do pandemônio, para descobrir a *música* dentro da atonalidade, dissonância e desordem. Seu pressuposto era profundamente sólido, e *A sagração da primavera* tornou-se uma das mais admiradas obras da vanguarda histórica da composição modernista.

O que da mesma forma começou como um esforço para discernir padrões compreensíveis no ruidoso caos de variação na saúde e desenvolvimento humanos resultou em uma ciência sinfônica de diferenças individuais na suscetibilidade ao mundo social. Agora documentada tanto em macacos quanto em crianças humanas, essa suscetibilidade diferencial, ou sensibilidade especial, abrange um substancial subgrupo de ambas as espécies com alta reatividade tanto para as características positivas quanto negativas de qualquer ambiente — um subgrupo que designamos como orquídeas em virtude de sua extraordinária delicadeza com relação a esses aspectos bivalentes do mundo relacional. Indivíduos orquídeas também têm sido comparados e contrapostos a outro grupo, muito mais numeroso — seus análogos dentes-de-leão —, que apresenta excepcional resiliência às provações e ameaças da experiência de vida. A ciência que descreve o desenvolvimento dos fenótipos orquídea e dente-de-leão, e que revela as implicações para o desenvolvimento e a saúde de cada um, agora amadureceu para tornar-se um consistente repertório de literatura de observação e pesquisa. A próxima fronteira científica, que agora já está sendo investigada, é a questão de qual é a origem dessas diferenças de sensibilidade, como elas são incorporadas à biologia de nossos processos corporais, e se e quando tornam-se características duradouras de quem somos e seremos.

5. De onde vêm as orquídeas (e os dentes-de-leão)?

Agora tínhamos razões para acreditar que a sensibilidade das crianças orquídeas aos problemas e perigos da vida não se limitava às adversidades que ocorriam em sua vida natural, mas era responsiva também às condições experimentais que cientistas como eu poderiam criar. Da mesma forma, as crianças dentes--de-leão residentes em nossas famílias e comunidades pareciam solidamente resistentes aos eventos e estressores típicos, de mês a mês, da infância. Mas de onde vinham essas diferenças de sensibilidade ao contexto? Conforme o trabalho de outros pesquisadores em todo o mundo já vinha mostrando a essa altura, as características genéticas das crianças criavam predisposições, mas não determinavam necessariamente os resultados. Por exemplo, um consórcio de cientistas que estudaram crianças romenas criadas em orfanatos horrivelmente negligentes, às vezes cruéis, sob a ditadura de Nicolae Ceaușescu, descobriu que uma versão mais curta de um gene relacionado ao neurotransmissor serotonina no cérebro produzia resultados parecidos com os das orquídeas. As crianças com esse alelo — uma forma alternativa de um gene — mais curto que permaneceram nos orfanatos demonstraram mais tarde deficiências intelectuais e desajuste e inadequação extremos, ao passo que aquelas com o mesmo alelo que foram viver com famílias adotivas recuperaram-se de maneira extraordinária, tanto no desenvolvimento quanto na saúde mental.[1] Analogamente, uma equipe de pesquisadores holandeses estudando padrões experimentais de doações financeiras de crianças em resposta a um emotivo vídeo da Unicef constatou que os participantes com um gene regulador do neurotransmissor dopamina, como as orquídeas, faziam ou as contribuições *mais* generosas ou as *menos* caridosas, dependendo do grau de solidez e confiança de sua ligação com seus pais — isto é, dependendo de fatores que não eram genéticos.[2]

Portanto, as perguntas que ainda precisavam de estudo eram muito claras. Eram apenas os genes que tornavam uma criança uma orquídea ou um dente-de-leão? As orquídeas nasceram assim, ou se tornaram orquídeas por meio da experiência inicial? É tudo genético, ou há algo mais que acontece no início da vida e empurra o desenvolvimento em direção ao fenótipo orquídea ou dente-de-leão? Essas poderosas diferenças, que parecem influenciar resultados importantes — de infecções a problemas de comportamento e de agressão à caridade e à compaixão —, são atribuíveis apenas aos genes, aos ambientes da primeira infância ou, de alguma forma, a ambos? Nossa primeira sugestão de resposta veio de uma fonte improvável: os primeiros momentos da vida pós-natal.

DESDE O COMEÇO

Uma das primeiras habilidades ensinadas a jovens pediatras e obstetras na fase de treinamento é como avaliar a condição fisiológica de um recém-nascido nos primeiros minutos após o nascimento. Nos meus tempos de pediatra novato, era uma das minhas tarefas favoritas e mais estimadas — ser a primeira alma viva a avaliar a condição de um ser humano novinho em folha, nunca antes visto, que chegava todo vermelho, berrando a plenos pulmões, e literalmente inexperiente a este mundo esplêndido e bagunçado. No final de uma passagem prolongada, perigosa e de mão única para a vida terrena, o momento do nascimento sempre me pareceu ser de uma importância quase sagrada. Além do papel do pediatra em testemunhar esse momento e na contagem dos dedos dos pés e das mãos, a avaliação pediátrica formal do bebê recém-nascido é feita usando-se o índice de APGAR, cujo nome homenageia sua inventora, a dra. Virginia Apgar, anestesista obstétrica da Universidade Columbia na década de 1950. O teste, aplicado duas vezes, no primeiro e no quinto minuto após o nascimento, atribui pontuação que varia de 0 a 10, a soma de um 0, 1 ou 2 pontos referente a cada uma das cinco áreas de funcionamento fisiológico pós-natal. Estas, por sua vez, convenientemente organizadas em um acrônimo ligeiramente forçado — APGAR — que significa:

A = Appearance (aparência), isto é, a cor rosa ou azul do corpo, mãos e pés;

P = Pulse rate (pulsação), isto é, a rapidez da frequência cardíaca;

G = Grimace (careta) (ou Irritabilidade reflexa), isto é, a prontidão da resposta de choro ou careta do bebê à sucção nasal ou oral, ou outra estimulação;

A = Activity (atividade), isto é, o grau e vigor da flexão muscular; e

R = Respiration [respiração], isto é, o nível do esforço respiratório do bebê, variando de nenhum a um choro robusto e vigoroso.

A pontuação total no índice de APGAR é uma indicação de que há ou não a necessidade de intervenção médica para asfixia — isto é, o efetivo nível de dificuldade do bebê ou a facilidade na troca de oxigênio e dióxido de carbono por meio da respiração e do choro (sim, é isto mesmo: recém-nascidos não choram simplesmente por causa de um primeiro e efusivo arroubo de emoção mundana, mas porque é uma maneira mais vigorosa de respirar). A maioria dos bebês recebe notas de APGAR que variam de 7 a 10, com pontos retirados apenas para um tom ligeiramente azulado nos lábios, mãos ou pés, menos que a flexão muscular totalmente vigorosa ou uma resposta um tanto lenta e preguiçosa à estimulação. Bebês com pontuações abaixo de 7 podem precisar de estimulação ou reanimação mais ativa e rápida, incluindo um bercinho aquecido ou uma aspiração das vias aéreas. Para pontuações menores que 4, podemos inserir um tubo endotraqueal para sustentar a respiração ou, mais raramente, até mesmo iniciar compressões cardíacas externas. Bebês prematuros, assim como aqueles com infecções congênitas ou malformações, podem ter pontuações de APGAR extremamente baixas, e estas são usadas para nortear a intensidade e o imediatismo da resposta médica requerida.

O que é especialmente interessante no índice de APGAR, entretanto, é o grau com que as coisas que o teste mede — frequência cardíaca, reflexos, circulação nas mãos e pés etc. — são controladas pelas respostas do sistema nervoso autônomo de luta ou fuga envolvido em lidar com situações de estresse. Cada uma das subpontuações do índice de APGAR (as diferentes medidas representadas por suas letras acronômicas) é, em um grau ou outro, um indicador da adaptação do corpo aos consideráveis estressores físicos (e possivelmente emocionais) de nascer, e pontuações baixas são um reflexo de respostas de luta ou fuga insuficientemente adaptativas. Afinal, o nascimento é uma experiência extrema e sem precedentes para um feto, e muitas vezes as experiências extremas são as que mais nos dizem, não apenas a respeito de quem somos, mas sobre quem somos como extensões de nossa biologia individual.

A vida pós-natal começa, talvez de modo apropriado, com um trânsito de enorme importância, às vezes perigoso: através da extrema compressão e distorção que permite que um recém-nascido de 3,1 ou 3,6 quilos seja espremido através de um estreito canal de parto, anatomicamente restrito, para irromper, desenfreado e indignado, em um mundo frio, barulhento e iluminado com luzes ofuscantes (e a um grande custo em termos de dor e esforço para a mãe do recém-nascido, poderíamos acrescentar, com justiça). Embora nenhum de nós consiga lembrar-se nem sequer de um único momento de nosso próprio processo de nascimento, deve ser, de modo irônico, um evento intensamente memorável, quando somos impelidos, prontos ou não, para dentro do que William James chamou de "exuberante e vibrante confusão" da vida corpórea.

Todo esse processo de urgente adaptação fisiológica a um estressor imprevisto, desconhecido e desconfortável — a vida fora do útero — parece ser muito semelhante a um procedimento com o qual estamos familiarizados: os testes de reatividade ao estresse realizados em um laboratório de pesquisa, por meio dos quais são evocadas e medidas as respostas biológicas de uma criança a desafios físicos e emocionais. O nascimento, na verdade, é o primeiro teste de reatividade ao estresse no limiar da vida pós-natal.

Uma vez que todos nós começamos a vida sendo arremessados, aos berros, para dentro de um épico experimento de reatividade ao estresse, não seria o caso de nos perguntarmos se a pontuação no índice de APGAR poderia nos dizer mais do que apenas se precisamos ter nossa boca aspirada ou nosso corpo seco e aquecido? Se as pontuações mais baixas realmente refletissem respostas de luta ou fuga menos adaptativas, menos compensatórias, não poderiam estar nos dizendo mais do que a asfixia no nascimento, mas talvez também sobre a propensão de longo prazo de um bebê a respostas mal adaptativas aos onipresentes estresses da vida? E se isso fosse verdade, então talvez a pontuação APGAR em toda a faixa de 0 a 10 pontos seria capaz de prever mais do que apenas desconforto neonatal? Talvez pudesse até mesmo prever resultados muito mais globais e distantes em termos de desenvolvimento. Poderiam os nossos primeiros momentos extrauterinos pressagiar algo importante sobre toda a nossa vida ainda por vir?

Era exatamente isso o que descobríramos agora. Um cuidadoso trabalho epidemiológico realizado por um de meus alunos de doutorado e um ex-colega de pós-doutorado constatou que, em quase 34 mil crianças de Manitoba, Canadá, índices de APGAR de cinco minutos, em toda a faixa de 0 a 10 pontos, eram fatores preditivos de vulnerabilidade desenvolvimental aos cinco anos de idade para uma gama de dimensões de desenvolvimento, de acordo com relatos de professores.[3] Por exemplo, os professores de crianças com pontuação 7 no índice (refletindo talvez alguma coloração azulada nas mãos e lábios no nascimento e um choro um pouco menos vigoroso) identificaram mais áreas de vulnerabilidade desenvolvimental do que para crianças com índice de APGAR 9 ou 10. Da mesma forma, crianças do jardim de infância com índice 6 — resultado de asfixia leve no nascimento que causou lábios e mãos azuis, choro fraco e ritmo cardíaco mais lento — tiveram menos vulnerabilidade desenvolvimental do que seus pares com índices 3 ou 4. E, fato importante, os professores responsáveis pelas informações sobre o desenvolvimento de seus alunos não tinham conhecimento prévio das pontuações de APGAR atribuídas cinco anos antes, no nascimento. As vulnerabilidades relatadas pelos professores podiam ser, por exemplo, a competência ligeiramente inferior de uma criança quanto a obedecer a regras ou seguir instruções; uma incapacidade de ficar parado e se concentrar; uma relativa falta de interesse por livros e leitura; ou a incapacidade de segurar e usar corretamente um lápis. A cada degrau mais baixo no índice, os domínios físicos, social, emocional, de linguagem e comunicação do desenvolvimento eram significativamente mais prejudicados cinco anos depois, no primeiro ano de escola. Como esperado, os bebês prematuros e com baixo peso ao nascer também apresentaram menores pontuações de APGAR, mas, mesmo após o ajuste estatístico para essas variáveis, a mesma associação com os desfechos de desenvolvimento se manteve. Os bebês que vinham ao mundo com maior instabilidade de luta ou fuga e menor capacidade de recuperação fisiológica eram mais vulneráveis em termos de desenvolvimento.[4]

Então o que isso quer dizer? Costumávamos pensar que qualquer traço ou característica presente no nascimento era "congênito" e, portanto, determinado nos genes, ou era de alguma forma fadado pelas estrelas. As peças de William Shakespeare e seu equivalente espanhol Pedro Calderón de la Barca refletiam esse tipo de crença do século XVII, em versos que invocavam uma indelével e implacável torrente de destino nas vidas humanas individuais:

> *O que o destino impõe, cabe ao homem suportar;*
> *resistir aos ventos e marés de pouco vale tentar.*
> William Shakespeare, *Henrique V*

> *Mas a inclemência do Fado não se rompe por força humana,*
> *nem por humano ardil.*
> Pedro Calderón de la Barca, *A vida é sonho*

ESCRITO NAS ESTRELAS OU NOS GENES?

Uma versão científica e mais contemporânea da mesma visão prescritiva é o *determinismo genético*, segundo o qual todas as nossas diferenças, em características físicas, capacidades, vulnerabilidades e potenciais, estão firmemente situadas no momento de nossa concepção no DNA mesclado que herdamos de nossas mães e pais. É, em muitos aspectos, uma noção antiga, na qual destinos e temperamentos individuais são definidos por algum amálgama interno de sangue, bile amarela, bile negra e fleuma, ou pela mistura proporcional dos elementos clássicos da terra, da água, do ar e do fogo. Pode-se pensar nessa visão do comportamento humano como o lado da "natureza" do debate clássico sobre a natureza versus criação — isto é, se viemos ao mundo já formados como pessoas, ou se o mundo em que vivemos é que determina quem nós somos e nos tornamos.[5]

A versão mais recente desse mesmo debate determinista foi gerada pelo advento e conclusão do Projeto Genoma Humano — o definitivo enfoque da "natureza" —, do qual acabariam por emergir, segundo a inequívoca promessa que nos fizeram, os "genes do" autismo, esquizofrenia, doenças cardíacas e câncer. Nenhum desses genes unitários foi elucidado, e agora está claro que o papel dos genes em quem nos tornamos como criaturas individuais não é uma rota tão exata e direta dos genes para o comportamento, do DNA para o fenótipo. É muito mais complexo, mais elegante e mais probabilístico do que as mentes modernas antes imaginavam. De fato, os cientistas são constantemente lembrados, se forem honestos consigo mesmos, de que até mesmo nossas hipóteses mais vaidosas, valorizadas e cuidadosamente articuladas empalidecem diante das verdadeiras e requintadas complexidades do mundo natural.

O velho ditado pediátrico, no entanto, é que todos os futuros pais são deterministas ambientais (tudo vem da "criação"), até que realmente tenham o bebê nas mãos — momento em que todos eles se convertem em deterministas genéticos plenamente comprometidos (tudo vem da "natureza"). Aqui está o que quero dizer. Antes de termos filhos, todos somos propensos a ver o mau comportamento das crianças ao nosso redor como produtos de pais falhos. O que dizer daquele menino tendo um chilique na mesa ao lado em um restaurante, jogando um balde de água fria na nossa refeição? Obviamente é culpa dos pais, que não sabem controlá-lo — a criação deles não fez o que precisava fazer. No entanto, a perspectiva daqueles de nós que se tornam pais tende a mudar quando temos um filho e o nosso rebento é um delinquente-em-treinamento fazendo pirraça na mesa do restaurante ou na poltrona do avião. Esquecemos nossos pensamentos críticos anteriores acerca dos outros e esperamos que as pessoas ao nosso redor entendam que fizemos o melhor possível, tentamos ao máximo criar uma criança que não fizesse birra e não causasse problemas. Essa criança simplesmente veio ao mundo com o temperamento legado por seus genes e, portanto, nossa destreza como pais não tem nada a ver com isso. É muito mais fácil e reconfortante atribuir um comportamento turbulento ou problemático aos genes, pelos quais os pais têm apenas responsabilidade passiva, do que a suas habilidades e capacidades parentais, pelas quais eles são responsáveis de modo muito mais ativo e direto.

Mas assim como em épocas recentes o determinismo genético exerceu enorme influência e prevaleceu na mente do público, também houve períodos em que o *determinismo ambiental* foi endossado de maneira poderosa e sem reservas. Quando eu era um jovem pediatra na residência, embebido na sopa científica dos anos 1970, os fatores ambientais eram considerados muito mais preponderantes e influentes em termos de causalidade do que os genes, em especial no que dizia respeito aos distúrbios da saúde mental e do desenvolvimento. Lembro-me de uma psiquiatra idosa e hipócrita que, em tom enfático e enfadonho, entoava a teoria de que "mães frias e distantes" eram as principais origens do autismo e da esquizofrenia e que, de forma muito mais ampla, o ambiente familiar era a provável raiz unilateral de todos os pensamentos e comportamentos desarranjados entre as crianças. Consertar a família resolveria o distúrbio, e qualquer atribuição de enfermidade psiquiátrica a genes, ou mesmo à "biologia", teria constituído "culpar a vítima", uma prática irremediavelmente inaceitável entre os sapientíssimos médicos daquela época.

Ora, teria sido um indicador de comprovada indignidade se a chamada hipótese da mãe-geladeira (mães frias causam autismo) estivesse simplesmente errada. Mas consistiu em outro patamar de vergonha o fato de que, sob o jugo dessa teoria, uma geração inteira de mães (e, até certo ponto, mães e pais) de crianças autistas ou com outros problemas criou os filhos acreditando que de alguma forma os próprios pais eram o principal motivo para o que muitas vezes significava uma mazela trágica e duradoura.

Embora o mundo da pediatria esteja atravancado em toda parte com histórias de pais que prejudicaram ou negligenciaram seus filhos, a feliz realidade é que a esmagadora maioria de pais tem grande estima pelos filhos, protege e encoraja sua prole, sem pensar nos custos materiais ou emocionais que isso acarreta para eles próprios. Lembro-me de um pedido, agora muito longínquo, para avaliar o comportamento de um menino de quatro anos que era o primogênito de pais médicos. Assim que entrei na sala de consulta, vi os pais, ambos jovens, com trinta e poucos anos, ele segurando no colo uma menina de dez meses, ela lutando, quase chorando, para conter um menino que se contorcia e se debatia e mal notou minha presença. Uma mortalha inequívoca cobria a sala.

O menino (vamos chamá-lo de Devon) tinha sido um recém-nascido robusto e saudável, levado para casa com a esperançosa expectativa que os pais geralmente sentem quando embarcam pela primeira vez em uma das maiores e mais desafiadoras aventuras pessoais da vida. A mãe de Devon amamentou-o nos primeiros seis meses, mas foi forçada a desmamá-lo e abandoná-lo a uma mamadeira quando sua licença-maternidade expirou e ela retornou a um árduo programa de treinamento cirúrgico. Ele era um bebê "tranquilo", sorrindo e interagindo com seis semanas de idade, rolando sozinho aos quatro meses, nem um pouco exigente com relação à atenção de qualquer pessoa, e iniciando a vocalização de palavras isoladas por volta de um ano de idade.

Logo após o primeiro aniversário de Devon, no entanto, o pai e a mãe do bebê começaram a ter as primeiras preocupações com seu desenvolvimento, de início moderadas, mas depois cada vez maiores. O uso que o menino fazia das palavras havia visivelmente diminuído, em vez de acelerar, como se esperava no segundo ano de vida; ele raramente apontava para brinquedos ou objetos de interesse, como seus pais tinham visto outras crianças da mesma idade fazer com os pais. Eles se viram lutando para estabelecer uma conexão com Devon, que parecia indiferente aos seus esforços para fazer contato visual ou conversar com ele ou brincar interativamente em jogos como esconder e achar. Devon parecia estar se distanciando em um alheamento de pensamentos privados e tumulto interno, não revelado à luz da linguagem.

Quando Devon completou dois anos, seus pais estavam totalmente convencidos de que havia algo errado. Às vezes se perguntavam se o menino era surdo, já que tinha começado a ignorar os chamados em voz alta de seu nome, mas a audiometria não revelou déficits na acuidade auditiva. Ele também começou a fazer movimentos repetitivos, batendo os braços ou se mexendo descontroladamente para cima e para baixo nas pontas dos pés. A essa altura, todas as suas falas haviam desaparecido, substituídas por gritos estridentes e estereotipados quando se sentia desconfortável ou frustrado.

Seu médico, bem-intencionado e instruído na ideologia do autismo da época, começou a investigar o caráter da ligação de Devon à mãe, o nível de presença dela durante o primeiro ano de vida dele, o sentimento de arrependimento ao ter que voltar ao trabalho. A mensagem era indiscutível: o médico estava procurando evidências de uma conexão gélida e distante entre mãe e filho. Mas o transtorno de Devon em si não poderia resultar em interações difíceis entre pais e filho? A consulta se dissolveu em um mar de lágrimas, por cima do qual o pai de Devon disparou uma saraivada de raiva e indignação contra o assustado e nervoso médico.

Mais tarde, tornou-se meu trabalho confirmar um diagnóstico de autismo, absorver e constatar a tristeza e o desalento que a revelação da notícia desencadeava, desfazer a infundada e injusta implicação de que realmente conhecemos a causa do distúrbio e ajudar a família no sentido da aceitação e da intervenção por seu filho. Por mais inocente que tenha sido o determinismo ambiental, ele era errado e prejudicial, um esclarecedor lembrete de como as teorias sobre as origens de doenças raramente são isentas de valor ou de consequências. Não era uma questão de tentar entender Devon como uma orquídea ou dente-de-leão. Era uma questão de como todas as crianças, e futuros adultos, tornam-se quem são, se no fim ficava evidente que elas são semelhantes a orquídeas ou semelhantes a dentes-de-leão. A resposta, com efeito, seria encontrada no espaço *entre* a criação e a natureza.

OU ISSO/OU AQUILO OU TANTO/COMO

O filósofo Søren Kierkegaard, "o Grande Dinamarquês", escreveu seu primeiro livro publicado, *Ou isso ou aquilo* [*Enten – Eller*], como um discurso sobre a tensão entre concepções estéticas e éticas da vida, à medida que os indivíduos crescem e amadurecem. Ele argumentou que o desenvolvimento ocorre inicialmente dentro de um tipo de consciência hedonista e subjetiva — isto é, a mente de uma criança, com todo o seu egoísmo natural, está altamente sintonizada com as necessidades imediatas e com a satisfação de desejos. Mas Kierkegaard acreditava que, mais cedo ou mais tarde, esse modo de ser toma um rumo mais ético, de responsabilidade moral e dever — em direção à mente de um adulto consciente, capaz de suprimir desejos mais básicos e prioridades egoístas a fim de alcançar uma visão mais global e conscienciosa. E é apenas a fé religiosa, afirmou Kierkegaard, que é capaz de nos resgatar desses dois modos de ser conflitivos e incongruentes.[6] A questão aqui é que, para entender completamente a condição humana, precisamos prescindir da tendência que os humanos têm de perceber — e simplificar — as forças que nos formam como dicotomias de nítidos contornos. Essas visões binárias e supersimplistas, na verdade, correm na contramão das complexidades muitas vezes profundas de nosso verdadeiro caráter.

De certa forma, o que as modernas ciências da saúde e do desenvolvimento enfrentaram de forma parecida em décadas recentes é uma espécie de divisão kierkegaardiana — um "ou isso/ou aquilo", uma coisa ou outra —, exortando comprometimentos irreconciliáveis com uma visão genética ou ambientalmente determinista das origens da doença e do distúrbio. Enquanto o enfoque ambiental exigia um devotamento a causas *externas*, localizadas nos contextos sociais e físicos em que os humanos vivem (como o ambiente parental no autismo), a perspectiva genética afirmou, de forma oposta, que as causas *internas* são preponderantes, com genomas direcionando fenótipos e vidas individuais. Até certo ponto, cada posição adotou um insistente emudecimento da outra, e o determinismo genético e o ambiental surgiram como duas respostas contraditórias e discordantes às mesmas questões fundamentais: "Onde está a origem da enfermidade e das dificuldades humanas?" e "Por que algumas pessoas adoecem e outras não?". E, inversamente: "Onde estão as origens do bem-estar e da realização humanos?" e "Por que algumas pessoas são tão saudáveis e satisfeitas, ao passo que outras não são?".

Uma tentativa inicial de conciliar esses dois pontos de vista rigidamente deterministas, de ou isso ou aquilo, uma coisa ou outra, veio do campo da *genética do comportamento* e de uma inteligente análise de estudos envolvendo gêmeos humanos. A genética comportamental observou de forma convincente que, se o determinismo genético fosse verdadeiro, então, quando um gêmeo monozigótico (de um par de gêmeos idênticos formado quando um único óvulo fertilizado — o zigoto — se divide em dois embriões separados, mas idênticos) desenvolvesse esquizofrenia, o outro também deveria desenvolver o transtorno mental. Se a variação genética fosse a única chave para a causa da doença, então dois indivíduos com genomas idênticos deveriam sempre ter a mesma enfermidade. Mas a maioria de nós conhece algum par de gêmeos idênticos com personalidade e estilos comportamentais substancialmente diferentes, e que podem até ter problemas de saúde mental ou física distintos, apesar de compartilharem DNA idêntico em todas as células do corpo. Em contraste com gêmeos monozigóticos, quando um gêmeo dizigótico (de um par de gêmeos fraternos, concebidos a partir de dois óvulos fertilizados separadamente) desenvolve esquizofrenia ou qualquer outro distúrbio, o índice de concordância entre os gêmeos (isto é, com que frequência o outro gêmeo também é afetado, se um deles tiver o distúrbio) deveria ser igual ao daquele entre irmãos que não são gêmeos. Por outro lado, se o ambiente fosse a história toda, então seria de esperar que todas as crianças de um contexto de "família esquizofrênica" desenvolvessem esquizofrenia.

Em vez disso, a concordância na esquizofrenia entre gêmeos monozigóticos é de apenas 50%, e não 100%. Isso significa que *tanto* os genes *quanto* os ambientes desempenham, ambos, um papel, em proporções aproximadamente iguais. Da mesma forma, a concordância entre gêmeos para o autismo também é de cerca de 50%, mais uma vez sugerindo que tanto fatores genéticos quanto ambientais estão em ação. Assim, a genética do comportamento empenhou-se em entender melhor as variações de comportamento e transtornos mentais usando estudos de gêmeos para distribuir as causas em partes iguais entre fontes genéticas e ambientais. Com essa informação em mãos, então poderíamos falar sobre o grau de "hereditariedade" na esquizofrenia, diabetes ou obesidade, implicando uma divisão limpa entre os componentes genéticos e ambientais de suas causas.

Contudo, mesmo a genética comportamental estava empregando uma suposição fundamentalmente equivocada: a de que as causas das doenças são *ou* genéticas *ou* ambientais (à la Kierkegaard) *ou* alguma combinação separável de ambas (duas partes de genes e uma parte de ambiente, como dois copos de água e um copo de óleo). Tudo era apenas uma outra resposta, ligeiramente mais sofisticada, à pergunta: "O que é mais importante, natureza ou criação, genes ou ambientes?". Para acrescentar nuances a essa dicotomia excessivamente simplista, o neuropsicólogo canadense Donald Hebb, quando indagado sobre se quem contribui mais para a personalidade humana é a natureza ou a criação, respondeu: "O que mais contribui para a área de um retângulo, seu comprimento ou sua largura?". O que de fato sabemos agora é que quase nunca se trata de uma questão de ou isso/ou aquilo, mas sim de tanto/quanto, e uma das questões científicas mais instigantes do nosso tempo é: como os genes e os ambientes cooperam na preservação da saúde e nas origens da doença?

Assim, em uma enorme e transformadora mudança na maneira como os cientistas pensam sobre essas origens — da saúde humana e das aflições humanas — começamos agora a entender que nem genes nem ambientes, isoladamente ou mesmo em combinação aditiva simples, são capazes de explicar a grande complexidade envolvida nas causas da doença. Em vez disso, agora acreditamos que é quase sempre uma *interação entre genes e ambientes*. Essa interação é o que faz com que nós sejamos *nós*, para melhor ou para pior, e pode lançar uma doença para sua primeira atracação dentro de um corpo vivo.

Para quase todo temperamento ou compleição humanos, e para todo transtorno de saúde mental ou física, é alguma intrincada interação entre causas internas e externas que lhe permite criar raízes, florescer e avançar. E, em última instância, a chave para compreender as diferenças humanas e mitigar e evitar as morbidades humanas envolverá um conhecimento mais profundo e mais aguçado acerca de como as diferenças genéticas e a variação ambiental trabalham *juntas* para mudar os processos biológicos. Sejam de natureza inflamatória, metabólica, infecciosa ou cancerosa, em sua maioria as doenças humanas parecem estar arraigadas em alguma combinação potencialmente interativa de causas genéticas e ambientais. E, seja a pessoa introvertida ou extrovertida, animada ou fleumática, orquídea ou dente-de-leão, a maior parte das características e inclinações humanas também se baseia igualmente na interação de genes e contextos. É esse enfoque científico mais complexo para tentar "decifrar" a natureza humana e o bem-estar que nos aproxima da compreensão do que faz orquídeas e dentes-de-leão florirem ou murcharem — ou se moverem entre esses dois estados ao longo de uma vida desafiadora e inconstante.

AS ORIGENS DE UMA ORQUÍDEA, AS SEMENTES DE UM DENTE-DE-LEÃO

As crianças orquídeas, supersensíveis tanto a ambientes socioemocionais positivos quanto negativos, podem nascer com predisposições *geneticamente direcionadas* à suscetibilidade diferencial, mas, dado o que se sabe hoje, provavelmente há *forças ambientais* precoces que também moldam o florescimento pleno de uma orquídea recém-formada. De fato, tanto as crianças orquídeas quanto as dentes-de-leão são, com toda a probabilidade, produtos de interações adaptativas precoces entre influências genéticas e ambientais. Ambos os genes e ambientes sociais (como a família) são quase certamente influentes para esses dois fenótipos de crianças, mas é provável que *a interação* entre genes e ambientes determine em que ponto as crianças em meus estudos foram parar nos gráficos que criamos para mapear seus comportamentos e saúde.

Mas o que significa realmente esse crucial conceito de "interação" entre gene e ambiente? Uma interação é uma sinergia, em que dois ou mais componentes (nesse caso, genes e ambientes, sua biologia e suas experiências) convergem para ter algum efeito combinado. É onde um mais um não é igual a dois, mas sim três ou quatro; onde o produto é mais do que a totalidade de suas partes; e onde se diz que as propriedades de uma combinação nova são "emergentes", materializando-se como resultado de uma fusão de efeitos combinados.

Água, farinha e fermento, quando misturados e assados no forno, tornam-se pão, um tipo completamente novo de substância, adequada para comer de uma maneira que nenhum de seus componentes, se isolados, é comestível (se você duvida disso, experimente um bocado da farinha quente). Em genética, usamos o termo *epistasia* para descrever circunstâncias em que o efeito de um gene é interativamente dependente de um efeito concomitante de outro. Na medicina, as interações medicamentosas são os efeitos negativos ou positivos de se tomarem dois medicamentos juntos — efeitos que não resultam de se tomar apenas um deles. Na maioria das vezes, em cada um desses significados de interação, os efetivos processos ou mecanismos físicos pelos quais a interação realmente ocorre são esclarecedoramente reveladores ou conhecidos apenas em parte. D.H. Lawrence tentou descrever essa natureza muitas vezes misteriosa da interação em seu poema curto "A terceira coisa":

A água é H_2O, duas partes de hidrogênio, de oxigênio uma,
mas há também uma terceira coisa, que a faz água
e ninguém sabe o que é.
O átomo atrela energias
mas é uma terceira coisa presente que o faz um átomo.

Assim são as interações gene-ambiente. Temos evidências de efeitos importantes da variação genética — isto é, diferenças nas sequências de DNA —, na vulnerabilidade de um indivíduo a uma doença específica, nas suas chances de uma vida longa e saudável e nas diferenças de suscetibilidade e sensibilidade às experiências no âmbito de contextos sociais. Quase sempre, esses efeitos genéticos se devem a diferenças em múltiplos genes (às vezes em dezenas ou centenas de genes que, juntos, definem "risco poligênico" — risco que é inerente a muitos genes), em vez do impacto de uma única mutação ou variante dentro de um único gene. Também temos evidências de fatores de risco socioambientais em vários transtornos mentais e biomédicos — pobreza, maus-tratos infantis, exposição à violência e outras experiências adversas ou constelações de tais experiências. Mas parece muito provável que os efeitos mais potentes de todos sobre a saúde e o desenvolvimento sejam aqueles que envolvem *interações entre biologia e contexto*, entre causas biológicas, como grupos de genes, e acúmulos de exposições ambientais. Para entender melhor isso, vamos refletir sobre a saúde bucal das crianças.

A DEPRAVAÇÃO DE UMA CÁRIE

A cárie dentária, a destruição pela corrosão progressiva da camada de esmalte duro do dente, é a doença crônica mais comum da infância, afetando de 60% a 90% das crianças em todo o mundo e influenciando o status de saúde do adulto a longo prazo, pelo menos em parte por causa da produção de inflamação. Há também grandes disparidades raciais e socioeconômicas na saúde bucal e na cárie — crianças pobres, de grupos minoritários, têm incidência muito maior de doenças dentárias. De acordo com a sabedoria convencional das comunidades odontológica e pediátrica, as crianças pobres têm mais cáries porque os pais não lhes ensinam, não esperam ou aplicam boas práticas de higiene dental, como a escovação e o uso do fio dental. A essa altura você não ficará surpreso ao saber que, na verdade, não é tão simples assim.

A fim de obter uma compreensão mais profunda e possivelmente mais verídica de como as cáries surgem e por que são mais comuns em crianças de comunidades carentes, fizemos uma solicitação um tanto estranha de que as crianças de seis anos de idade do nosso estudo junto às escolas públicas de Berkeley nos enviassem seus dentes de leite assim que eles caíssem durante o primeiro ano do ensino fundamental. Também fizemos perguntas sobre estressores familiares e coletamos amostras da saliva infantil para medir o hormônio do estresse cortisol, porque o cortisol pode deteriorar a integridade estrutural dos tecidos calcificados, como ossos e dentes. De forma nem um pouco surpreendente, chamamos a investigação de nosso "Projeto Fada dos Dentes", e nos propusemos a pagar a cada criança dez dólares por dente que nos fosse trazido em um intervalo de tempo de 24 horas após sua expulsão da boca. Essa recompensa estava bem acima do valor de mercado das fadas do dente na época, e resultou em uma substancial motivação para a remoção e transporte de dentes decíduos. Quando os dentes chegavam ao nosso laboratório, eram colocados em uma solução de preservação e transportados para a Faculdade de Odontologia da Universidade de San Francisco (UCSF), e o aluno do primeiro ano responsável por trazê-lo recebia uma nota de dez dólares novinha em folha. Provavelmente sob a influência dessas pressões do mercado, recebemos uma verdadeira safra de dentes, e um dente enviado por uma criança foi encaminhado a nós pela universidade com um bilhetinho em que se lia: "Este dente é de cachorro...". Não tenho certeza de como a criança conseguiu o dente, e não tenho certeza se quero saber, mas, em algum lugar de Berkeley, há um cachorro com uma "janelinha" no sorriso.

De volta à ciência. Além de coletar dentes de leite soltos, também realizamos um exame odontológico abrangente em cada criança e usamos cotonetes para recolher amostras dos lados da bochecha e da gengiva para procurar a presença e o número de bactérias cariogênicas acumuladas na boca da criança. Essas são as bactérias orais, muitas vezes adquiridas da mãe durante o primeiro ano de vida da criança, que levam à cárie dentária. Nos dentes de leite, medimos, com a ajuda de nossos colegas da Faculdade de Odontologia da UCSF, a dureza e a espessura das várias camadas do dente, recorrendo ao mesmo escaneamento por tomografia computadorizada (TC) que é usado para visualizar o interior da cabeça, a barriga ou a articulação do joelho de um paciente. Em consonância com as interações biologia-ambiente destacadas anteriormente, o que descobrimos foi que nem o número de bactérias cariogênicas nem os estressores socioeconômicos na família da criança previam, isolados, a aquisição de cárie dentária. Em vez disso, o nível de estresse econômico da família previa o nível de cortisol na saliva da criança, que por sua vez previa a densidade e a espessura protetora da camada de esmalte no dente de leite da criança.

Isso não é diferente da osteoporose (enfraquecimento ósseo) que ocorre em pacientes com doença de Cushing, que têm níveis cronicamente elevados de cortisol no sangue. A secreção excessiva de cortisol em ambas as condições — no estresse crônico e na doença de Cushing — resulta em uma dissolução de tecidos calcificados, a exemplo de dentes ou ossos. Assim, o esmalte dental enfraquecido encontrado em crianças com elevações nos níveis de cortisol salivar, relacionadas ao estresse, interage com as contagens de bactérias cariogênicas para prever quem teve cárie e quem não teve. A culpada não foi somente a erosão do esmalte infantil relacionada ao estresse, tampouco apenas a proliferação de bactérias orais. Pelo contrário, foi a combinação interativa: tanto o estresse quanto as bactérias foram causas necessárias, mas não suficientes, no processo de deterioração e da saúde bucal.

Não faz uma espécie de sentido lógico perfeito que a nossa saúde e a nossa sobrevivência seriam abaladas não de forma simples e unilateral pela presença de uma vulnerabilidade interna (por exemplo, esmalte de dentes fino), tampouco por um encontro com alguma ameaça externa (por exemplo, bactérias orais)? Não é evidentemente plausível que a gênese de uma doença envolva uma coincidência infeliz e muito menos frequente — uma sinergia, interação ou confluência — entre causas internas e externas? Se alguém acredita na sabedoria de um criador divino, na infalibilidade da seleção natural evolucionista, ou em ambas, há algo de reconfortantemente complexo — como um sistema de freios e contrapesos — no modo como a doença e a suscetibilidade devem estar enraizadas nos riscos internos e externos.

Sabemos que os bebês humanos, mesmo antes do nascimento, entram em uma sintonia extraordinariamente fina com as características dinâmicas de seus ambientes, primeiro no útero e depois nos ninhos com que seus pais os rodeiam. O cérebro do feto humano e do recém-nascido é um maravilhoso "buraco negro" de desenvolvimento de capacidade sensorial, dentro do qual é inserido um enorme repositório de informações a respeito do mundo que o bebê vai conhecer e os desafios que ele ou ela vai enfrentar. Entre a quinta e a vigésima quinta semana de gestação, novos neurônios do cérebro são gerados a partir de células-tronco neurais a uma velocidade que chega a 250 mil neurônios por minuto, e um pouco mais tarde tem início um período de extravagante superprodução de sinapses — os pontos de conexão entre os neurônios — a taxas de 40 mil novas conexões por segundo. O crescimento desse vasto circuito acaba produzindo um cérebro humano completamente desenvolvido de mais de 100 trilhões de sinapses, 86 bilhões de neurônios e 85 bilhões de células não neuronais que, juntas, constituem o objeto físico mais complexo do universo conhecido.

Como resultado desse descomunal crescimento cerebral e desenvolvimento neural, um bebê demonstra uma capacidade imediata de reconhecer e preferir rostos humanos e padrões visuais semelhantes a faces. O recém-nascido também é capaz de identificar o rosto da mãe no segundo dia de vida, consegue reconhecer a mãe pelo cheiro do leite materno, imitar as expressões faciais e os comportamentos dos pais e distinguir imediatamente, pela audição e pela observação, a própria língua nativa, que ele vinha monitorando continuamente durante a vida intrauterina. Ainda mais extraordinária é a capacidade inconsciente dos bebês de avaliar os níveis de exposição das mães à adversidade (por meio da detecção dos níveis placentários de hormônios do estresse), calcular a disponibilidade ambiental de alimentos nutritivos (através da transferência placentária de calorias e da dieta do bebê na primeira infância) e detectar o tabagismo dos pais (por meio de mudanças na oferta de oxigênio no útero).

Fetos humanos sabem muita coisa sobre o ambiente previsto fora do útero, e reagem a ele, mesmo antes que a consciência seja capaz de registrá-lo!

Devido a esse vasto arsenal de informações ambientais precoces, o feto e o recém-nascido inconscientemente fazem adaptações condicionais a serviço da "programação da primeira infância". A ideia aqui é que, em vez de esperar para se ajustar às condições de vida que uma criança pequena acabará tendo de enfrentar, os ajustes biológicos para essas condições começam muito cedo e sem plena consciência, assim que o cérebro fetal ou recém-nascido começa a detectar importantes desafios adaptativos. É uma forma de minimizar o risco, precaver-se e resguardar-se. Essa programação inicial aumenta a probabilidade de sobrevivência a curto prazo, pelo menos até que a capacidade de reprodução seja ativada na puberdade, mas também pode ter o lado negativo de maiores riscos de doenças crônicas em adultos, como doença cardíaca coronariana, obesidade, diabetes e transtornos mentais. É uma estratégia evolutiva de troca da sobrevivência a curto prazo por longevidade diminuída e menos vigorosa a longo prazo. Funciona para assegurar a propagação de genes, mas não para preservar as chances de uma vida longa e saudável.

Pensamos que as suscetibilidades diferenciais ao ambiente — e, portanto, às crianças orquídeas e dentes-de-leão — surgem dessa maneira. Conforme foi delineado no capítulo 3, há certos tipos de contextos sociais e físicos precoces em que importantes benefícios para garantir sobrevivência e desen-volvimento exuberante podem surgir como consequência para crianças com sensibilidades especiais e aprimoradas para esses ambientes. As crianças que são criadas em ambientes de ameaça e predação contínuas, por exemplo, lo-gicamente podem ser protegidas pela vigilância e atenção com olhos de águia a essas sensibilidades de orquídeas. E nos ambientes antigos, milênios atrás, a presença de alguns desses indivíduos orquídeas em um grupo de hominídeos poderia até ter funcionado como proteção do *grupo*, quando ocorriam ata-ques de animais e outros bandos. Por outro lado, ser uma orquídea também poderia trazer grandes benefícios para aqueles que viviam no outro extremo — isto é, ambientes de excepcionais segurança, proteção e abundância. Aqui, a propensão de crianças orquídeas a serem abertas e porosas a eventos e ex-posições ambientais amealharia vantagens ainda maiores entre esse subgrupo com fenótipos orquídeas. A maioria das crianças vicejaria em tais ambientes, mas as orquídeas se desenvolveriam com êxito espetacular.

Fora dessas condições de criação mais extremas, ser um dente-de-leão certamente deve render as maiores recompensas e cobrar o menor e menos oneroso preço. Os dentes-de-leão são aquelas pessoas que parecem impermeáveis a praticamente todos os mais virulentos insultos e ameaças. Nos altos e baixos típicos das sociedades humanas, esses são os indivíduos considerados resilientes, resistentes e bem-dispostos diante da adversidade.

Portanto, a evolução deveria tender ao favorecimento da proliferação de fenótipos orquídeas nos extremos das condições ambientais, enquanto os fenótipos dentes-de-leão deveriam predominar no âmbito da ampla gama média de desafios humanos. De fato, há pelo menos evidências preliminares de que os dentes-de-leão são representados de maneira desproporcional em contextos onde não predominam nem as ameaças nem a boa sorte favorável.

"MARCAS" EM NOSSOS GENES

A minha vida na ciência e a minha própria pauta de prioridades pessoais de pesquisa foram mudadas para sempre por uma longa e formativa temporada nas florestas geladas e verdejantes do Canadá, ricas não apenas em suas vastas extensões de terra intocada e insondáveis mares sem fundo, mas em uma espécie de intelecto liberto, onde as ideias brotam como matas tropicais. Fui levado para a Universidade da Colúmbia Britânica (UCB) pelos meus inesquecíveis colegas Clyde Hertzman, que tristemente já partiu deste mundo natural que ele tanto amava, e por Ron Barr, um pediatra do desenvolvimento cujo conhecimento e criatividade têm sido um exemplo de vida pediátrica no mundo acadêmico. Para sempre me lembrarei de uma tarde invernal e tempestuosa, observando uma agourenta tormenta negra que se formava na baía Inglesa de Vancouver, quando Clyde especulou em voz alta se haveria circunstâncias concebíveis sob as quais eu poderia ser persuadido a ir embora de Berkeley, seduzido a me embrenhar naquele ermo verde-escuro e branco da Colúmbia. Dois anos e uma aparente vida inteira de discernimento e planejamento mais tarde, Jill e eu chegamos, contrariando todas as expectativas, à província da Colúmbia Britânica, onde teve início uma temporada de sete anos de aventura, tanto científica como pessoal. No Canadá tive a verdadeira e providencial boa sorte de conhecer Mike Kobor e Marla Sokolowski.

Mike é um geneticista de origem europeia com especialização em Berkeley, que competiu pela Alemanha no Campeonato Mundial de Remo de 1992, estudou genética na Universidade de Toronto, teve uma bolsa de pós-doutorado na Universidade da Califórnia e aceitou seu primeiro emprego como docente na UCB pouco antes da minha chegada a Vancouver, em 2006. Como titular de uma cobiçada Cátedra de Pesquisa do Canadá, Mike leciona e estuda a biologia molecular do genoma da levedura. Geneticista renomada, Marla é uma destacada professora da Universidade de Toronto e filha de um sobrevivente do Holocausto no Leste Europeu. Ela descobriu o gene de forrageamento (conhecido por *for*) em moscas-das-frutas, e é responsável pelo trabalho que estabeleceu dois dos principais fenótipos comportamentais em moscas (e outras espécies) — os "*rovers*" (errantes ou ambulantes, mais móveis) e os "*sitters*" (sedentários ou pouco ativos) —, que são determinados pelas diferenças na sequência de DNA do gene de forrageamento. Sim, mesmo os minúsculos fermentos que fazem o nosso pão crescer e as mosquinhas que entram nos nossos ouvidos e nariz têm genes construídos com os mesmos ingredientes do DNA que nos tornam humanos.

Além do brilhantismo de ambos, Mike e Marla tinham em comum uma extraordinária capacidade de vislumbrar em termos amplos as implicações das descobertas em modelos animais básicos para a preocupação maior de como as sociedades humanas funcionais e igualitárias (isto é, democráticas e imparciais) poderiam ser construídas e mantidas. Eles discernem nossas civilizações em nossos genes. Ambos têm uma fantástica capacidade de ensinar e transmitir as intrincadas complexidades de seus campos de atuação, em linguagem e imagens acessíveis àqueles que não são escolarizados em biologia molecular, até mesmo a pediatras como eu. E ambos tinham uma encantadora inclinação para as desafiadoras e complexas abundâncias da colaboração multidisciplinar.

Por acaso, todos nós — Hertzman, Barr, Kobor, Sokolowski e Boyce — logo convergimos, sob o patrocínio do Instituto Canadense de Pesquisa Avançada (CIFAR, na sigla em inglês), formando o Programa de Desenvolvimento da Criança e do Cérebro, que Marla e eu chefiamos juntos e agora está em seu décimo quinto ano de trabalho colaborativo. O CIFAR é uma original invenção canadense de J. Fraser Mustard, médico-pesquisador de plaquetas sanguíneas, fundador da faculdade de medicina da Universidade McMaster e falecido ex-reitor da ciência biomédica canadense, que reconheceu em 1982 a necessidade de uma espécie de um essencial arrojo científico e intelectual, assumindo riscos para criar conhecimento transformador. O CIFAR financiou o trabalho de 23 programas interdisciplinares, envolvendo dezessete países e quase 350 cientistas, dezoito dos quais se tornaram ganhadores do Prêmio Nobel desde a fundação do instituto. O CIFAR tornou-se uma ideia e instituição canadense deslumbrantemente incomparável, de fato sem contrapartida em qualquer outro lugar do mundo.

Sob a liberdade protetora e encorajadora da diretriz multidisciplinar do CIFAR, o Programa de Desenvolvimento da Criança e do Cérebro rapidamente aprofundou-se na investigação da cativante questão na direção da qual este capítulo vem se deslocando em ritmo constante:

De que forma os genes e os ambientes, especialmente os ambientes de adversidade e desigualdade, trabalham juntos para produzir diferenças individuais na suscetibilidade, no comportamento, na saúde e na doença?

A resposta a essa pergunta provou ser primordial para uma compreensão provisória sobre a origem de orquídeas e dentes-de-leão e como surgem essas diferenças na sensibilidade.

Verificamos que a variação genética — diferenças no código do DNA que compõe os genes individuais — certamente desempenha um papel relevante na gênese das crianças orquídeas e dentes-de-leão. Os genes são sequências ordenadas de quatro nucleotídeos, os blocos químicos básicos do DNA — adenina, guanina, citosina e timina. Nossas sequências genéticas individuais desses quatro nucleotídeos incluem duas cópias complementares distintas — uma do pai, uma da mãe — que nunca mudam, do berço ao túmulo. O genoma humano inteiro contém aproximadamente 3 bilhões desses pares de nucleotídeos, e sua sequência para cada gene, como uma palavra composta de letras, mostra ou codifica as instruções para produzir proteínas específicas. Por sua vez, quando produzidas ou "expressas", essas proteínas alteram o funcionamento das células — funções que influenciam as características físicas e psicológicas de seres humanos individuais, como cor dos olhos, temperamento, altura e inteligência. Embora muitos genes provavelmente contribuam para os fenótipos orquídea e dente-de-leão, é quase certo que os envolvidos no desenvolvimento e função do cérebro estão intimamente implicados. A expressão de genes envolvidos na regulação emocional e no controle comportamental, por exemplo — características extemamente relevadoras para orquídeas e dentes-de-leão —, rege as comunicações neurotransmissoras entre os neurônios individuais. Diferenças nesses e em outros genes quase certamente influenciam a identidade de uma criança orquídea ou dente-de-leão.

Mas, como observamos também, as exposições e experiências ambientais precoces sem dúvida desempenham um papel adicional, especialmente exposições à adversidade e ameaças e experiências de apoio e criação da família ou da comunidade. A emergente ciência sugere que genes e ambientes contribuem, juntos, para o surgimento de orquídeas e dentes-de-leão, tanto de forma aditiva quanto interativa, mas até recentemente não tínhamos uma ideia real de como essa interação gene-ambiente ocorria de fato. As pesquisas que agora inundaram com nova luz essa enigmática paisagem é o campo da *epigenética*, a ciência de como as exposições ambientais podem modificar a expressão gênica sem alterar a sequência de DNA do próprio gene. O prefixo grego *epi* — que significa "sobre", "em cima" — sugere como o epigenoma, uma rede de "marcas" ou etiquetas químicas, literalmente estende-se sobre o genoma e controla a expressão ou o silenciamento do DNA durante a vida.

O fato de que a expressão gênica individual pode ser monitorada e alterada é essencial até mesmo para a existência em nosso corpo de diferentes tipos de células e tecidos. Lembre-se de que todo tipo de célula que possuímos — sangue, fígado, pulmão, pele e células cerebrais — contém precisamente o mesmo genoma, a mesma coleção de genes com as mesmas sequências de DNA, metade de nossa mãe, metade de nosso pai. A única maneira pela qual os cerca de duzentos diferentes tipos de células humanas, cada um com uma estrutura diferente e funções diferentes, poderiam ser feitos a partir de um único genoma seria se o funcionamento de nossos 25 mil genes pudesse ser independentemente controlado. É aí que o epigenoma entra em jogo no desenvolvimento embrionário. As células-tronco — as células primitivas e indiferenciadas das quais se originam muitos tipos de células e linhagens — só podem transformar-se em células renais ou glóbulos brancos por meio da regulação epigenética programada desses milhares de genes.

Assim que uma célula-tronco é diferenciada — digamos, em um glóbulo branco —, o funcionamento dessa célula também pode ser ajustado (novamente, de forma epigenética) de modo a adaptar e se pôr de acordo com condições com as quais a célula ou o organismo inteiro está lutando. Por exemplo, uma criança que enfrenta um ambiente extremamente estressante talvez precise alterar a taxa de divisão dos glóbulos brancos (aumentando, assim, o número de células imunológicas disponíveis), alterar a responsividade das células aos hormônios do estresse (por exemplo, sensibilizando-as aos efeitos do cortisol), ou alterar sua produção das moléculas que iniciam e regem a inflamação (por exemplo, os agentes químicos chamados citocinas). Assim, o epigenoma tem duas funções de grande envergadura: primeira, regula a *diferenciação de células* em seus vários tipos e tecidos; e, segunda, facilita um *ajuste da função celular* para responder apropriadamente às condições à mão. É um formidável e ágil improvisador. Cumpre as duas funções regulando as marcas químicas epigenéticas que se vinculam ao genoma, intensificando ou diminuindo a expressão dos milhares de genes em cada célula.

Pense no genoma e no epigenoma da seguinte forma (e reserve um minuto para estudar o desenho na página 127). Seus genes são como as teclas de um piano; cada um toca uma nota diferente. Lembre-se também que, embora um teclado de piano tenha apenas 88 teclas brancas e pretas, seu genoma abriga cerca de 25 mil genes individuais, o que o torna um "teclado" genético milhares de vezes maior e mais complexo que o de um piano. Assim, no primeiro tipo de regulação epigenética — diferenciação celular —, essas teclas podem ser tocadas em diferentes combinações, sequências e tempos para criar toda uma variedade de "músicas" diferentes; na verdade, há duzentas melodias diferentes que eles tocam, uma para cada um dos diferentes tipos de células em um corpo humano. Assim, uma melodia corresponde à produção de neurônios, outra aos glóbulos brancos e outra às células da pele, e assim por diante. Cada tipo de célula e função celular é uma canção tocada em um teclado de 25 mil teclas.

Uma vez que as células são diferenciadas nesse magnífico piano, o epigenoma é, em seguida, usado para um segundo tipo de processo regulador: o ajuste da função celular às condições que o organismo está encontrando no momento. Aqui, o epigenoma serve como uma espécie de "equalizador de som" que ajusta as funções de cada célula, mudando a maneira como é emitido o som da melodia da célula, como os controles em um equalizador de áudio que ajusta o equilíbrio entre as faixas de frequência sonora. Por exemplo, um equalizador pode enfatizar as notas de agudos ou graves de uma música ou alterar seu equilíbrio para fazer uma peça de jazz soar revolucionária ou uma

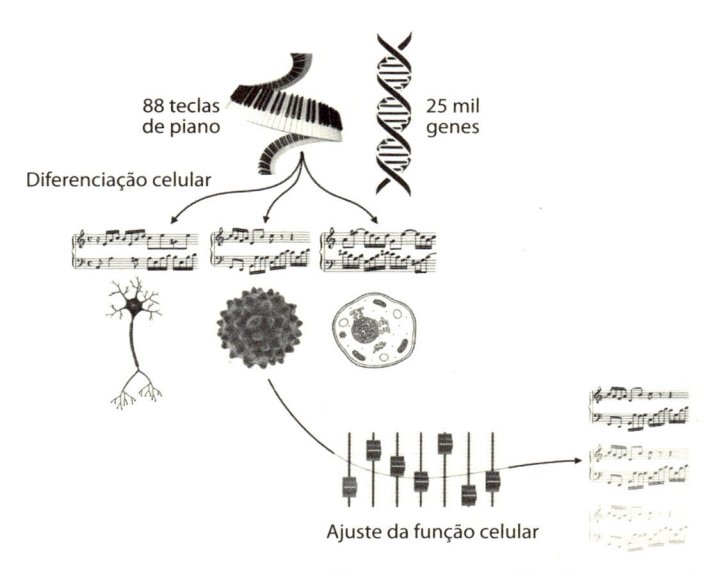

O epigenoma, que regula a expressão ou decodificação de nossos 25 mil genes, tem dois trabalhos principais. Em primeiro lugar, controla qual dos duzentos tipos diferentes de células em nosso corpo uma célula-tronco embrionária se tornará — uma célula do fígado, um neurônio, um glóbulo branco, e assim por diante. Isso é como tocar as teclas de um piano em diferentes combinações e sequências para criar um repertório de duzentas canções e melodias distintas. Em segundo lugar, o epigenoma calibra a expressão gênica para ajustar várias funções celulares em resposta às condições ambientais. É como mudar o som de uma melodia usando um equalizador de áudio para mudar as frequências sonoras e os volumes.

sinfonia orquestral soar elegante e rica. Assim, embora cada tipo de célula sempre apresente a mesma melodia — isto é, um glóbulo branco geralmente continuará sendo um glóbulo branco e vai fazer o que os glóbulos brancos fazem —, o modo como as células funcionam, e o som da melodia, podem ser ajustados de maneira adaptativa para atender a circunstâncias específicas.

Por exemplo, o corpo de uma criança que encontra um estressor de considerável gravidade no começo da vida — digamos, maus-tratos — pode ajustar automaticamente o funcionamento de muitos tipos diferentes de célula para se adaptar tão bem quanto possível à experiência de ser maltratado ou negligenciado. As células da glândula adrenal podem ser chamadas a produzir mais cortisol (parte da melodia que as células adrenais desempenham); as células nervosas poderiam ativar o sistema de luta ou fuga (a melodia que os neurônios tocam); glóbulos brancos podem responder a quaisquer lesões físicas; e as células cerebrais podem atenuar as respostas emocionais da criança. E esses seriam apenas quatro dos ajustes nas funções das células, entre provavelmente centenas que estariam ocorrendo, todos ao mesmo tempo.

Além da metáfora do piano, a maneira como esses ajustes epigenéticos no funcionamento da célula *realmente* ocorrem, no nível molecular dentro da célula, é mostrada no desenho a seguir. No núcleo da célula, uma longa fita de DNA é enrolada em torno de um disco de hóquei cilíndrico de proteínas chamado histonas. Juntos, o DNA e as proteínas histonas parecem contas em um colar, que podem figurar em um formato bem compacto ou apenas vagamente denso do cromossomo maior. Exposições ambientais que exigem respostas adaptativas — como as experiências de maus-tratos ou abusos pelas quais passa uma criança — modificam os marcadores químicos que estão

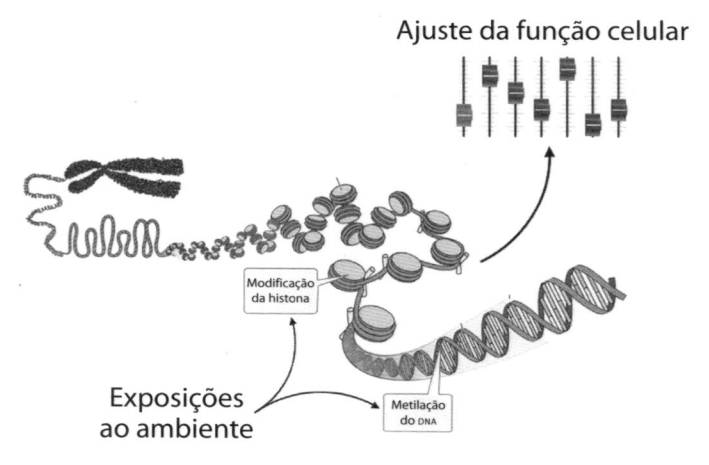

Ajuste da função celular

Exposições ao ambiente

Modificação da histona

Metilação do DNA

Os filamentos de DNA são amontoados de forma compacta dentro dos cromossomos e células como um longo colar de contas chamado de cromatina. O colar é o DNA, e as contas cilíndricas em torno das quais o DNA está enrolado são discos de proteína chamados de histonas. Quando pequenos marcadores químicos (CH3 ou grupo metil) são anexados à cadeia de DNA ou às contas de proteína (ou removidos delas), a compactação — ou densidade — do DNA no cromossomo muda, de abarrotada para frouxa ou de frouxa para abarrotada. A configuração bem compactada impede fisicamente que o aparato decodificador do DNA alcance o gene, dessa forma diminuindo ou silenciando sua expressão. A configuração mais frouxa da cromatina, por outro lado, torna mais fácil a expressão gênica. A experiência de um indivíduo rege a fixação e a separação dos marcadores químicos e epigenéticos e, desse modo, regula o nível de expressão gênica, alterando a densidade da compactação da cromatina. A regulação combinada de múltiplos genes dessa maneira é como um equalizador de áudio que ajusta a forma como o som da "melodia" da célula é emitido, isto é, alterando o funcionamento biológico da célula.

ligados a pontos específicos no DNA ou nas "contas" de proteína. Dependendo do tipo de experiência e dos genes específicos envolvidos, esses marcadores químicos podem ser adicionados ou removidos, e as duas situações podem alterar o nível de expressão gênica de modo a maximizar a capacidade de adaptação da criança. A configuração bem compactada impede em termos físicos o mecanismo molecular que decodifica o DNA, efetivamente diminuindo ou silenciando a expressão gênica. Por outro lado, a configuração mais frouxa e pouco apinhada dá a esse mecanismo de decodificação espaço para funcionar, dessa forma aumentando ou permitindo a expressão gênica. Mais uma vez, essas alterações epigenéticas nos marcadores químicos atuam como um equalizador de som, ajustando a função celular geral por meio de mudanças múltiplas na expressão de genes individuais. Assim como os fenótipos biocomportamentais, como as crianças orquídeas e dentes-de-leão, provavelmente são influenciados pelas variações da sequência de DNA em muitos genes, também há indícios de que seja verdade que os efeitos da experiência inicial nesses fenótipos envolvem muitas mudanças epigenéticas dentro de múltiplos genes. Ainda falta descobrir quais genes são diferentes em sequência e onde as marcas epigenéticas ocorrem, para orquídea versus dente-de-leão, introvertido versus extrovertido, predisposição à depressão versus predileção à alegria, e muitas outras diferenças humanas.

O que sabemos agora com algum grau de certeza, no entanto, é que a maior variação no caráter humano, índole e saúde será no fim das contas atribuída a uma combinação interativa de diferenças nas sequências de DNA de múltiplos genes, juntamente com diferenças norteadas pela experiência nas marcas epigenéticas que moldam a expressão, ou decodificação, de múltiplos genes. O que é perversamente complexo no número de variações envolvidas — quantas variantes nos genes e quantas marcas no epigenoma — é muito simples em termos de concepção: os genes e a experiência afetam de forma interativa o destino humano, e o epigenoma é o elo físico entre um gene e seu ambiente. Assim, você pode pensar na vida humana como a música que é emitida a partir do piano epigenético e seu equalizador, o resultado de um complexo processo de composição moldado tanto pelos genes como pelos ambientes. Cada pessoa está predisposta a tocar certos tipos de partituras orquestrais, como as das orquídeas ou dos dentes-de-leão, mas também há espaço abundante para variações e improvisações singulares.

Na reunião da Sociedade Alemã de Anatomia em Berlim, em 1889, um jovem neuroanatomista espanhol, ávido e ambicioso, chamado Santiago Ramón y Cajal, fez a primeira e desajeitada apresentação de seu trabalho a uma plateia científica internacional. Ramón tinha sido um adolescente rebelde, recalcitrante e geralmente irritante, sempre metido em encrencas em virtude de sua impulsividade e de um intelecto que em muito sobrepujava a capacidade da escola e da família de contê-lo e desafiá-lo. Aos onze anos de idade, Santiago havia passado uma noite na cadeia por construir um canhão improvisado que ele usou para demolir o portal de entrada de sua cidadezinha natal, na Espanha. Seus pais estavam tão desesperados para encontrar algum meio de dar vazão a sua energia e a suas travessuras que por duas vezes o pai tentara empregá--lo como aprendiz, de forma involuntária e sem nenhum sucesso duradouro, primeiro para aprender o ofício de barbeiro e depois de sapateiro. Mas por fim Santiago acabou resolvendo seguir a carreira profissional do próprio pai, que era anatomista, e decidiu frequentar a faculdade de medicina. Mas nunca totalmente comprometido com as obrigações cotidianas de ver pacientes doentes ou tornar-se uma parte clinicamente ativa de um hospital ou clínica, ele se sentia mais atraído pela anatomia do cérebro, ainda um mistério impenetrável.

Ramón y Cajal começou a questionar seriamente o conhecimento predominante acerca da estrutura do sistema nervoso central. Até o final do século XIX, o cérebro era visto como uma massa gelatinosa homogênea — uma espécie de "pudim" pensante, indivisível em unidades menores. Contudo, usando um microscópio de luz e a mancha de Golgi (um novo método para observar o tecido do sistema nervoso), Santiago revelou um órgão de surpreendente complexidade, composto de bilhões de unidades celulares individuais. Assim, o trabalho que ele apresentou na reunião de 1889 em Berlim confirmou a doutrina dos neurônios, que previu que, como outros órgãos e tecidos do corpo, o cérebro teria uma estrutura celular, atomística, composta de uma galáxia de subunidades funcionais, os *neurônios*. Talvez ainda mais surpreendente e profundo naquele momento histórico, seus desenhos da estrutura do cérebro mostraram também que os pontos de conexão entre os neurônios eram de natureza descontínua, compostos de minúsculas *sinapses* através das quais a comunicação entre os neurônios devia ocorrer. Com essa descoberta das ligações sinápticas entre as células neuronais, Ramón y Cajal identificara o nexo físico — o ponto material de conexão — entre os neurônios. Essa descoberta introduziu o estudo dos circuitos cerebrais — redes eletricamente conectadas de neurônios com funções coletivas comuns — e a revelação de neurotransmissores sinápticos, os "mensageiros" químicos por meio dos quais os neurônios "conversam", e com base nos quais toda a ciência e indústria da psicofarmacologia foi erigida. Ele havia mais uma vez disparado um canhão — demolindo o portão da ciência cerebral contemporânea.

Exatamente como há quase 130 anos os desenhos do tecido cerebral de Ramón y Cajal revelaram os canais de comunicação sináptica do sistema (como circuitos elétricos no cérebro), a florescente ciência da epigenética identificou e tornou visíveis os *pontos físicos de conexão entre genes e ambientes* — sua própria rede de conexões de impressionante complexidade entre genética e experiência. Embora estudos anteriores em populações humanas tivessem mostrado claramente que as interações estavam envolvidas entre genes e contextos, a emergente ciência epigenética propiciou nosso primeiro entendimento claro de como essas interações acontecem. Elas ocorrem via modificações químicas do genoma por meio de experiências vivenciadas (família, trauma e influências mais banais) que controlam quando, onde e até que grau genes específicos são decodificados e expressos. Elas asseguram que o indivíduo que somos — orquídeas, dentes-de-leão e todos os que existem entre eles — seja responsivo tanto às situações em que crescemos quanto às diferenças genéticas que delineiam o indivíduo que podemos nos tornar. O resultado é uma sinfonia de beleza e complexidade espantosas, uma composição admiravelmente responsiva a tudo o que ouvimos antes, e executada em um instrumento singular, único para cada um de nós, com 25 mil teclas distintas.

6. Numa mesma família nunca há dois filhos iguais

A cada novo avanço e descoberta no estudo das orquídeas e dos dentes-de--leão, minha jornada profissional como médico e pesquisador tornava-se progressivamente mais pessoal, forçando-me a refletir novamente sobre o contraste entre a vida da minha irmã Mary e a minha própria. À medida que marchávamos, com pesar mas de forma inevitável e constante, em direção ao que chamamos de "as Meias-Idades", as divergências nos rumos de nossa vida passaram a ser cada vez mais perceptíveis e nítidas. Eu havia embarcado em uma peregrinação frenética mas gratificante com destino à insana catedral da medicina e pesquisa acadêmica. Minha esposa e eu tínhamos filhos para criar, a quem ensinar e de quem cuidar; tínhamos amigos com quem nos reunir, partidas de futebol nas quais fazer as vezes de técnicos, e eventos dos quais participar. E eu estava cada vez mais mergulhado no negócio de gerenciar assistentes e estudantes, escrevendo artigos e capítulos de livros, e me converti em um bem-sucedido caçador e coletor de financiamentos para pesquisa biomédica. Mary, por outro lado, a essa altura estava cada vez mais contemplativa, embora preocupada de um modo agourento, mais reflexiva, porém obsessiva de uma forma perturbadora. Gradualmente ela se sentia mais e mais atraída pelo coração sombrio de sua doença essencial. Embora resquícios de nossa antiga intimidade perdurassem e fossem vez por outra visíveis, ela tinha ficado tão perdida nos labirínticos corredores de sua própria psicose quanto eu me devotava às urgentes e frágeis perplexidades da vida universitária. A vida dela era marcada por um inegável e paralisante envolvimento com os demônios do transtorno; a minha era de uma lealdade febril e profunda em relação a um ídolo letrado.

Embora as diferenças em nossa vida nada tivessem a ver com virtuosismo ou talento, para mim é difícil acreditar que alguém, diante de uma escolha mítica e onisciente entre os dois caminhos, teria escolhido o torturado rumo de Mary. Mas o afastamento entre a minha vida e a dela foi uma escolha que nenhum de nós dois fez de maneira consciente ou intencional. Como as duas vidas divergentes poderiam ter sido diferentes? Houve um único ponto de bifurcação em que um alelo diferente foi adquirido naquela primeira divisão cromossômica preconceitual, um comportamento parental diferente, mais estimulante, ou uma exposição embrionária diferente a um vírus ou estressor que talvez tenha mudado toda a paisagem de nossas duas vidas? Ou o infortúnio de Mary foi simplesmente uma longa, inexorável e cumulativa jornada na direção da doença e desordem? Será que essa jornada ensejou diferenças no controle ambiental e epigenético da expressão de nossos genes, e isso poderia explicar a triste separação de irmã e irmão, de orquídea e dente-de-leão?

Sem dúvida, Mary e eu *não* éramos irmãos genética ou psicologicamente idênticos. Um era menino, o outro, menina. Ambos tinham temperamento introvertido, ela substancialmente mais tímida até mesmo do que seu acanhado irmão. Ambos foram abençoados com uma capacidade inerente de se dar bem no empreendimento da aprendizagem, mas a aptidão de Mary era maior que a minha. Por outro lado, também tínhamos uma extraordinária semelhança em termos de idade, temperamento, comportamento e fenótipo físico. Ambos éramos ruivos geneticamente mais adequados às Terras Altas da Escócia do que às praias do sul da Califórnia. Crianças sardentas, nossa pele ficava queimada de sol de junho a setembro, e entramos na meia-idade ostentando vestígios da pele craquelada que havia sido danificada pela primeira vez décadas antes na ensolarada borda mais ao leste do Círculo do Pacífico. Nós dois éramos ávidos leitores e nerds; éramos obstinados mas brincalhões; um era o parceiro mais próximo do outro, naqueles verdes anos da nossa juventude. Podíamos nos divertir por horas a fio com algumas cadeiras invertidas, encimadas por cobertores, que poderiam tornar-se um túnel, um trem ou algum esconderijo secreto para passarmos a tarde lendo. Mas havia em nossa brincadeira uma inocência frágil e protegida que pressagiava um futuro complicado e sofrido.

Quando saímos daquele "esconderijo" infantil para a vida adulta, éramos duas pessoas muito diferentes.

Quando Mary chegou à meia-idade, sua natureza de orquídea dera uma guinada traiçoeira e destrutiva, que a conduziu a um caminho de doenças mentais e distúrbio, dependência e derrotismo. Ela achava impossível candidatar-se a um emprego remunerado, e ainda mais realizar o trabalho. Era perpetuamente assombrada por temores com relação ao futuro, convencida da malignidade de sua família, em guerra contra conspirações imaginárias de vizinhos hostis e amigos desleais. A essa altura, as vozes angustiantes e alucinatórias que haviam aniquilado sua promissora juventude tornaram-se residentes permanentes dentro de uma mente transtornada e em frangalhos. Conforme perguntei nestas páginas, repetindo a mesma pergunta que muitos de nós já fizeram em algum momento da vida, como é que os caminhos, as trajetórias de desenvolvimento de dois irmãos tão próximos e agradáveis um para o outro podem ter se afastado tanto? Como é possível que uma pessoa que era tão próxima de mim a ponto de ser *quase eu*, ou pelo menos uma parte rica de mim, tenha se desviado de maneira tão trágica e irreparável da estrada escancarada e, na maior parte do tempo, alegre que nós dois tínhamos percorrido quando crianças?

Além da realidade de que ela tinha as sensibilidades desproporcionais de uma criança orquídea, e eu a indiferença relativamente robusta de um dente--de-leão, havia outro fio da meada igualmente essencial de nossas histórias gêmeas. É quase certo que alguma outra parte adicional do mistério que essas histórias contam resida na pungente verdade de que, *dentro de uma mesma família, duas crianças jamais são criadas da mesma maneira*. Embora vivam na mesma casa e possam ter nascido do mesmo sangue parental, dois irmãos podem crescer e se desenvolver — em virtude de enormes diferenças de tratamento, biologia e circunstância — em realidades bastante diferentes. Além de nossas diferenças de sensibilidade às sutis variações nos contextos sociais, eu fui o filho primogênito e Mary, a filha do meio. Apesar da minha posição hierárquica como o primeiro dos três filhos dos meus pais, eu estava longe de ser o favorito de meu pai. Essa distinção caberia ao nosso irmão mais novo, que se tornou a fruta que não cai longe da árvore, o rebento cujo temperamento e atitude recapitulavam de forma estranha a bondade e a generosidade de caráter de nosso pai. Contudo, a meu ver, a minha mãe tinha uma evidente admiração pelo jovem que eu parecia estar me tornando. Era por vezes uma admiração ambivalente, baseada em sua avaliação de que eu tinha fortes semelhanças físicas e de temperamento com o seu pai, a quem ela amava e temia em igual medida. Não obstante, era admiração, respeito e amor confiável.

Assim, embora inadvertidamente e como consequência de complexidades psicológicas involuntárias, a família na qual cresci e amadureci era quase totalmente distinta daquela que Mary conheceu. No nascimento e nos primeiros anos de vida, Mary e eu compartilhamos certas semelhanças claras de temperamento e compleição, mas nossa biologia fundamental (por exemplo, na constituição genética) era provavelmente diferente, assim como nossos potenciais para a adaptação epigenética. E, ao longo da vida, nossos eus posteriores foram moldados por experiências significativamente diferentes durante a infância. "Interruptores" epigenéticos muito diferentes foram acionados. Ela era uma orquídea plantada em um terreno familiar no qual era difícil florescer. Eu, desde o começo, fui um dente-de-leão mais resiliente, em um duradouro clima de luz solar, lançada de modo favorável por pais que se esforçavam muito para me estimular e cultivar.

Em sua maioria os pais contemporâneos adotam um ideal igualitário de "tratar todos os nossos filhos da mesma maneira". Nós nos esforçamos, pelo menos no início da idade fértil, para não escolher favoritos, para dar a todos os nossos filhos o que damos a cada um deles. Poucos pais modernos se orgulhariam explicitamente de encontrar uma desigualdade visível nos presentes que legamos aos nossos filhos, na quantidade de atenção que dispensamos à segurança deles, ou em nossos cuidados por sua educação e bem-estar. E, no entanto, apesar dessa poderosa devoção a um princípio aparentemente universal de equidade parental, os filhos de qualquer família tornam-se em geral espantosamente diferentes entre si, tanto quanto éramos Mary e eu.

Um dia, por volta de 1991, sentado em um cubículo de estudos na Biblioteca da UCSF, de frente para a enevoada vastidão verde do Parque Golden Gate, eu estava refletindo sobre essa ironia. Por algum agradável acaso, deparei-me com o que hoje é um famoso e muito lido artigo do geneticista do comportamento Robert Plomin, que em 1987 perguntou: "Por que crianças de uma mesma família são tão diferentes umas das outras?".[1] A resposta oferecida pelo artigo era uma ciência nova que explicava, em parte, como Mary e eu havíamos sido arrastados para diferentes caminhos desenvolvimentais. Essa ciência argumentava que uma das mais importantes fontes de variação entre irmãos — em personalidade, psicopatologia e capacidade cognitiva — surge de diferenças reais nas *experiências* que eles têm do mesmo ambiente familiar (que os geneticistas do comportamento chamam de "ambiente familiar não compartilhado"). A nuance era fundamental; não se tratava apenas de eventos diferentes, mas formas diferentes de internalizar eventos, compartilhados e não compartilhados, no cérebro e corpo dos irmãos.

Além das diferenças de bagagem genética, que até mesmo as crianças da mesma família têm em abundância, há diferenças importantes e substanciais na forma como irmãos vivenciam seus ambientes familiares, a maneira como são tratados e se sentem dentro deles. No fim fica claro que, em virtude de diferenças de gênero, ordem de nascimento, comportamento, "adequação" adaptiva, e provavelmente um bocado de outras peculiaridades, às vezes sutis, crianças que são criadas na "mesma" família, com os "mesmos" pais, ao "mesmo" tempo, têm impressões e experiências muito diferentes dessa mesma família. Essas diferenças moldam as crianças epigeneticamente e as transformam nos adultos que elas serão. Portanto, somos produtos não somente das diferenças em nossos genes, mas também das diferenças em como nossas famílias nos imaginaram, nos viram, nos ajudaram e nos trataram — e como codificamos e nos apegamos a essas experiências em nosso epigenoma. E então, é claro, há também os fatos "externos" e incidentais da vida, que estão além da escolha ou das decisões, mas ainda assim nos afetam internamente: uma tragédia familiar, violência nos bairros, dificuldades econômicas e muitos outros eventos traumáticos.

A melhor ilustração com que os geneticistas exemplificam isso é o experimento natural em que duas crianças sem parentesco são adotadas pela mesma família. Nessas circunstâncias, os adotados não compartilham os mesmos genes, tendo vindo de linhagens biológicas completamente diferentes, mas compartilham o mesmo ambiente familiar. Uma vez que seus genes não são compartilhados, quaisquer características em comum entre eles nos resultados psicológicos — personalidade, saúde mental ou QI, por exemplo — devem ser atribuídas aos efeitos compartilhados de seu ambiente comum de criação. Todavia, na realidade, a similaridade em tais resultados entre irmãos adotados é quase zero! Sabemos que há efeitos ambientais da família no desenvolvimento psicológico, já que nem mesmo gêmeos idênticos têm a mesma personalidade, saúde mental ou QI — portanto, isso tudo não pode ser devido a genes. Então o que isso significa? Significa que os efeitos ambientais da família sobre o desenvolvimento de uma criança não são compartilhados entre os irmãos — há claramente efeitos familiares, mas eles são diferentes para cada criança. Na verdade, as crianças que são criadas na mesma família vivenciam essa família de maneiras drasticamente diferentes, o que resulta em consequências significativas. Esses efeitos ambientais não compartilhados devem ser atribuídos a diferenças no gênero, ordem de nascimento (ou adoção) da criança ou tratamento por pais e irmãos.

Poderiam essas diferenças nas experiências das crianças de uma dada família afetar os processos epigenéticos que regulam a expressão gênica, no cérebro e nos tecidos de todo o corpo? Poderia o epigenoma ser um caminho comum para os efeitos ambientais não compartilhados que moldam o desenvolvimento da personalidade, o bem-estar psicológico e o risco de doenças e distúrbios? As diferenças nas nossas primeiras experiências de família, vizinhança ou comunidade são capazes de definir nossas consequentes divergências nos padrões de sensibilidade de orquídea e dente-de-leão com relação ao mundo? E, se isso fosse verdade, poderia mudar para sempre nossas tendências a "sofrer na alma as pedradas e flechadas do destino atroz"?

SIMPLESMENTE NÃO TENHO TEMPO PARA LAMBER ESSES FILHOTES!

A pesquisa mais célebre e conhecida a revelar os efeitos dos primeiros ambientes familiares sobre a modelagem epigenética do comportamento é o pioneiro modelo de lambedura e cuidados de higiene maternos em ratos, encabeçado pelo psicólogo Michael Meaney e pelo biólogo molecular Moshe Szyf, da Universidade McGill.[2] O modelo ilustra as consequências comportamentais e biológicas não apenas das diferenças *entre* as famílias em matéria de comportamento parental, mas também das diferenças *dentro* das famílias no tratamento dado por pais a cada filho pequeno. O modelo nos mostra como o comportamento maternal em relação aos filhotes de ratos regula epigeneticamente os tipos de ratos adultos que eles se tornam, mas também como o tratamento individual das mães — e, portanto, os perfis dos filhotes de marcas epigenéticas — varia de um para outro dentro da mesma ninhada.

As mães ratos, tais quais as mães humanas, diferem drasticamente quanto aos métodos para cuidar de suas ninhadas. Algumas tratam seus filhos de forma intensiva — empenhando-se de maneira quase contínua nas atividades de lamber as áreas anogenitais dos filhotes, limpando e afagando sua escassa pelagem e assumindo uma postura de costas arqueadas que permite o acesso máximo a suas tetas para amamentação. Outras mães ratos, por outro lado, dispõem-se menos a realizar a valiosa lambedura, o afago e o estímulo dos filhotes — fazem apenas o necessário para mantê-los vivos, em crescimento e saudáveis. É um continuum de comportamento maternal, em que a maioria das mães ratos ocupa algum lugar intermediário, e números menores situam-se em cada extremidade do espectro de lambedura e cuidados. Eu, por exemplo, sempre me senti grato pelo fato de que lamber meus dois filhos não estava entre os comportamentos exigidos dos bons pais humanos.

Enquanto estamos comparando os padrões de bom comportamento parental entre ratos e humanos, reservemos um momento para ponderar sobre as semelhanças e diferenças entre as várias espécies que até aqui consideramos, e vamos nos perguntar o que pode ser legitimamente aprendido sobre a condição humana a partir de uma mãe rato de olhos cor-de-rosa e seus pequenos filhotes carnudos, nenhum maior que a ponta dos nossos dedos. Humanos, macacos e ratos são todos *mamíferos*, junto com seus primos evolutivos — porcos-espinhos, baleias e renas, além de outras 540 espécies, mais ou menos. Todas as fêmeas de mamíferos amamentam seus bebês com leite das glândulas mamárias (seios), e a maioria das espécies de mamíferos tem placentas que alimentam seus fetos no útero como outro meio, anterior, de nutrir e suprir seus filhotes. Os mamíferos também têm ouvidos médios através dos quais o som é transmitido ao cérebro, e todos dão à luz recém-nascidos vivos, não ovos.

Diferenças nas sequências genéticas do DNA entre humanos e nossos ancestrais primatas mais próximos são muito menores e menos numerosas do que a maioria de nós imagina, com *desigualdades* genômicas entre humanos e chimpanzés atualmente estimadas em pouco mais de 1%. Em outras palavras, somos 99% geneticamente iguais, mas essa pequena diferença faz, bem, uma grande diferença. Para os cientistas que estudaram espécies de mamíferos humanos e não humanos, o que é sempre mais impressionante (e humilhante, suponho) é o surpreendente nível de concordância entre as espécies — nas estruturas sociais e comportamentais, na fisiologia, na anatomia e na biologia molecular.[3] Na condição de alguém que esmiuçou em detalhes o comportamento de crianças humanas e de macacos jovens, é simplesmente fascinante observar como grupos de jovens macacos brincam, discutem, formam amizades e competem de maneira a reproduzir exatamente seus equivalentes humanos.

Os inovadores insights de Meaney e Szyf foram obtidos por meio da comparação do comportamento, fisiologia e marcas epigenéticas de filhotes aos cuidados de mães ratos nos dois extremos do continuum de cuidados maternos. Primeiro, atentemos para o fato de que não há nada de especialmente letal ou benéfico a respeito de qualquer local nesse continuum de comportamento materno. Os altos e baixos níveis de lambedura, afagos e cuidados de higiene das mães ratos (daqui por diante, vamos chamá-los de *alta e baixa lambedura*, para abreviar) estão exibindo um comportamento que é típico de sua espécie, e os filhotes de ambos os tipos de ninhadas geralmente sobrevivem, se desenvolvem e "têm sucesso", independentemente da atenção precoce de suas mães. No entanto, Meaney e Szyf descobriram que, quando comparados com filhotes adultos de mães de alta lambedura, aqueles de mães de baixa lambedura apresentaram maiores níveis de cortisol em repouso, maior sistema de cortisol de reatividade ao estresse, maior incidência de comportamento ansioso, maturação sexual precoce e comportamento mais agressivo e dominante que era capaz de reforçar o sucesso reprodutivo. Todas essas características em filhotes de mães de baixa lambedura parecem apontar para filhotes que subconscientemente se preparam para uma vida de escassez, ameaça e urgência reprodutiva. É como se os cérebros jovens e em desenvolvimento tivessem detectado um ambiente inicial de nutrição escassa, inconstância na disponibilidade de alimentos e estressores frequentes, e agora estivessem calibrando o comportamento e a biologia dos filhotes para maximizar suas chances de sobrevivência e reprodução.

Mas as intrigantes descobertas não terminam aí. Filhotes fêmeas das mesmas ninhadas de mães de baixa lambedura, quando observados várias semanas depois na maturidade reprodutiva, mostraram os mesmos comportamentos de cuidados maternos de baixa intensidade quando cuidavam de *sua própria* prole. Os filhotes adultos reproduzem os comportamentos maternos que receberam das próprias mães. Então, havia evidências — ainda que em roedores — de que o tratamento materno no início da vida estava diretamente relacionado aos níveis de reação ao estresse, precocidade sexual, ansiedade e agressividade dos ratos jovens, e ao seu comportamento parental quando entravam na vida adulta. Os cuidados recebidos pela mãe têm implicações diretas para quem o filhote de rato passa a ser quando cresce, amadurece e se torna ele próprio pai ou mãe. Quando se tem uma mãe menos interessada em cuidar de seus filhotes, eles se tornam adultos com maior reatividade ao estresse e ao desafio, têm comportamento mais ansioso e uma predisposição diminuída para cuidar de modo intensivo de seus próprios filhotes. Trata-se, em todos os aspectos possíveis, de uma transmissão intergeracional de risco.

Pode-se especular que talvez as mães de baixa lambedura tivessem filhotes de baixa lambedura simplesmente porque havia entre eles uma relação de parentesco genético, e seus genes compartilhados davam origem aos mesmos comportamentos em ambas as gerações. No entanto, em uma série de engenhosos experimentos de "adoção cruzada", Meaney e seus colegas conseguiram provar que a transmissão do comportamento parental entre as gerações *não* se devia à semelhança genética entre mães e filhotes. Quando filhotes de mães de baixa lambedura foram transplantados nos primeiros estágios da vida pós-natal para as ninhadas de mães de alta lambedura, eles cresceram e mostraram um comportamento de alta lambedura — o mesmo de suas mães adotivas. Analogamente, filhotes fêmeas de mães biológicas de alta lambedura, quando adotadas e criadas por mães de baixa lambedura, amadureciam para tornarem-se mães ratos com baixo comportamento de lambedura. Aqui, a criação provou ser mais forte que a natureza.

Por fim, Meaney e Szyf constataram que esses efeitos de lambedura materna sobre aspectos do comportamento, maturação e biologia do estresse de seus filhotes devem-se a *mudanças epigenéticas* que são ativadas pela sensação física da mãe ao cuidar de seus filhotes. Lembre-se dos marcadores químicos do epigenoma, do capítulo anterior, que se ligam ao DNA ou às proteínas histonas e comandam a expressão ou decodificação dos genes, controlando com que rigor o DNA da cromatina é compactado. Baixos níveis de lambedura materna levam à metilação do DNA no gene dos filhotes que produz o receptor de cortisol — uma espécie de receptor molecular, onde o cortisol "se conecta" aos neurônios do cérebro dos filhotes. A metilação do DNA resulta em menor expressão da proteína receptora de cortisol, que por sua vez leva a uma maior reatividade ao cortisol e a níveis mais altos de ansiedade. Além disso, quando os filhotes fêmeas de mães de baixa lambedura crescem, tornam-se mães de baixa lambedura. Assim, o nível natural de lambeduras, afagos físicos e cuidados de higiene da mãe nos filhotes nos primeiros dias de vida cria dois fenótipos diferentes de ratos adultos por meio da alteração da regulação epigenética do filhote do gene do receptor de cortisol. O efeito é uma alteração por atacado na vulnerabilidade vitalícia do filhote ao estresse e à ansiedade.[4]

O outro agente biológico que desempenha um importante papel na regulação do comportamento materno é o chamado hormônio da paz e do amor, a oxitocina.[5] Descoberta na virada do século XIX, a oxitocina (que, em grego, significa "nascimento rápido") é uma molécula de proteína fabricada no hipotálamo do cérebro e envolvida em múltiplos processos reprodutivos, incluindo contração do útero durante o nascimento e descida de leite durante a amamentação. É o hormônio responsável pelos sentimentos de contentamento, euforia ou mesmo sensualidade vivenciados por novas mães durante a amamentação. A oxitocina também é responsável pela formação de pares entre machos e fêmeas que ocorre ao longo da vida em algumas espécies (o hormônio é liberado em humanos após o sexo, provavelmente para fomentar sentimentos de proximidade) e, em parte, por diferenças no comportamento materno entre ratos fêmeas. Assim como os efeitos da lambedura e dos afagos e cuidados de higiene sobre a expressão do receptor de cortisol no cérebro dos filhotes, o papel da oxitocina na origem do comportamento materno parece estar relacionado a mudanças epigenéticas que controlam a expressão tanto do próprio hormônio quanto de seus receptores cerebrais.[6]

O epigenoma humano poderia, de maneira semelhante, exibir as marcas das primeiras diferenças nos cuidados parentais? Variações no comportamento atencioso ou negligente dos pais humanos poderiam regular a biologia do estresse e o comportamento em seus recém-nascidos humanos? E as diferenças nos primeiros cuidados parentais contínuos recebidos por "filhotes" humanos têm algo a ver com o surgimento dos fenótipos orquídeas e dentes-de-leão? Se minha irmã Mary tivesse sido de alguma forma transplantada para uma família diferente no nascimento, sua vida como uma criança orquídea teria sido fundamentalmente transformada? Embora seja impossível saber, essa questão atormentou minhas lembranças à medida que eu refletia sobre nossos primeiros anos de formação e enquanto Jill e eu criávamos nossos próprios filhos nesses mesmos anos decisivos. As extraordinárias sensibilidades de uma criança orquídea podem amplificar até mesmo diferenças sutis entre os ambientes familiares, e essas diferenças podem, no caso de algumas crianças, resultar em efeitos de desenvolvimento capazes de mudar a vida. Poderiam ser a diferença entre uma carreira estável e familiar e uma vida de caos e desconexão? E se a resposta fosse sim, saber isso nos ajudaria a melhorar os resultados para as crianças da mesma "ninhada", mas que crescem em "famílias diferentes"?

VIDAS QUE MUDAM E CÉREBROS QUE SE DESENVOLVEM

Embora pais humanos não sejam obrigados a lamber seus filhotes, há fortes evidências de que a adequação e a abundância dos cuidados parentais podem influenciar profundamente o desenvolvimento do cérebro, da inteligência e do comportamento dos filhos. O Projeto de Intervenção Precoce de Bucareste com crianças romenas, já mencionado, demonstrou tristemente como a negligência nos primeiros anos de vida e os escassos cuidados parentais podem alterar fundamentalmente o desenvolvimento neural de crianças que crescem em condições de internação institucional.[7] Em uma política de manipulação social notoriamente equivocada, o governo romeno de Nicolae Ceauşescu tentou aumentar a força de trabalho nacional e, assim, impulsionar a economia do país, exigindo uma meta de elevação do número de gravidez e nascimento. O resultado foi uma geração de crianças cujas famílias eram economicamente incapazes de fornecer cuidados e sustento. Cerca de 170 mil crianças romenas foram abandonadas em orfanatos, onde a proporção entre crianças e cuidadores era da ordem de 15 para 1. Imagine o grau de atenção às necessidades e ao bem-estar de uma criança disponível em uma família de quinze crianças, todas elas mais ou menos com a mesma idade e uma única mãe! As condições físicas nesses orfanatos eram deploráveis e desoladoras, com crianças às vezes amarradas às camas e dias organizados em rotinas eficientes mas apáticas de refeições silenciosas e banhos em linha de montagem.

A Unicef estima que mais de 150 milhões de crianças em todo o mundo perderam pelo menos o pai ou a mãe, e 13 milhões perderam ambos, como consequência de guerras, abandono econômico ou pandemias. As crianças internadas em instituições como resultado dessas perdas parentais podem desenvolver profundos déficits de desenvolvimento, variando de deficiências intelectuais a distúrbios e comportamento mentais graves, semelhantes ao autismo. Basta pensar nos célebres estudos conduzidos pelo psicólogo Harry Harlow nos anos 1950 e 1960, em que macacos bebês desenvolveram vínculos físicos e emocionais com "mães de arame" substitutas inanimadas e ao longo do tempo mostraram comportamentos cada vez mais autísticos. Assim como os jovens macacos de Harlow, crianças criadas em condições de privação institucionalizada desenvolvem comportamentos anormais, como sacudir o corpo, bater a cabeça, chupar os dedos, vocalizações animalescas e extrema busca por atenção. Os relatos dão conta de que são extraordinariamente impulsivas e perigosamente dispostas a seguir qualquer estranho que mostre um comportamento atencioso em relação a elas. Em última análise, essas crianças apresentam altíssimos índices de atraso no crescimento, distúrbios físicos crônicos e psicopatologias graves.

Por outro lado, os bebês humanos que crescem em famílias nas quais os pais são atenciosos, responsivos e cuidadosos conseguem progredir, desenvolver-se e crescer de muitas formas extraordinárias, aparentemente milagrosas. Hoje sou o orgulhoso "Papá" de quatro netinhos, meninos com idades que variam de nove meses a quatro anos, e mais uma vez me impressiona a requintada e poderosa dança entre pais e filhos. Fico deslumbrado pelo modo como o rápido desenvolvimento das capacidades comportamentais e interativas de crianças pequenas pode gerar amor e cuidados parentais vigorosos que os próprios pais jamais souberam que tinham. É como assistir a uma pessoa totalmente crescida e formada descobrir que pode falar com fluência e eloquência em uma língua que ela nunca soube que existia ou que nunca aprendeu. Assistir a um jovem pai descobrir a pura maravilha que é seu filho pequeno compara--se a ver um estudante descobrir um campo secreto de estudo, perfeitamente alinhado com seus próprios talentos e inclinações naturais. O recém-nascido humano de seis a doze semanas de vida começa a sorrir e faz desabrochar uma torrente de amor e carinho de seus pais, atônitos e reverentes. Aos cinco meses a criança aprende a balbuciar em sua primeira imitação primordial da fala dos pais, que se tornam desavergonhadas cachoeiras de linguajar infantil, falado em parágrafos longos e maravilhados. A criança de um ano de idade dá seus primeiros passos trôpegos e saltitantes de um lado para o outro no tapete da sala, e toda uma família de três gerações explode em ruidosa e comemorativa aprovação. A criança, em resposta, descobre um novo e radiante anseio de se precipitar com ímpeto rumo ao gracioso futuro de sua vida.

Seja o triste e atrofiado declínio de uma criança órfã abandonada em uma instituição ou a explosão de desenvolvimento de uma criança amada por completo e alvo de cuidados atenciosos e carinhosos, muito do que vemos desenrolar-se no princípio da vida das crianças, para o bem ou para o mal, é o resultado de processos epigenéticos regulados pela escassez ou plenitude dos cuidados parentais. Sabemos agora que esses eventos ambientais e as condições do início da vida desencadeiam partituras orquestrais inteiras de eventos epigenéticos coordenados, acionando e desativando os genes e assegurando a adaptação inconsciente e evoluída da criança ao mundo em que ela nasceu. Para todas as crianças, o objetivo é fazer o melhor possível dentro do ambiente que lhe foi dado, e o epigenoma é o meio para esse fim. Esses minúsculos eventos e ajustes moleculares são os mecanismos imprescindíveis que permitem que um órfão romeno e um estimado recém-nascido norte-americano sobrevivam e floresçam da melhor forma de que cada um é capaz.

O QUE HÁ DE ERRADO COM O SAMMY?

Mesmo *dentro* de cada tipo de cenário, seja estéril ou generoso de amor e suficiência, há diferenças marcantes na prosperidade adaptativa e no bem-estar de crianças individuais. Algumas crianças semelhantes a dentes-de-leão progridem até mesmo em orfanatos, apesar da desoladora aridez e frieza de seu "lar". Outras, em famílias de relativos carinho e proteção, degringolam em uma vida frágil e perturbada, apesar de sua riqueza material e emocional. Na condição de criança dente-de-leão criada em um lar típico mas muitas vezes estressante, eu era capaz de superar as adversidades e conflitos, mas minha irmã, Mary, com a delicada responsividade de uma orquídea, não era. Como vimos, essas diferenças surgem de uma combinação de sensibilidade biológica especial àquelas configurações e deixas sociais (o fenótipo orquídea) e a realidade de que um único ambiente aparentemente infalível *não é* de fato o mesmo para cada criança individual.

Lembro-me dos primeiros anos de uma afetuosa menininha que havia sido abandonada por sua família nativa aos cuidados de um hospital missionário na zona rural da Nicarágua, onde trabalhei durante um verão em meu último ano de estudante de medicina. Embora ainda fosse uma criança em idade pré-escolar, Marta, nome que darei a ela, tinha um espírito animado e feliz que atraía de maneira irresistível a todas as pessoas, especialmente dadas as circunstâncias carentes e pouco promissoras em que ela vivia. Marta não era a primeira nem a última criança a ser relegada aos cuidados da equipe médica no rio Coco, mas tinha uma espécie de centelha visível quando fazia suas rondas acanhadas mas brincalhonas todos os dias pelas várias acomodações daquele hospital em miniatura. Eu a via no início da manhã, varrendo meticulosamente a sala de jantar do hospital com uma pequena vassoura de tamanho pré-escolar que alguém havia feito para ela. Mais tarde, lá estava ela de novo, no canto da sala de espera da clínica, batendo papo com os doentes e deficientes físicos na língua nativa miskito. E, à noite, enquanto eu fazia minhas últimas rondas para ver as crianças mais enfermas da ala infantil, Marta costumava estar lá, enrodilhada e dormindo em uma das camas limpas e desocupadas. Ela extraía daquele primitivo ambiente médico o máximo de atenção e cuidados que um "lar" sem pais era capaz de reunir.

Em um pequeno milagre de esperança para essa jovem vida institucionalizada, naquele verão Marta foi adotada por uma maravilhosa e amorosa família norte-americana com cinco outras crianças. Em um velho táxi amarelo, já com mais de 480 mil quilômetros no espelho retrovisor, uma numerosa família morávia havia viajado da Carolina do Norte ao sertão nicaraguense, no meio do nada. Ao longo daquele verão, eles se apaixonaram, de forma coletiva e progressiva, pela pequena criança abandonada, e concluíram que era insuportável o pensamento de voltar para casa sem Marta. Em um colossal e desgastante esforço de batalha com o governo da Nicarágua e a embaixada dos EUA, eles conseguiram permissão para adotá-la legalmente em sua família e adicionaram mais um pequeno passageiro à carga de um veículo já superlotado na jornada rumo ao norte. Ela cresceu e se transformou em uma jovem adorável que até hoje é um membro querido e vivificante de sua família na Carolina do Norte, em um lar a quase 5600 quilômetros de distância de seu início infeliz. O caráter arruinado, empobrecido e aparentemente desesperançado de crescer sozinha em um desolador hospital em um rincão remoto da América Central simplesmente não foi para Marta o mesmo palco que tinha sido para uma dúzia de outras crianças órfãs deixadas para morrer ou tidas como inúteis ao longo dos anos, no mesmo lugar longínquo. Aquela mesma "família" do hospital era singularmente diferente para Marta em comparação com o que tinha sido para outras crianças também abandonadas no começo da vida. Só porque uma criança tem um início de vida pouco auspicioso, isso não significa que esteja privada do futuro que ela ainda não vivenciou.

Durante os anos em que atuei como pediatra oferecendo cuidados de saúde primária para crianças em diversos ambientes dos Estados Unidos, lembro-me de ver também uma família que trouxe até nossa clínica seus quatro filhos, com idades que iam do jardim de infância ao ensino fundamental, para uma única consulta e exame coletivos. Quando entrei na sala, topei com uma família de quatro irmãos sorridentes, de dentes protuberantes, todos claramente parecidos entre si, como se fossem quatro charmosos e mal-ajambrados corvos empoleirados em um fio, dispostos ao longo de um continuum de tamanho que ia do P ao GG. O menor deles, em uma das pontas, radiante de entusiasmo diante da perspectiva de ver e falar com "o doutor", enquanto o maior, servindo naquele momento como o suporte para livros da outra ponta, tinha o tipo de semblante taciturno, de olhos permanentemente revirados, a típica expressão do macho alfa da casa. Um dos dois do meio, um menino de cerca de oito anos, era banguela porque havia perdido dentes em uma queda enquanto tentava fazer xixi no telhado de sua casa, para o deleite de seus irmãos. Ele me lançava olhares furtivos sob uma saliente franja de cabelo castanho oleoso e desalinhado, o que hoje seria considerado um penteado bagunçado muito fashion. Quando entabulei uma conversa sobre a saúde dos meninos, suas experiências na escola e seu crescimento e desenvolvimento, a mãe disse, em um tom peremptório: "Eles são todos muito saudáveis, exceto aquele ali!" — respondeu ela apontando para o evasivo culpado de tamanho mediano. Vamos chamá-lo de Sammy. "Eu simplesmente não sei o que há de errado com o Sammy", disse ela com uma espécie de voz meio queixosa e meio acusatória. "Todos os meninos ficam doentes de vez em quando, mas *ele tem tudo*, sempre tem alguma coisa, sempre irrompe alguma *erupção* na pele, e ele vive se metendo em apuros na escola! Por favor, me diga, *o que há de errado com o Sammy?*

Bem, não havia nada de errado com Sammy. Ele era um menino saudável, robusto e de sete anos de idade, que estava crescendo bem e tinha desempenho razoavelmente bom na escola, apesar de recorrentes idas à sala do diretor por causa de várias pequenas infrações. Mas ficou claro, quando o conheci melhor, que a experiência que ele tinha de sua família era bastante diferente da experiência dos seus irmãos. Sammy era um artista, não um atleta; um gato em uma família de cachorros; um poeta introvertido em meio a um bando de caubóis. O irmão mais velho o perseguia de modo implacável, e, quando Sammy tentava fazer o mesmo com o irmão mais novo, invariavelmente era pego em flagrante, julgado e encarcerado. Na escola, sempre foi um distante segundo violino em contraste com a reputação de solista do irmão mais velho como um talentoso atleta e comediante de *stand-up*. Até mesmo o irmão mais novo, que ainda estava no jardim de infância, encontrava maneiras de atormentar Sammy, conspirando com os outros para colocar minhocas no iogurte dele ou forçá-lo a comer tufos de grama enquanto os cúmplices o imobilizavam no chão. Era como se Sammy estivesse morando numa casa diferente e crescendo em uma família diferente.

De fato, até onde a minha memória alcança, em todos esses anos cuidando de crianças e de jovens famílias, não houve nem sequer um único instante em que um pai ou mãe tenha dito a respeito de um segundo filho, "Ah, este é igualzinho ao outro". E isso é mais do que os pais simplesmente endossando a individualidade de seus filhos. Além das semelhanças nas aparências físicas de uma família, dois filhos consecutivos nascidos dos mesmos pais quase nunca parecem ser iguais, como se houvesse uma inviolável lei do universo determinando que filhos de uma mesma família devam ser sempre diferentes. Se o primeiro é irritadiço e sofre com cólicas, o segundo é tranquilo e plácido. Se o primeiro já dorme a noite inteira ininterruptamente aos seis meses de vida, o segundo espera até completar o segundo aniversário. Se o primeiro é um artista sociável, o segundo é um introvertido silencioso e tristonho, que nunca diz uma palavra a menos que seja para responder quando alguém fala com ele. As crianças da mesma família jamais parecem ser remotamente congruentes — no temperamento, na disposição de ânimo ou nas maneiras de encarar o mundo.

Então, como é que a história das práticas de lambidas da mãe rato em seus filhotes ajuda a compreender os Sammys do mundo — isto é, de que forma os cuidados parentais precoces poderiam criar as diferenças entre as crianças *dentro da mesma* família, em vez de *entre* as famílias? Aparentemente, mesmo nas famílias de ratos, as diferenças nas experiências de lambedura, carícias e amamentação maternas são tão dramáticas entre os filhotes de uma única ninhada quanto entre filhotes de diferentes ninhadas e diferentes mães. Há, por vezes, diferenças triplas na quantidade de lambidas e cuidados que os filhotes recebem em uma dada ninhada, mesmo de mães ratos que ao longo da vida reprodutiva mostram diferenças extremas em seus níveis médios de comprometimento e dedicação com o cuidado de seus filhotes. As mães com altos e baixos níveis de lambeduras mostram igualmente uma substancial variação no grau e intensidade de atenção e vigilância com que cuidam de cada filhote individual em dada ninhada.[8]

Essa nova linha de pesquisa sobre diferenças nos cuidados maternos na ninhada mostra também que os filhotes machos são invariavelmente lambidos com maior frequência do que as fêmeas, que as diferenças no cuidado de filhotes individuais são estáveis no decorrer de todo o período de dez dias de recém-nascido e que as diferenças no cuidado materno na ninhada têm os mesmos efeitos esperados e de longo prazo sobre o comportamento e a biologia na vida adulta. Filhotes com os mesmos "laços de sangue" que receberam menos lambidas e afagos e cuidados de higiene menos atenciosos crescem menos aptos em termos sociais, apresentam um comportamento mais ansioso em situações novas ou desafiadoras e têm maior reatividade emocional e do sistema de cortisol sob condições de estresse. Esses estudos confirmam também que as diferenças observadas na biologia e no comportamento entre filhotes prejudicados por receberem menos atenção materna são devidas a diferenças epigenéticas que controlam a expressão de proteínas cerebrais, como os receptores de cortisol e oxitocina. Por fim, embora as diferenças no comportamento materno em relação aos filhotes possam calibrar suas respostas biológicas e comportamentais às condições da vida adulta, também ficou claro que as diferenças inatas nos próprios filhotes — como a intensidade natural e a altura de seu choro — podem influenciar o nível de cuidados maternos que eles recebem.

O que acontece com uma ninhada de oito ou dez filhotes de ratos vale para os filhos humanos: mesmo dentro de uma mesma família, nunca há dois filhos iguais. As crianças orquídeas e dentes-de-leão não apenas vivenciam seu lar de formas muito diferentes, mas o aparecimento dos sinais de desenvolvimento de suas próprias identidades, como orquídeas ou dentes-de-leão, é moldado em parte por seus nichos singulares em "ninhos" familiares multidimensionais. A criança é menino ou menina? Ela nasceu primeiro ou veio em segundo, terceiro lugar? Em uma família com pai e mãe ou monoparental? Inundada em riqueza ou tolhida pela pobreza? Minha irmã orquídea, Mary, a despeito de toda a sua ternura e esplendor, foi criada em uma família diferente — embora em tese e no nome fosse *a mesma* família — de seus irmãos dente-de-leão. E o efeito dessa diferença foi colocá-la em um caminho rumo à decepção e à doença, não permitindo, desse modo, o futuro brilhante e saudável que de outra maneira ela talvez pudesse ter reivindicado em outro lar mais solidário e compassivo. Ajustados em sintonia fina, todos esses parâmetros ambientais conspiram, com as restrições inerentes à identidade genômica inimitável de uma criança, para produzir organismos humanos distintos — tão diferentes na proveniência e no destino quanto as variedades caleidoscópicas de flocos de neve e estrelas.

São essas diferenças que tornam nossa espécie adaptável e nossa vida individual inconfundível e significativa. Mas também nos tornam vulneráveis de maneiras que a ciência não entendia antes — e certamente de maneiras que nem Mary, nem eu e tampouco nossos pais entendíamos. Mas quem são as orquídeas e os dentes-de-leão além do ninho familiar e como eles são formados pelos mundos externos da escola e da amizade? Como podemos garantir que prosperem e floresçam?

7. A bondade e a crueldade das crianças

Nos meses de inverno de 1987, uma menina vietnamita de oito anos de idade — vou chamá-la de Lan — visitou meu consultório pediátrico com uma queixa de dor abdominal recorrente e crônica. Ela tinha olhos castanhos marcantes, usava um vestido encantador, e remexia as pernas em chutes nervosos enquanto esperava sentada sobre a mesa de exame. Sua mãe estava muito preocupada. A dor de Lan, embora facilmente localizável (na linha média do corpo, logo abaixo do centro de seu esterno e caixa torácica), havia confundido todos os esforços para identificar sua origem. Usando o melhor que um laboratório médico moderno e o diagnóstico por imagens poderiam oferecer, seu pediatra de cuidados primários havia investigado de forma diligente e habilidosa as possibilidades de úlceras, pedras nos rins, condições inflamatórias e infecções — sem sucesso. Lan não tinha febre e descreveu sua dor como um desagradável "incômodo" no centro do abdome, acompanhado de uma ocasional cãibra mais intensa. Sua dor não tinha relação com a alimentação, a micção ou os movimentos intestinais, e não havia sido acompanhada de perda de peso, dores nas articulações ou outros sintomas. Lan ainda não havia começado a ter seus períodos menstruais, e o seu exame físico era de uma menina pré-púbere inteiramente normal. Todos os exames laboratoriais de sangue e urina de Lan também estavam normais; não havia sinais de anemia, inflamação ou infecção; e uma ultrassonografia do abdome não revelou anormalidades. O que estava acontecendo na barriga dessa criança?

Depois de falar com Lan e examinar seu prontuário — que imaginei que logo acabaria sendo um daqueles volumosos arquivos "peso de porta" que eu acabara por associar a algumas crianças orquídeas —, duas peças adicionais da história vieram à tona. Primeiro, a dor às vezes era suficientemente severa a ponto de manter Lan em casa e obrigá-la a faltar à escola, e, quando ficava em casa com a mãe, de tempos em tempos a menina expressava preocupações sobre as outras crianças na escola. Ela fazia alusão às "crianças grandes" que tratavam com desdém as crianças menores e mais jovens, excluindo-as das brincadeiras e provocando-as com escárnio, insultos e o tipo de bullying e agressão não física que os professores conhecem bem. Enquanto a mãe de Lan descrevia o mundo social da escola de ensino fundamental que sua filha tinha de enfrentar, Lan estava trabalhando em um canto da sala de exame com o papel e giz de cera que sempre tenho à mão. Embora eu não tenha sido capaz de oferecer um diagnóstico inequívoco, tive um palpite sobre o que poderia estar causando a doença no estômago da menina. Mesmo assim eu ainda não queria dar voz à minha intuição, então marcamos uma nova consulta de acompanhamento para breve. Quando Lan e sua mãe saíram da clínica, ela timidamente me entregou um desenho dobrado, como se estivesse me dando um bilhete com uma mensagem secreta. Eu me despedi com um aceno.

De volta ao meu consultório, examinei o desenho. Ele parecia confirmar meu palpite. O desenho mostrava três meninas mais velhas, duas de vestido vermelho e uma usando um vestido azul. Ao lado delas havia o retrato de uma menina pequena e chorosa. Imediatamente, percebi que era um autorretrato — de Lan e de sua experiência na escola. Cada "personagem" tinha balões de fala. Da boca das meninas grandes saíam as palavras: "Voce num pódi jogar você é pequena pra jogar!", "Voce num pódi brincar você num tem sapatus de clique-claque" e "Voce num pódi jogar voce num é alta". (A propósito, "sapatos de clique-claque" são na verdade uma conhecida categoria na taxonomia dos calçados das meninas — são os sapatos vistosos e de saltos altos que adultos usam e fazem o som de estalido "clique-claque" quando a dona caminha sobre superfícies duras. Isso era uma novidade para mim.) Abaixo do desenho estavam as palavras de Lan: "Sou deixada de fora quando a menina grande me provoca e meu coraçaum parece qui vai quebra".

A dor de estômago de Lan era tão física quanto uma ferida na pele ou um osso quebrado, mas sua causa não era direta, como pisar em um prego ou cair de

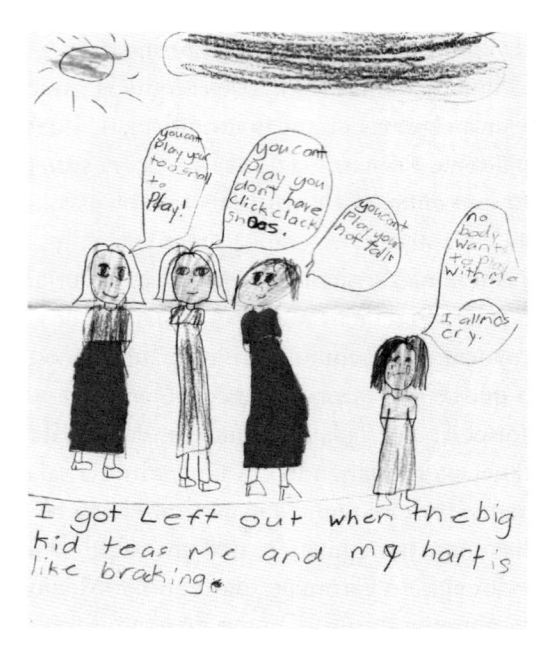

*Um desenho feito por minha paciente de oito anos, "Lan",
retratando sua angústia por ser excluída pelas meninas
maiores.*

uma casa na árvore. Eram suas experiências emocionais transformadas em uma
doença física. Ela era uma orquídea lutando para florescer em meio a um lugar
hostil, desagradável. Como isso aconteceu exatamente, e qual era a solução?

A SOBREVIVÊNCIA DO MAIS APTO... NA PRÉ-ESCOLA?

Lan era o que a psicóloga Elaine Aron denominou "criança altamente
sensível", termo que se tornou bastante influente; dentro do nosso léxico de
sensibilidade especial ou suscetibilidade diferencial, Lan seria considerada o
perfeito exemplo da criança orquídea — psicologicamente desprotegida, biologicamente sintonizada e reativa à adversidade ambiental, e excepcionalmente
suscetível à dor social.[1] A incapacitante dor de estômago de Lan estava sendo
causada não por uma doença, mas sim por sua inconsciente incorporação
física do estresse social que ela encontrava em sua rotina cotidiana na escola.

Dor emocional e física são, em certo sentido, a mesma coisa — não apenas para as orquídeas, mas para todos. Os neurocientistas mostraram, de fato, como a dor da exclusão social pode ativar as mesmas regiões do cérebro daquelas pessoas afetadas pela dor física aguda e crônica.[2] Na mesma linha, os pesquisadores mostraram que tomar um comprimido de analgésico — paracetamol, por exemplo — pode reduzir uma mágoa emocional, como a angústia de um coração partido. Assim, crianças como Lan sentem tanto a dor física quanto a psicológica dentro dos mesmos circuitos cerebrais — regiões chamadas de cíngulo anterior e córtex pré-frontal, que se situam na área mais dianteira do cérebro. Podemos pensar nisso como uma espécie de "zona do ai!" no cérebro.[3] É uma ferramenta muito importante que desenvolvemos ao longo da evolução, já que saber quando estamos feridos, física e emocionalmente, foi fundamental para nossa sobrevivência no passado distante, e, claro, é ainda hoje. Esse atributo comum nas regiões do cérebro subjacentes à dor emocional e física torna prontamente evidente de que modo as exposições ao bullying escolar podem ser somatizadas na forma de dor abdominal crônica. Às vezes, dói fisicamente ser marginalizado, deixado de lado ou banido, em especial se a pessoa é uma menina sensível de oito anos de idade.

Então, o que fazemos com esse conhecimento? Eu leciono a ciência do desenvolvimento infantil para estudantes de medicina e saúde pública e para residentes em pediatria e psiquiatria em treinamento. Embora às vezes seja relegado a uma das enigmáticas subespecialidades da medicina, o desenvolvimento infantil é, na verdade, a ciência fundamental de toda pediatria e psiquiatria infantil.[4] Ele ensina sobre a extraordinária amplitude da variação normal no comportamento e desenvolvimento das crianças, sobre a profunda influência que as experiências relacionais nos primeiros anos podem ter sobre saúde e as realizações, e sobre como as propensões geneticamente indicadas de uma criança interagem com a natureza do mundo externo do filho ou filha para determinar saúde e doença, realização e decepção, sucesso e fracasso durante o curso da vida. Os subtipos de crianças orquídeas e dentes-de-leão são apenas um exemplo de como a categoria "normal" pode ser ampla e diversificada entre indivíduos com diferentes sensibilidades e temperamentos.

A ciência do desenvolvimento infantil ajuda médicos, professores e pais a discernir onde uma criança está no espectro do desenvolvimento, de normativa a desordenada, de atrasada a avançada, de orquídea a dente-de-leão. Às vezes, um comportamento estranho é apenas isso — inequivocamente esquisito, mas dentro da faixa normal para crianças de determinada idade. Outras vezes, essas aberrações, se persistentes ou graves, podem pressagiar o advento de um distúrbio psiquiátrico, um impedimento do desenvolvimento neurológico ou um obstáculo significativo e remediável para o desenvolvimento e crescimento bem-sucedidos.

É possível compreender muita coisa sobre essa variação normal simplesmente observando crianças enquanto elas brincam, aprendem e interagem, em um consultório médico, na sala de estar da casa de uma família ou no pátio de uma escola. Com frequência tenho recorrido à observação em uma pré-escola comunitária como um meio de ensinar a gama de comportamentos típicos esperados em crianças pequenas. Os alunos acompanham uma sala de aula de vinte ou trinta crianças de três e quatro anos cumprindo sua rotina de pré--escola: brincando de casinha; entretidas em jogos, construção ou demolição; em trabalhos de artes; compartilhando notícias na "hora do círculo"; lanchando; ou tirando uma soneca. O comportamento a que assistimos é tanto da média do grupo de desenvolvimento específico por idade quanto o da criança individual única — como algumas crianças sempre correm em grupos, ao passo que outras brincam sozinhas; como algumas são imediatamente responsivas às instruções e solicitações da professora, enquanto outras parecem completamente alheias; como os meninos são propensos a atividades físicas e à competição, enquanto as meninas são quase sempre observadoras intuitivas de complexidades sociais sutis (ou como, às vezes, é exatamente o oposto).

Em meio à ampla extensão de comportamentos que um estudante de medicina pode testemunhar em duas ou três horas de cuidadosa observação anônima em um ambiente de pré-escola estão as inconfundíveis predisposições das crianças para formar hierarquias de poder e influência sociais. É a característica do comportamento infantil que os médicos-residentes mais detestam descobrir, porque eles acreditam de maneira quase inevitável numa visão convencional e predominante da inocência natural da infância, da benevolência das crianças e sua predileção pelo comportamento democrático. Eu mostro um fluxo quase contínuo de exemplos de como as crianças organizam-se em despóticas ordens hierárquicas de domínio e posição social, e volta e meia meus alunos protestam com veemência, relutantes em reconhecer as sociedades hobbesianas que crianças de três e quatro anos quase universalmente formam.

"Mas as crianças são tão doces", protestam os meus futuros médicos. "Elas ainda têm a inocência que perdemos quando nos tornamos adultos." E cabe a mim a lúgubre incumbência de desiludi-los e fazê-los abandonar essa noção.

Mesmo bebês humanos pré-verbais têm maneiras de reconhecer e pensar sobre a dominância social, usando o tamanho relativo para prever o resultado de conflitos entre agentes com objetivos opostos. Um grupo de cientistas usou animações de computador com desenhos de figuras, todas elas dotadas de boca e olhos, para retratar competições de domínio entre pares de agentes.[5] Quando assistiam a uma competição entre duas figuras pela posse de um objeto, bebês de dez a treze meses de idade eram capazes de prever (o que era medido usando-se o rastreamento ocular e o tempo de olhar direcionado para as duas figuras) que a maior das duas levaria a melhor e reivindicaria a posse do objeto desejado. Isso mostra que, já no primeiro ano de vida, os bebês humanos entendem o domínio e antecipam o resultado das competições por recursos escassos. Mesmo antes de vivenciar amplamente o contato social com os pares, crianças muito novas têm uma capacidade cognitiva aparentemente inata para refletir sobre quem está no topo e quem está por baixo, e fazer julgamentos a respeito de ambos. Sim, as crianças são inocentes; é exatamente isso que as torna despreocupadas em encobrir seu comportamento nas enganosas sutilezas da vida adulta. Mas elas propiciam um vislumbre ostensivamente honesto de como os seres humanos interagem de forma competitiva no campo social em que orquídeas e dentes-de-leão crescem e se encontram, expressando algumas das duras verdades da natureza humana.

Assim como no caso das figuras dos desenhos animados, quaisquer pares de crianças reais revelarão os vencedores e os perdedores, os poderosos e os impotentes, os líderes e os liderados. Visite qualquer pré-escola, observe qualquer sala de aula de jardim de infância, e fica evidente que Susie sempre comanda e Emma sempre obedece; na competição por um recurso escasso — um brinquedo cobiçado ou a atenção do professor —, de forma consistente são sempre John, Catherine ou Paul os que conseguem mais acesso; toda vez que tem início um jogo ou brincadeira entre cinco crianças, é sempre Kirsten quem define as regras. Embora meus alunos algumas vezes se desesperem pelo fato de eu estar maculando o ideal de infância igualitária, professores de pré-escola e jardim de infância sempre confirmarão a realidade de que, tão logo as crianças se juntam em novos grupos sociais, a exemplo de uma nova sala de aula no início de um novo ano letivo, bastam duas a três semanas para que elas intuitivamente estabeleçam relações de dominação e subordinação no âmbito de hierarquias de posição social linearmente ordenadas.

Embora existam aspectos funcionais e socialmente estabilizantes dessas hierarquias da primeira infância, os quais examinaremos com atenção em breve, eles também podem servir de pano de fundo para uma dinâmica social mais malévola — o bullying, a dominação intimidadora ou coercitiva de uma criança por outra ou por um grupo. Às vezes é esse lado mais sombrio das hierarquias sociais na infância — uma "lei do galinheiro", de acordo com a qual o mais forte bica o mais fraco — que se torna preponderante e vigente na vida de crianças dentes-de-leão e orquídeas, como Lan. E, conforme veremos, também na vida de adultos orquídeas e dentes-de-leão.

QUEM FICA COM AS BANANAS?

Mesmo onde o bullying e a marginalização são raros, ainda há uma predisposição subjacente que os *Homo sapiens* — até mesmo as diminutas crianças *Homo sapiens* — parecem ter: criar relações sociais ordenadas ao longo de um gradiente do dominante ao subordinado, do mandachuva ao zé-ninguém, do bambambã ao pobre coitado, do maioral ao bunda-mole. Isso provavelmente fará você se lembrar do mundo supostamente mais primitivo do reino animal, no qual não há hospitais, terapeutas ou reuniões escolares entre pais e professores. De fato, o comportamento dos animais, muito parecido com o das crianças, revela uma nítida imagem de quem somos e de onde viemos, mesmo quando resistimos ao nosso chamado da natureza selvagem.

Durante o ano que passei trabalhando e observando macacos nos Institutos Nacionais de Saúde (INS), recebi uma lição objetiva que pude aplicar a várias espécies. Por meio da mais cobiçada das coisas — comida —, averiguamos que posição os macacos individuais ocupavam nesse continuum de uma forma muito simples mas eficaz e bastante visível. Enchíamos um carrinho de mão com um par de galhos repletos de bananas maduras, transportávamos a comida toda até o hábitat natural onde vivia um bando de trinta a quarenta animais, e jogávamos as bananas por cima da cerca que protegia a área. O que acontecia em seguida era uma ilustração realista de como as hierarquias sociais funcionam nas sociedades de macacos. O macaco número 1, o macho alfa, por quem todos os demais mostravam reverência, ia saracoteando tranquilamente até onde o galho de banana havia pousado, a própria imagem da despreocupação. Ele então se sentava e se empanturrava com o maior número de bananas que sua imensa barriga era capaz de conter. Às vezes, esse número chegava a vinte ou trinta bananas, criando uma cena não muito diferente da aposta que Paul Newman faz em *Rebeldia indomável* de que conseguiria comer cinquenta ovos cozidos em uma hora. Uma vez saciado, o macho alfa emitia um barulhento arroto, defecava em quantidades copiosas, e sonolentamente se afastava do local, sendo sucedido pelo macaco número 2 na hierarquia. Isso continuava, um macaco de cada vez, de maneira absolutamente ordenada, até que por fim o último símio, o macaco ômega, recebia a oportunidade de comer o que havia restado, o que muitas vezes não era muito. Estar entre os animais de baixo status não significava apenas uma vida de sobras de bananas. Nas atividades do dia a dia de ser um macaco, estes eram os últimos a entrar no abrigo durante uma tempestade, os parceiros de cópula menos desejáveis, os últimos machos a deixar o bando nativo durante a adolescência, e os que tinham as menores chances de acesso a "oportunidades reprodutivas".

Os animais no topo da pirâmide do bando não eram necessariamente os maiores ou os mais malvados.[6] Quando se tratava de adquirir status em uma sociedade de macacos rhesus, a questão não era tanto o grau de ferocidade que o indivíduo era capaz de demonstrar, mas sim quem o indivíduo conhecia e com que eficácia ele era capaz de liderar. Ter a mãe certa, firmar as alianças certas com seus pares e usar a conduta arrogante correta ao perambular pela área cercada dos animais nas noites de sexta-feira era mais importante que o tamanho ou a natureza feroz. E, embora o status individual de um macaco fosse em grande medida estável ao longo do tempo, a hierarquia *poderia* mudar em certas circunstâncias oportunistas. O primatologista e biólogo molecular Robert Sapolsky conta a história de um bando de estrutura estrita e extremamente hierárquica de babuínos quenianos cujos animais de alto status passaram a excluir de forma agressiva outros animais do acesso ao lixão de um chalé turístico, onde os macacos CEO banqueteavam-se com conforto e exclusividade. No entanto, descobriu-se que a carne jogada no lixo estava contaminada com tuberculose bovina — como bônus de Wall Street entregues com uma pitada de peste. Os animais dominantes acabaram adoecendo e morrendo, o que resultou em relações de apoio muito mais igualitárias entre os membros remanescentes do bando — uma "cultura" mais pacífica que durou mais de duas décadas.[7]

Da mesma forma, Steve Suomi relata a descoberta de que em uma manhã de 2009 ocorreu uma "revolta palaciana" na área dos primatas dos INS. De acordo com a reconstituição do evento feita pelo pessoal do centro a partir de filmagens de *webcams*, durante a noite houvera uma provocação entre dois macacos, um dos quais era um membro do clã dominante. Esse clã, que outrora ocupava as primeiras posições no bando, recentemente sofrera reveses e tinha perdido a hegemonia, por causa da remoção de um de seus membros para o tratamento de um distúrbio renal e em decorrência do progressivo envelhecimento de seu macho alfa, agora uma sombra artrítica e menos agressiva de seu antigo eu mais jovem. Quando irrompeu uma briga com um membro do grupo dominante, um clã dois degraus abaixo na hierarquia viu sua chance. Teve início um violento e generalizado confronto, envolvendo todos os macacos adultos. O tumulto resultou na morte de dois animais dominantes e forçou o restante do grupo de conspiradores a pular a cerca eletrificada da estação e se refugiar em um exílio temporário no estacionamento. Quando a equipe do centro de primatas chegou ao local na manhã seguinte, havia macacos machucados e arrependidos, e muitos dos que antes eram mandachuvas agora zanzavam à espreita por toda parte do lado de fora do hábitat. Nos anos seguintes a esse episódio, o antigo clã número 3 manteve um firme e visível controle sobre a liderança do bando.[8]

As histórias sobre revoluções de macacos contadas por Sapolsky e Suomi ilustram também outra dimensão da posição social em sociedades de símios. *O lugar* que um macaco individual ocupa na hierarquia de seu grupo social e as *circunstâncias* sob as quais ele mantém essa posição têm muito a ver não apenas com quantas bananas ele obtém para comer ou com quantas fêmeas ele consegue copular, mas também com sua saúde e longevidade. Por todo o reino animal, das lombrigas e moscas-das-frutas até os primatas não humanos e peixes, os grupos sociais formam organizações hierárquicas que, de um modo ou de outro, asseguram acesso desigual a recursos escassos e criam desigualdades visíveis entre seus membros dominantes e subordinados.[9] Ainda não se compreende por completo o motivo pelo qual existe um impulso tão esmagadoramente irresistível e instintivo de formar essas hierarquias, entre tantas espécies animais simples e complexas. Todavia, de uma perspectiva evolucionista, as hierarquias de dominação provavelmente foram mantidas ao longo de milênios por causa das vantagens adaptativas que elas propiciam — dividindo papéis sociais e de trabalho, fornecendo liderança ao grupo social e controlando a agressividade por meio de posições sociais previsíveis e duradouras. Em outras palavras, não passamos eras evoluindo apenas como indivíduos, mas como grupos. Sobrevivemos como tribos, e, para que essas tribos funcionassem, aparentemente nem todos poderiam ser o líder. A questão que isso suscita para a vida moderna é como podemos preservar as qualidades positivas das escadas sociais, enquanto mitigamos os danos colaterais sobre as Lans de oito anos do mundo, que precisam de bananas (em sentido literal e metafórico) tanto quanto o resto de nós.

A ocupação de posições subordinadas (de baixo escalão) nessas hierarquias demonstrou ter uma vasta gama de consequências fisiológicas. Estas variam de uma agitação persistente e crônica nos sistemas de reatividade de cortisol e de luta ou fuga ao acionamento de cruciais centros de resposta ao estresse no cérebro até um tipo de alerta de ameaça máximo, que é disparado de célula para célula em todo o sistema imunológico. Essa "incorporação biológica" de baixo status social pode ter grandes efeitos no decorrer da vida de animais individuais.[10] Já foi demonstrado em macacos, por exemplo, que ser colocado em uma posição social marginal pode aumentar o risco de distúrbios físicos e psicológicos/comportamentais e pode exacerbar condições crônicas preexistentes, como hipertensão arterial, doença coronariana cardíaca, diabetes, imunodeficiências e distúrbios da reprodução. Como Sapolsky apontou, ser o desfavorecido *nem sempre* ocasiona esses problemas de saúde; a virulência da subordinação social depende também da espécie, do grupo social específico, de sua cultura despótica ou igualitária e de outras relações sociais de apoio com as quais conta um indivíduo.[11] A morte dos babuínos chefões comedores de lixo e dos dois macacos antes dominantes durante a revolta palaciana nos INS é demonstração da vida real de como estar no topo também pode ser perigoso quando há uma sublevação "política" e uma drástica mudança na estrutura de poder do grupo.

Para os análogos humanos dessas histórias de perda de prestígio e poder decaído, não precisamos ir além das tragédias de dois Richards muito humanos: Ricardo III, de Shakespeare, e o presidente norte-americano Richard

Milhous Nixon. Ricardo III — o trágico e escoliótico protagonista da peça, que aspira a todo custo ao trono da Inglaterra — leva a efeito um reinado de terror, assassinando brutalmente todos aqueles que poderiam frustrar suas ambições de ascensão. No fim, ele é temido e odiado por seus compatriotas, e após uma noite em que se vê aterrorizado pelos fantasmas de todos aqueles cuja vida ele tirou, o próprio Ricardo é morto pelas forças invasoras do conde de Richmond. Na cena derradeira, Ricardo lamenta:

> Minha consciência tem mil línguas diferentes,
> E cada língua me conta um conto diferente,
> E cada conto me condena como vilão.

Richard Nixon, ele próprio um trágico soberano de proporções shakespearianas, renunciou à presidência dos EUA em 1974 envolto em uma maré de vergonha após revelações de uma invasão criminosa de motivações políticas aos escritórios do Comitê Nacional Democrata em Washington, no conjunto de edifícios Watergate. Em um último discurso, lúgubre mas lamentável, para sua equipe na Casa Branca, Nixon exortou: "Lembrem-se sempre: as outras pessoas podem odiar você, mas aqueles que o odeiam não ganham a menos que você os odeie, e então destrua a si mesmo". Dias depois de assinar sua renúncia, Nixon desenvolveu uma trombose venosa profunda em sua perna, resultando em uma embolia pulmonar que quase tirou sua vida e da qual ele só se recuperou por um triz.

Claramente há riscos e armadilhas em ambas as extremidades do espectro sociopolítico, e de vez em quando — embora não com tanta frequência assim, ao que parece — os que estão no topo são justamente "recompensados" quando a malevolência e a duplicidade norteiam suas regras. Mas, quase sempre, predominam os custos crônicos e mensuráveis — na saúde, na doença e na longevidade — de estar no extremo mais baixo.

STATUS MAIS BAIXO, PROBLEMAS MAIORES

Há extraordinários paralelos entre os efeitos do status social sobre a saúde em espécies animais e aqueles encontrados em relação ao status socioeconômico (SSE) em sociedades humanas. A posição social e econômica que a pessoa ocupa afeta quanto ela é saudável durante a vida, bem como quando e como vai morrer. Assim como os bandos de macacos, cardumes de peixes e crianças humanas em idade pré-escolar são hierarquicamente organizados, as sociedades humanas adultas contemporâneas também mostram algum grau de partilha ou divisão do poder em camadas, deferência e acesso a recursos pelo SSE de um indivíduo — geralmente medido como uma combinação de nível educacional, prestígio profissional e renda.[12] Na verdade, o SSE é o mais poderoso fator de previsão da saúde e do desenvolvimento humanos que temos em todas as fases da vida. É tamanho o seu poder de previsão — de doenças agudas e crônicas, saúde física e mental, lesões acidentais e violentas, desempenho acadêmico, níveis de leitura e alfabetização e longevidade — que questionamos quaisquer outras ligações observadas entre um fator de risco (como níveis de colesterol ou hipertensão arterial) e desfechos de saúde, a menos que os pesquisadores tenham primeiro controlado ou feito ajustes de acordo com o SSE. Não se pode entender o curso de uma vida — ou morte — humana individual sem olhar para a posição dessa pessoa na sociedade.

E, no entanto, só começamos a estudar esse poderoso fator por seus próprios méritos nos últimos vinte ou 25 anos, embora provavelmente tenha moldado a vida e a saúde humanas desde os distantes recônditos das sociedades de caçadores-coletores. Lembro-me de participar de uma reunião convocada por minha colega e amiga da Universidade da Califórnia em San Francisco (UCSF), Nancy Adler, onde nos pediram para pensarmos juntos sobre os determinantes da saúde, definidos em termos amplos, no nível das populações humanas. O professor Leonard Syme, da Universidade da Califórnia em Berkeley, disse ao grupo reunido: "Bem, se vocês querem saber o que prevê a saúde e a doença, posso dizer a resposta agora e aí todos podemos ir para casa: é o status socioeconômico".

Len começou sua carreira como um sociólogo médico formado na UCLA e com doutorado em Yale, filho de um operário eletricista da cidade canadense de Winnipeg, então um atrasado fim de mundo na província de Manitoba. No início de sua vida profissional, foi recrutado pelos INS para formar o primeiro grupo de estudos epidemiológicos e se tornar o primeiro sociólogo a entrar no funcionalismo público dos EUA. Entusiasmado com sua leitura da obra de Émile Durkheim e outros teóricos pioneiros, Syme se convenceu de que as condições sociais da vida — a disponibilidade de recursos sociais e financeiros, exposições a estressores e adversidades e o caráter de relacionamentos próximos — eram os principais fatores ambientais que determinavam quem ficava doente e quem permanecia bem. Ao longo dos anos, Len tornou-se, com John Cassel, da Universidade da Carolina do Norte, um dos fundadores da nova disciplina da epidemiologia social — o campo que estuda os determinantes sociais da saúde e as origens das notórias disparidades socioeconômicas em saúde e desenvolvimento. A lista de ex-alunos de Len inclui figuras eminentes nesse campo de estudos. Então, quando Len Syme disse: "É o status socioeconômico [, estúpido!]", todos deram ouvidos.

Apoderando-se da advertência de Syme, Nancy Adler encabeçaria uma Rede de Pesquisa da Fundação MacArthur, que durante treze anos investigou a base biológica das disparidades de saúde impulsionadas pelo SSE e definiu o importante papel adicional do status social *subjetivo* (ou seja, a posição social que, via autoavaliação, a própria pessoa confere a si mesma) como um previsor de resultados de saúde, acima e além de sua medida objetiva. Sir Michael Marmot, ex-aluno de doutorado de Syme em Berkeley e agora um renomado professor de epidemiologia e saúde pública na Universidade College London, condecorado com título de cavaleiro, demonstrou de forma reiterada uma forte associação entre o nível de emprego no funcionalismo britânico e praticamente todas as formas de enfermidades humanas — físicas e mentais, agudas e crônicas. Sua pesquisa revelou sistematicamente os sacrifícios de desenvolvimento e de saúde que resultam de um baixo status social nas sociedades humanas. O trabalho de Marmot mostra, por exemplo, que os efeitos da posição social não são simplesmente os da pobreza que afetam a saúde e a longevidade — o exemplo óbvio ao qual as pessoas, precipitadamente, costumam recorrer —, mas que o nível da doença varia ao longo de um gradiente contínuo de SSE.[13] Até mesmo os filhos de médicos e advogados têm mais ferimentos e condições de saúde mais crônicas e limitadoras do que os filhos dos mais bem remunerados banqueiros, CEOs e presidentes de empresas. Claro que os índices de doenças crônicas não são uniformes até chegarmos às crianças mais pobres e com baixo status socioeconômico, nas quais a incidência aumenta de forma acentuada. Em vez disso, as crianças em todos os níveis do SSE têm taxas mais altas de morbidades crônicas do que aquelas logo acima delas em termos de riqueza e educação da família, e índices mais baixos do que aquelas logo abaixo. Não é simplesmente a pobreza que intensifica as iniquidades em saúde; é todo o espectro da desigualdade social.[14]

Na verdade, Richard Wilkinson e Kate Pickett, da Universidade de Nottingham, demonstraram de forma convincente, em estudos internacionais sobre países e não sobre indivíduos, que os diferentes níveis de desigualdade de renda dos países estão fortemente vinculados a indicadores de saúde.[15] Sintetizando uma verdadeira montanha de dados epidemiológicos de todo o mundo, eles demonstram que o que importa para a saúde e a mortalidade em determinado país não é tanto a riqueza geral do país, conforme normalmente pressuporia a sabedoria convencional, e mais o modo como a riqueza é distribuída — de maneira uniforme ou desigual — dentro de sua população de cidadãos. As pessoas que vivem em sociedades socioeconomicamente menos igualitárias têm uma saúde geral mais pobre, menor número de realizações educacionais, mais doenças e lesões crônicas e incapacitantes e expectativas de vida médias mais curtas do que as populações de nações mais equânimes. Isso vale para os indicadores de saúde e bem-estar que vão da obesidade à saúde mental, do desempenho acadêmico à gravidez na adolescência, da criminalidade e violência ao abuso de drogas e à expectativa de vida. Surpreendentemente, mesmo as subpopulações mais abastadas de cidadãos são mais saudáveis e mais satisfeitas quando as sociedades são menos desequilibradas em sua destinação de recursos e riqueza.

Observando a atual tendência dos EUA de aumentar a desigualdade de renda — na verdade, a maior desigualdade desde os anos da Grande Depressão —, Wilkinson e Pickett delineiam as consequências para a saúde de tal concentração de renda: a erosão da confiança, o colapso das conexões sociais, o aumento da ansiedade e a marginalização de forasteiros que, desempoderados, acompanham de forma consistente a divisão das sociedades em pequenas minorias dos ultrarricos, rodeados por todos os demais e sua vida nitidamente modesta. A expressão geracional de consternação diante dessa mudança nacional, e até certo ponto internacional, no sentido de desigualdades de riqueza e poder foram os movimentos Occupy Wall Street [Ocupe Wall Street] e Black Lives Matter [Vidas negras importam] e suas demandas por maior justiça social, economias mais igualitárias e fim do racismo institucional. Isso também explicaria a campanha inesperadamente bem-sucedida do senador Bernie Sanders para tornar-se o candidato do Partido Democrata às eleições presidenciais de 2016. Embora tenha perdido as primárias que indicaram Hillary Clinton, ninguém esperava que um ativista social careca e com voz roufenha, já septuagenário, pudesse inspirar admiração tão fervorosa e um séquito tão numeroso. À medida que lotavam casas de shows, estádios e praças públicas, os seguidores de Sanders refletiam uma mudança drástica em termos do que muitos norte-americanos queriam como líderes dos EUA. Dado o que sabemos acerca dos efeitos do status socioeconômico, eles não estavam apenas se mobilizando por um país com maior igualdade de renda. Eles se reuniram e se organizaram a fim de expressar seu desejo de uma sociedade com saúde distribuída de forma mais igualitária, com oportunidades de vida mais justas.

Já houve inúmeros debates para decidir se as diferenças na saúde atreladas às desigualdades sociais, a subjugação das minorias e a imensa discrepância entre os níveis de posição social se devem aos excessos e deficiências materiais da vida ou às diferenças psicossociais nas experiências de felicidade, contentamento e senso de lugar no mundo. A resposta provável é que ambas as formas de privação estejam envolvidas em desigualdades sociais. As crianças em posições mais baixas na escala SSE, a exemplo dos gêmeos que ajudei a vir ao mundo nos céus do Colorado quando ainda era um jovem médico, são prejudicadas e estão vulneráveis a riscos por causa de um sem-número de diferenças materiais em sua vida: nutrição pior; exposição maior e mais constante a toxinas como o chumbo; moradia lotada, barulhenta e aquém do ideal; e menos dólares disponíveis para gastar em cuidados com a saúde. Mas as mesmas crianças também enfrentam um complemento total de agressões socioemocionais: testemunhando violência na vizinhança e na família; cuidados parentais às vezes pobres ou pouco esclarecidos; escolas menos eficazes; e exposições desproporcionais ao estresse e à adversidade. Conforme mostraram Nancy Adler e seus colegas da Rede de Pesquisa da Fundação MacArthur, até mesmo a intuição subjetiva da pessoa acerca da posição em que ela se situa na escala do SSE — no âmbito de seu país ou em sua comunidade — é muitas vezes um previsor mais poderoso de saúde e morbidade do que a sua posição social objetiva, medida segundo a avaliação de educação, prestígio profissional ou renda.[16] Um artigo de revisão sistemática descobriu, por exemplo, que a percepção de um indivíduo de que ocupava um baixo status social em comparação com o país ou a comunidade estava associada a riscos significativamente maiores de doença coronariana cardíaca, hipertensão, diabetes e desequilíbrio de colesterol no sangue, mesmo depois que se levavam em consideração o SSE real e objetivo do indivíduo.[17] Embora a saúde de um idoso zelador afro-americano de Oakland possa ser prejudicada pela escassez e instabilidade de sua renda, sua saúde pode ser protegida, ou até mesmo reforçada, pelas conexões sociais decorrentes de seu trabalho como diácono em sua igreja batista local. A verdade é que todos esses fatores — materiais, psicossociais e subjetivos — atuam no enfraquecimento e na manutenção da saúde das crianças em suas posições nos degraus da escada social.

AS "MICROSSOCIEDADES" DA INFÂNCIA

A saúde das crianças, no entanto, não é afetada somente pelo status social de seus pais e famílias. As "microssociedades" hierárquicas (na sala de aula, por exemplo) que pequenos grupos de crianças e jovens formam quando reunidos em novos contextos sociais — assim como acontece com macacos, peixes e moscas-da-fruta — parecem ter efeitos sobre a saúde e o desenvolvimento que se assemelham àqueles que esperamos do status socioeconômico em famílias e adultos. E o que uma menina vietnamita chamada Lan com dor de barriga me ensinou foi que as severidades hierárquicas até mesmo de relacionamentos entre pares — mesmo em uma idade muito precoce — podem ter repercussões visíveis e palpáveis na saúde e no bem-estar das crianças. Avancemos rapidamente para 2003, quando Nancy Adler, as pós-doutorandas Nicki Bush e Jelena Obradović, a pesquisadora Juliet Stamperdahl e eu elaboramos um estudo cujo intuito era observar e medir cuidadosamente os efeitos de dominância e subordinação na saúde de mais de trezentas crianças em quase trinta salas de aula do jardim de infância das escolas públicas de Berkeley, Califórnia.

Decidimos medir a posição das crianças em suas hierarquias de dominância em sala de aula de duas formas bem diferentes. Primeiro, despachamos assistentes de pesquisa, estudantes de pós-graduação, para cada uma das salas de aula, onde se sentavam em uma cadeira e, munidos de um *tablet* digital, registravam as interações de criança-com-criança que eles vissem. Suas instruções eram não conversar com ninguém e evitar contato visual com qualquer uma das crianças. Não demora muito para que um pós-graduando de vinte anos, em qualquer outra situação um estudante bastante interessante, se transforme em um "vaso de planta" quando é completamente (e às vezes de modo frustrante) indiferente às perguntas e atenções das crianças. Nossos assistentes de pesquisa foram ensinados a esquadrinhar a sala de aula e o playground ao longo de três ou quatro horas em busca de quaisquer formas de interação física ou verbal ocorrendo entre duas ou três crianças. Essas observações miravam tanto os contatos óbvios a partir dos quais era possível inferir a classificação comparativa das crianças, por exemplo, uma criança atacando fisicamente a outra ou tomando da outra um brinquedo, bem como interações mais sutis, a exemplo de uma criança sendo imitada por outra. Essas interações, portanto, incluíam evidentes afirmações de dominância, em que uma criança triunfava e a outra era vencida, mas também englobavam interações menos óbvias, como uma criança liderando, acompanhando, deslocando fisicamente ou instruindo outra. Observávamos e gravávamos quando um menino ensinava a outro as regras de um novo jogo de bola, enquanto uma menina solitária conduzia um barulhento grupo de outras quatro colegas em uma turbulenta corrida circular em volta do pátio, quando uma criança saía entristecida e derrotada por uma breve altercação física com um coleguinha de brincadeira. Incluíamos também ataques de "agressão relacional" que às vezes ocorriam, como a exclusão de uma terceira menina de uma atividade lúdica, de modo que as outras duas pudessem manter uma arrogante ilusão de exclusividade, ou um menino fisicamente grandalhão ignorando de propósito um colega de classe menor, como uma estratégia de afirmação do controle.

Contávamos com assistentes de pesquisa realmente espertos e muito trabalhadores — estudantes de pós-graduação da Universidade da Califórnia, em Berkeley, e jovens gênios a caminho de carreiras brilhantes. E, ao longo de horas de observações em sala de aula, eles coletaram dados de quase 33 mil interações de dominação entre crianças de cinco anos, que foram a seguir inseridos em um algoritmo de computador que nos informava a posição social de cada criança vis-à-vis o restante de sua sala de aula. Ora, tenha em mente que nenhuma dessas interações gravadas poderia nos dizer muita coisa sobre o relacionamento de longo prazo entre duas crianças ou sobre sua localização na hierarquia social da sala de aula. Mas, quando os dados foram calculados proporcionalmente ao longo de todas as 33 mil interações, surgiu uma imagem bastante clara do cenário de dominância em cada uma de nossas salas de aula de vinte ou trinta crianças. Nem o sexo de uma criança — fosse menino ou menina —, tampouco o SSE da família dele ou dela determinava o status de dominância da sala de aula; em termos de probabilidade, meninos e meninas tinham a mesma propensão de ocuparem altos ou baixos lugares na hierarquia computada, a mesma condição valia tanto para crianças de famílias mais ricas como as das mais desfavorecidas. Assim, com a posição de dominância em sala de aula de cada criança em mãos, poderíamos usar essa classificação medida para analisar se a dominância e a subordinação estavam relacionadas aos resultados de saúde no decorrer do primeiro ano de escolaridade dessas crianças. Mais detalhes sobre essas análises daqui a pouco.

Em um segundo método para identificar posições de status de sala de aula, reunimos grupos de quatro ou cinco crianças do mesmo sexo e com posição social aproximada em uma sala onde foram apresentadas a uma grande e misteriosa caixa branca. Dentro da caixa, estava sendo reproduzido o filme mais fascinante no momento para crianças de cinco anos (em 2003, *Procurando Nemo*). Havia dois orifícios na altura dos olhos, na frente da caixa, através dos quais o filme podia ser visto. O "problema" era que o vídeo só era reproduzido quando dois botões nas laterais da caixa eram apertados, e os botões ficavam muito longe dos orifícios para que uma única criança conseguisse apertá-los por conta própria e assistir ao filme. Então as crianças tinham que descobrir como fazer a coisa toda funcionar. Sem exceção, elas ficavam ansiosas para ver o vídeo, mas tinham que conversar com pelo menos duas das outras crianças para que as ajudassem, pressionando os botões nas laterais.[18]

Nós contamos a elas como tudo funcionava e lhes dissemos que tinham quinze minutos para fazer o que quisessem. Cada grupo foi imediatamente tomado por uma obstinada obsessão de assistir *àquele filme*, e todas trabalhavam para encontrar uma solução, embora houvesse claras diferenças por gênero em como isso era realizado. Nem sempre, mas de modo geral, os garotos encaravam o dilema como uma gangue de macacos pré-púberes de castigo em casa e que de repente ganhavam autorização para sair. Havia gritaria e instruções dadas aos berros, todos correndo empolgados em volta da caixa, empurrando, atropelando-se, pulando — dá para visualizar a cena. As meninas, por outro lado, geralmente dispunham quatro cadeiras pequenas em círculo, sentavam-se com as mãos pousadas sobre o colo e discutiam de forma civilizada e deliberada sobre como dariam conta de cumprir a tarefa, da maneira mais ordeira e educada possível. (Se você não acredita no meu relato de como são as linhas de ação masculina e feminina de crianças cinéfilas de cinco anos de idade, tente você mesmo com um grupo conveniente de alunos do jardim de infância sem treinamento.) Tanto para as tentativas de meninos como de meninas, e durante o procedimento de quinze minutos, um assistente de pesquisa ficou de prontidão e registrou com um cronômetro quantos segundos e minutos cada criança conseguiu ver do filme, e às crianças foram atribuídas posições de 1 a 4 (ou 5) de acordo com o tempo de visualização.

À medida que analisávamos nossos dados desse projeto de hierarquia de jardim de infância, temas claros começaram a surgir em nossos resultados, refletindo os custos biológicos e psicológicos de encontrar-se na base ou perto do ponto mais baixo da escada social da pré-escola — bem como as virtudes biológicas e psicológicas de estar no topo. Primeiro, notamos que os níveis anteriormente medidos das respostas do sistema de cortisol das crianças ao nosso protocolo de reatividade ao estresse claramente variavam de acordo com as posições delas na fila para assistir ao filme. As crianças com o menor tempo de visualização do vídeo tiveram as maiores pontuações de reatividade ao cortisol, aquelas com tempos médios de visualização tiveram escores médios e aquelas com o maior tempo de visualização obtiveram pontuações de reatividade *negativas* (significando que seus níveis de cortisol na verdade *caíram* ao longo da sessão de reatividade). Assim, as crianças subordinadas em cada um dos quartetos de espectadores do vídeo, as que sempre recebiam as migalhas do tempo de visualização (um pouco como as sobras de bananas), haviam nos mostrado uma reatividade ao cortisol substancialmente maior ao estresse. Por outro lado, as crianças altamente dominantes, que haviam conseguido o maior tempo de visualização do vídeo, mostraram não apenas baixa reatividade ao estresse, mas o oposto — níveis mais baixos de cortisol no final do protocolo de reatividade do que no início. Ocupar uma baixa posição na hierarquia de espectadores do filme estava ligado a uma reatividade mais drástica ao estresse psicológico.[19]

Ainda mais instigante em relação à saúde e ao bem-estar das crianças, constatamos em nosso trabalho de observação de sala de aula que as crianças cujos comportamentos cotidianos demonstravam frequentes atos de subordinação (não apenas na situação do espectador de filme) mostraram um índice significativamente maior de sintomas de depressão e desatenção, relações mais escassas com os pares e uma competência acadêmica menos positiva durante o período no jardim de infância do que seus análogos com maior status de dominância. As crianças subordinadas — aquelas que iam passando através da peneira dos processos do grupo até chegar ao ponto mais baixo da hierarquia de status de sua classe — estavam substancialmente mais preocupadas com o comportamento em sala de aula, com as novas amizades na escola e com o progresso em direção aos objetivos de ler, começar a escrever e compreender números. Aqui havia evidências até então não descobertas de que a estratificação até mesmo das minúsculas microssociedades das crianças do jardim de infância operava da mesma maneira que a estratificação social das nações — isto é, relegar um subconjunto de seus membros a posições sociais inferiores resultava em mais frequentes e mais severos distúrbios de saúde e de desenvolvimento. Tanto nos níveis de baixo SSE nas sociedades adultas como em posições subalternas nas salas de aula do jardim de infância, ocupar uma baixa posição hierárquica e gozar de pouco prestígio tinham efeitos residuais mensuráveis na saúde e no bem-estar dos indivíduos.

Quando esses resultados vieram à tona, não pude deixar de me lembrar da minha irmã, Mary, que durante seus primeiros relacionamentos na escola primária tinha pelejado vigorosamente com outras crianças, muitas vezes mais dominantes e assertivas. Ela conseguiu fazer boas e, por vezes, duradouras amizades, mas sua enorme sensibilidade era quase sempre um elemento complicador e obstrutivo em seus esforços para negociar as intricadas complexidades daquelas antigas conexões sociais. Em meu próprio acompanhamento detalhado do progresso do desenvolvimento e da saúde de 340 crianças de jardim de infância — quarenta anos ou mais depois do hesitante primeiro ano de escola da minha irmã —, a história de um menininho que chamaremos de Diego destacou-se como bastante ilustrativa do que descobrimos. Diego era um menino tímido, cuja experiência pré-escolar consistira em uma movimentação independente e pacífica, com ocasionais incursões na confusão de dinâmicas de grupo, mas geralmente dentro de um grupo de apenas quatro a seis outras crianças. Sob a atenta supervisão da equipe da pré-escola, Diego ajustou-se com razoável eficácia à exigente novidade e à constante pressão do intercâmbio social com outras crianças. Mas o jardim de infância em uma escola pública maior, com batalhões inteiros de temíveis alunos do quinto e sexto ano do ensino fundamental e gigantescos "veteranos", era um desafio novo e mais duro. De repente, imerso em um mar aparentemente hostil de novos colegas, Diego se recolhia para espaços onde ele pudesse se esconder.

Sua nova sala de aula, no entanto, não era um lugar fácil para desaparecer. Mais crianças, espaços menores e a supervisão reduzida por parte de uma professora atarefada criavam um pandemônio de regulação mínima. Com frequência as crianças mais dominadoras tomavam os brinquedos e as tintas de Diego ou ocupavam seu assento, e ele era persistentemente lembrado de sua posição inferior por meio de agressões físicas rotineiras, coerção verbal e exclusão social. Ao final do ano letivo ele estava ainda mais reticente para interagir com outras crianças (ou certamente confrontá-las ou competir com elas), menos confiante em suas próprias habilidades e seu valor, e preocupado com suas perspectivas de um futuro seguro e feliz na escola. O lugar que uma criança acaba por ocupar na auto-organização hierárquica que caracteriza cada sala de aula tem efeitos reais e com importantes consequências, e, para o desalento dos pais de Diego, o menino havia caído perto da parte mais baixa, em um espaço social que ameaçava destruir seu conforto e êxito na escola. Felizmente, no entanto, há diferenças importantes, tanto na constituição da criança quanto no caráter da sala de aula, que podem embotar ou mesmo reverter os resultados infelizes da subordinação social.

HASEYA E JACOB

Uma maneira de pensar sobre a natureza de uma criança dente-de-leão é como alguém que, do ponto de vista da compleição física, está *desatrelado* das implicações de sua situação de vida ou da posição social. Crianças dentes-de-leão criadas em ambientes severos e empobrecidos podem ser anomalamente saudáveis e fortes, como se fossem impermeáveis aos efeitos danosos desses ambientes. Nem toda criança pobre naufraga nos baixios da penúria ou subordinação. Mas crianças dentes-de-leão em contextos ricos e privilegiados podem, de forma anormal, ficar doentes ou em perigo, porque são igualmente desvinculadas dos benefícios socioeconômicos de suas circunstâncias. Nem toda criança nascida em meio ao poder e à abastança tem uma vida livre da doença e do infortúnio. Duas crianças do meu passado talvez ajudem a ilustrar como os dentes-de-leão às vezes podem escapar dos riscos da desvantagem ou esquivar-se do abrigo da abundância. Vamos chamá-las de Haseya e Jacob.

Haseya (cujo nome significa "ela se levanta" na língua navajo) era uma menina de dez anos de idade que eu tinha tratado em 1978 e cuja família bastante tradicional era um desastre absoluto. O pai bebia em vez de trabalhar, e a mãe espancava fisicamente o pai sempre que o encontrava bêbado, o que muitas vezes resultava em perda de consciência, lacerações no couro cabeludo e no rosto, e um turvamento ainda maior de uma cognição já em vias de desaparecimento. Um dos irmãos mais velhos de Haseya tinha saltado do carro da namorada, em movimento, quando ela rompeu o namoro com ele, e em decorrência disso sofreu graves traumas na cabeça e no pescoço, num episódio que o confinou de forma permanente a uma cadeira de rodas. Tente empurrar a cadeira de rodas do seu irmão ao longo do terreno desértico pelo resto da vida dele. Pior ainda, o poço artesiano da família excedia os níveis-padrão de arsênico, eles usavam pesticidas em abundância para proteger a minguada horta da família, as ovelhas entravam e saíam à vontade do *hogan** onde moravam, e a higiene era praticamente inexistente.

Todavia, apesar de uma vida de pobreza em um pedaço de terra fustigado por ventanias e esquecido por Deus, em combinação com uma vida familiar de caos e desordem, Haseya, uma linda menina navajo de olhos brilhantes e cabelo preso em um rabo de cavalo, era o próprio retrato da saúde. Ela veio ao mundo como um bebê saudável, com um choro generoso e um temperamento resiliente. Durante seus primeiros anos na escola, teve algumas doenças pediátricas de rotina, mas nunca adoeceu gravemente e jamais foi hospitalizada. E ainda por cima estava indo muito bem na escola. A impressão era a de uma afável e robusta menina norte-americana nativa, que poderia ter vicejado em quase qualquer lugar — um dente-de-leão amarelo-vivo crescendo de forma constante do chão do deserto. Ela era a personificação do que convencionalmente tem sido chamado de "resiliência".

Outro jovem e inesquecível paciente, de uma abastada família de San Francisco — Jacob —, padeceu durante toda a infância e adolescência assolado por enfermidades agudas e crônicas. A despeito dos ininterruptos cuidados

---

* Típica habitação indígena navajo, geralmente feita de troncos e barro com uma porta tradicionalmente voltada para o leste. (N. T.)

com sua saúde, de uma casa num bairro invejável, de uma família solidária e de uma pré-escola urbana caríssima e de alto nível, Jacob desenvolveu uma longa série de infecções de ouvido, resistentes à maioria dos antibióticos e até mesmo à implantação cirúrgica de tubos auditivos. Essas infecções crônicas acabaram por levar a um prolongado período de deficiência auditiva e a um atraso na aquisição da linguagem, o que por sua vez exigiu avaliações de fala e linguagem e um curso de terapia fonoaudiológica. Quando começou sua vida escolar — uma instituição privada de ensino fundamental com uma proporção professor-criança de 1 para 12 —, ele havia sido hospitalizado duas vezes com pneumonia e estava ficando para trás em seu progresso acadêmico. No meio da infância, vez por outra mostrava comportamento rebelde e insolente, ignorando os pedidos e ordens dos pais e de figuras de autoridade, e no ensino médio houve uma fase em que passou da experimentação com maconha para o consumo habitual de cocaína. Apesar de ter quase todas as vantagens que o início da vida pode oferecer a uma criança, sua saúde era motivo de preocupação tanto para seus pais quanto para seu pediatra — preocupações que felizmente se dissiparam quando ele se tornou um jovem adulto. Enquanto cursava a faculdade, Jacob encontrou seu caminho para uma vida mais estável e promissora: começou a ter bom desempenho nas aulas, abandonou as drogas, com exceção de um ou outro trago em um cigarro de maconha em ocasiões sociais, e conheceu uma namorada por quem se apaixonou perdidamente.

Jacob revelou, em certo sentido, o outro lado da "moeda" dos dentes--de-leão. Sua condição e saúde no início da vida não estavam atreladas ao mundo social em que ele residia quando criança — nesse caso, de riqueza e privilégio. Apesar dessas vantagens iniciais, ele sofria com doenças recorrentes que expunham sua insensibilidade de dente-de-leão aos recursos e vantagens socioeconômicos que o rodeavam por completo. Como Haseya, Jacob era dotado de uma indiferença de compleição à sua posição social e material, mas, ao contrário de Haseya, essa posição era de privilégio, não de pobreza. As histórias convergentes dos dois pacientes revelam como o núcleo essencial da natureza do dente-de-leão não é tanto a "resiliência", mas a impermeabilidade às circunstâncias da vida e a desvinculação a elas. É essa resistência à influência do meio ambiente — esse distanciamento das condições precoces das consequências posteriores — que caracteriza a criança dente-de-leão, o *maskrosbarn* sueco.

As crianças orquídeas, que por existirem em menor número e por causa de sua intensa suscetibilidade distinguem-se de seus pares dentes-de-leão, mais abundantes, podem ter problemas de saúde graves, crônicos e incapacitantes no contexto da empobrecida família navajo de Haseya. Uma orquídea desse tipo poderia também ter apresentado excepcionais resultados de saúde e desenvolvimento irrestrito na próspera casa de Jacob na área da baía de San Francisco. Para as crianças orquídeas, com seu primoroso envolvimento com os ambientes sociais que as circundam, muita coisa depende das qualidades inerentes desses cenários — se são perniciosos e ameaçadores, acalentadores e solidários. Os resultados estão estritamente ligados ao que existe do lado de fora das orquídeas. A resistência de dentes-de-leão como Haseya e Jacob, por outro lado, até certo ponto desafia a capacidade dos ambientes sociais de prejudicar ou ampliar suas perspectivas e potenciais. Eles estão isolados, em conforto e segurança, dos extremos de suas condições sociais da infância, e em geral encontram seu caminho rumo a uma vida de saúde substancial e realizações sólidas. E, assim como as crianças dentes-de-leão permanecem relativamente imunes às maiores provações, adversidades ou bênçãos das condições socioeconômicas de suas famílias, essas crianças também passam pela infância razoavelmente incólumes, sem ser afetadas pelas experiências por vezes coercitivas de subordinação e dominação nas mãos dos seus jovens pares.

No âmbito das estruturas por vezes severamente estratificadas e hierárquicas das sociedades de adultos e salas de aula de jardins de infância, temos a expectativa de que as crianças orquídeas se saiam muito pior ou muito melhor do que seus pares dentes-de-leão — que são muito mais numerosos —, por causa de duas possíveis razões. Como sugerido no capítulo 3, espera-se que as crianças orquídeas, com sua alta sensibilidade e estilos comportamentais quase sempre inibidos e menos assertivos, talvez venham a ocupar posições desproporcionalmente baixas e marginais na escala dos níveis sociais. Assim como seus análogos roedores e símios, as orquídeas humanas podem ser super-representadas nas subordinadas terras baixas de seus grupos sociais da primeira infância. Também pode ser verdade, no entanto, que as crianças orquídeas figurem, às vezes, desproporcionalmente nos *mais altos* escalões das hierarquias de pares, dada sua cuidadosa atenção à dinâmica social e às possibilidades de liderança que essa atenção transmite.

As orquídeas submetidas às exigências de uma ferrenha competição por posições dominantes também podem ser substancialmente mais prejudicadas e destruídas pelas dificuldades que acompanham essa competição. Assim, as orquídeas relegadas a papéis subalternos e de baixo escalão, em que predominam a marginalização e o isolamento social, podem vivenciar com mais frequência subjugação, estresse e sintomas de desespero, levando à coação física e psicológica. Por outro lado, as orquídeas que alcançam altos níveis sociais podem ser recompensadas de forma mais visível com as sólidas realizações em saúde mental e desenvolvimento que essas posições hierárquicas engendram. E, no entanto, seria de esperar que os dentes-de-leão, a exemplo de Haseya e Jacob, revelassem as consequências em larga medida enfraquecidas ou atenuadas da alta ou baixa posição social.

A POUCO CELEBRADA BRAVURA DOS PROFESSORES DE JARDIM DE INFÂNCIA

Os professores — talvez em especial os professores de jardim de infância, atuando no limiar das primeiras experiências das crianças com a "escola de verdade" — são pessoas extremamente influentes na vida das vinte ou trinta pequenas pessoas de cinco anos de idade das quais estão incumbidos de tomar conta e a quem lhes cabe instruir a cada ano. De muitas maneiras, os professores da pré-escola assumem a tarefa essencial de estabelecer as trajetórias educacionais e de desenvolvimento de todas as crianças que eles tocam e ensinam. Embora o salário médio de um professor de jardim de infância nos EUA seja de cerca de 52 mil dólares por ano, seu potencial para influenciar vidas humanas individuais e o caráter da sociedade mais ampla é enorme. Na verdade, o economista Raj Chetty, da Universidade Stanford, calculou que o retorno sobre o investimento da nossa sociedade em um professor de jardim de infância realmente de primeira categoria é de cerca de 320 mil dólares por sala de aula por ano.[20] Em outras palavras, todas as salas de aula em que trabalha um professor verdadeiramente qualificado e de alto nível de formação educacional geram 320 mil dólares por ano em benefícios e economia — 320 mil dólares que valem pontuações mais altas nas provas, maiores realizações educacionais, maior número de graduações universitárias e melhor produtividade econômica.

Ter um professor de jardim de infância extremamente qualificado resulta em alunos que, a longo prazo, levam uma vida mais bem-sucedida e produtiva, tornam-se pais ou mães solteiros com menos frequência, têm maior propensão a poupar dinheiro para a aposentadoria e, talvez o mais impressionante, aos trinta anos de idade estão ganhando salários mais altos. Tudo isso a partir de um primeiro ano com um excelente professor de crianças pequenas! Professores de pré-escola e de jardim de infância recebem os menores salários entre os profissionais que trabalham no nosso sistema nacional de educação, e ainda assim são os educadores que muito provavelmente moldarão a mente e a vida dos jovens, durante o período mais formativo em termos neurobiológicos da aprendizagem inicial.

Professores de jardim de infância também têm uma aguçada e perspicaz consciência e contribuem muito para a política interpessoal e as estruturas organizacionais que se desenrolam em seus ambientes de sala de aula. No início do nosso projeto de jardim de infância de Berkeley, assistentes de pesquisa começaram a retornar de suas observações em salas de aula de crianças de cinco anos com claras impressões de suas hierarquias sociais — quem estava por cima, no topo da pirâmide, quem estava por baixo. Mas os assistentes também percebiam outra coisa. Eles voltavam a sua base na universidade comentando que a cultura ou o espírito de cada sala de aula — o que parecia ser o sentimento de cada classe — era perceptivelmente diferente. Alguns de nossos assistentes contaram histórias de salas de aula frias e duras, onde professores autoritários mantinham cronogramas diários inflexíveis, fazendo de tudo para evitar frivolidades e risos e reforçando o status especial de certas crianças dos altos escalões hierárquicos ao alardear seus talentos e pontos fortes, ignorando as qualidades menos visíveis dos demais colegas. Em outras classes, no entanto, os assistentes relataram um tom mais leve e informal, em que os professores deliciavam-se com as diferenças de seus alunos e pareciam reconhecer propositalmente as admiráveis habilidades até mesmo das crianças mais periféricas, marginalizadas e de "baixa patente". A posição que uma criança ocupava na hierarquia social parecia importar pouco em algumas configurações escolares observadas. Nessas classes, os grupos sociais eram mais flexíveis e menos previsíveis — na maioria das vezes, meninas brincando com meninas e meninos com meninos, mas sem os mesmos "clubinhos" exclusivos de grupos sociais invariantes, formados dia após dia.

Enquanto discutíamos juntos o que estava por trás dessas diferenças culturais do jardim de infância, começamos a entender, conforme alguns estudiosos da educação haviam minuciosamente mostrado, que, enquanto alguns professores exploravam as hierarquias sociais das crianças como meio de controlar o comportamento de crianças e grupos, outros tentavam explicitamente minimizar a visibilidade e a força da hierarquia ao adotar métodos de ensino mais igualitários e centrados na criança.[21] Alguns professores, por exemplo, poderiam sufocar uma desavença tomando o partido de uma criança dominante ou evitar um conflito ou decepção permitindo que certas crianças fossem marginalizadas ou excluídas. Em comparação, outros pareciam empregar de forma consciente técnicas e estratégias para solapar ou contestar a ordem hierárquica de seus alunos. Isso poderia ocorrer caso o professor notasse publicamente um especial talento artístico, intelectual ou atlético de uma criança subordinada, ou proibisse um comportamento social excludente, estabelecendo uma diretriz de sala de aula na qual "ninguém pode dizer 'você não pode brincar'".[22] Havia marcantes diferenças nas salas de aula com relação ao grau de atenção e justiça das práticas, políticas e linhas de ação dos professores, e, quanto mais sensíveis, mais as crianças orquídeas pareciam ter êxito muito mais imediato nesses ambientes equitativos centrados na criança. Ainda havia hierarquias estudantis em todas as salas, sem dúvida, mas em algumas elas eram muito menos visíveis e virulentas.

O resultado dessas diferenças de sala de aula foi percebido com grande facilidade nos resultados da pesquisa que nosso projeto começou a revelar.[23] Descobrimos, por exemplo, que havia uma estreita e significativa ligação entre a classificação social de uma criança e o nível de seus sintomas e comportamentos semelhantes à depressão (por exemplo, sentir-se triste, solitária ou indesejada, ou ter medo de tentar coisas novas por receio de cometer erros). Sem nenhuma surpresa, as crianças que ocupavam os degraus sociais mais baixos dessas pequenas comunidades de sala de aula eram substancialmente mais propensas a apresentar sintomas de depressão do que as crianças no topo.[24] Em contraste, as crianças que desfrutavam das posições superiores e mais dominantes nas hierarquias de sua sala de aula eram as mais saudáveis mentalmente. Mesmo após o ajuste estatístico para sexo e status socioeconômico da família, as crianças de nível hierárquico mais elevado mostraram menos comportamentos depressivos, melhor capacidade de assistir com atenção às aulas, relações positivas entre pares e maior competência acadêmica geral.

Mas não era em todas as salas de aula que a vida nos lugares mais baixos da escada social vinha acompanhada de mais solidão, mais medo e mais isolamento social. De fato, as experiências de crianças subordinadas eram extremamente dependentes do uso de práticas de ensino igualitárias e centradas na criança por parte de seus professores. Nas classes em que os professores ignoravam, ou até mesmo fomentavam, as relações de dominância, a ligação entre a posição hierárquica subordinada e o comportamento depressivo era muito forte e bastante preditiva. Por outro lado, nas salas de aula onde os professores estavam comprometidos com métodos de ensino mais orientados para a criança e voltados para o enfraquecimento da hierarquia, os comportamentos e sintomas depressivos pareciam quase não ter relação com a posição social de uma criança. Quanto mais hierárquicas eram as estratégias pedagógicas do professor, mais íngreme a inclinação da linha estatística que relacionava a posição social à depressão; todavia, quanto mais ativamente igualitárias essas metodologias, mais horizontal a linha se tornava. Em outras palavras, nas salas de aula em que os professores punham em prática técnicas de ensino justas, imparciais e centradas na criança, a posição a que a criança havia chegado na nova hierarquia social da sala de aula do jardim de infância importava muito pouco no que dizia respeito a sintomas de saúde mental. Estávamos começando a ver com muita nitidez o enorme poder de influência das práticas, filosofias, posturas e abordagens dos professores. Naquele primeiro e impressionante ano da educação fundamental, os estilos e métodos dos professores eram decisivos para moldar o desenvolvimento inicial de uma criança, sua saúde mental e seu sucesso acadêmico.

PRODUZINDO SEMENTES: ORQUÍDEAS, DENTES-DE-LEÃO E AS EXIGÊNCIAS DA VIDA EM SOCIEDADES ESTRATIFICADAS

Claramente, os perigos e provocações das hierarquias de dominância não se limitam à infância ou ao intenso fermentar relacional das salas de aula do jardim de infância. As crianças crescem e, nos locais adultos de trabalho e nas arquiteturas de sociedades mais amplas, os insidiosos mas inevitáveis processos de dominação e subordinação também estão em ação. Tanto a evolução de nossa espécie quanto as exigências de estrutura organizacional e estabilidade impuseram, pelo menos nas culturas e nações modernas, o surgimento quase inevitável de uma estratificação na qual as recompensas de uma sociedade são distribuídas de maneira desigual. E há muitos benefícios dessa competição de "mercado livre" que são inteiramente aclamados no âmbito das economias das sociedades ocidentais.

Mas, embora pareça haver uma propensão quase legal à divisão de grupos humanos em camadas ao longo de gradientes de poder, riqueza e admiração, não temos razão alguma para acreditar que o vínculo entre saúde e desenvolvimento humano e a posição social de uma pessoa é uma realidade necessária ou universal. De fato, as impressionantes diferenças entre as nações no desnível ou na força da conexão graduada entre status social e saúde sugerem que elas estão em grande medida suscetíveis a serem separadas sob as condições adequadas de tradição igualitária e diretriz política social justa. Embora o domínio e a subordinação possam ser os subprodutos inevitáveis de uma longa história evolutiva, o acoplamento da posição social à saúde e ao desenvolvimento não deve ser considerado como algo inevitável ou inviolável. Mesmo renunciando a ilusórias fantasias de uma sociedade "plana", na qual os esforços individuais não são recompensados e as "papoulas altas" são cortadas para assegurar a uniformidade, não devemos ignorar as desproporcionais incidências de saúde debilitada e a mortalidade precoce que pesam como um injusto fardo sobre os ombros dos pobres e desfavorecidos.

Em nossos esforços para criar nações com maior equidade e infâncias mais justas, tampouco devem ser ignoradas as respectivas sensibilidades especiais e a firmeza das crianças orquídeas e dentes-de-leão. Assim como as crianças orquídeas sofrem com mais problemas de saúde debilitada e realizações de desenvolvimento mais precárias em condições de adversidade, as experiências de pobreza e subordinação também afetam de modo desproporcional essas crianças, cujas sensibilidades às relações de dominação são mais pungentes. A menina Lan, de oito anos de idade, é apenas um exemplo de uma criança cuja suscetibilidade especial às dolorosas realidades da posição social e do bullying resultou em sintomas corporais que exigem atenção médica. Como sabemos agora, também é provável que crianças orquídeas como Lan possam se beneficiar de maneira desproporcional de circunstâncias sociais igualitárias e imparciais. E assim como as crianças dentes-de-leão mantêm uma relativa impermeabilidade aos efeitos da adversidade, crianças desse tipo também são proporcionalmente menos afetadas por sociedades desiguais e por relações sociais mais despóticas. De fato, uma das possíveis razões pelas quais as sociedades injustas sobreviveram tantas vezes — seja em salas de aula ou nações — é a preponderância de cidadãos análogos aos dentes-de-leão, que encontram formas de se desenvolver, progredir e alcançar o sucesso mesmo nas condições sociais mais terríveis e predatórias.

Todos nós percorremos, de uma forma ou de outra, a mesma trilha humana, continuamente interagindo e negociando com outras pessoas em meio às lutas pelo poder, às disputas da vontade, aos torneios de controle que caracterizam e permeiam a vida dos hominídeos. Basta apenas arranhar a superfície do namoro e do casamento, dos escritórios e das corporações, das legislaturas e dos governos, para revelar o duradouro e fumegante caldeirão de dominação e subordinação. Sem dúvida, os frutos de tais relações não são universalmente destrutivos. Na verdade, dependemos da dominação e da subordinação para que a liderança possa florescer, da criatividade para triunfar, da estabilidade para reinar. Mas os custos do bullying e do controle social coercitivo — isto é, domínio e subordinação desenfreados — são abundantemente evidentes, tanto nas sociedades contemporâneas quanto nas culturas das salas de aula da pré-escola. Esses custos são igualmente evidentes nas palavras postadas na internet por um jovem estudante alemão em 2009, na noite anterior a um ataque a tiros em que ele matou quinze pessoas. Ele escreveu: "Estou farto desta vida confusa.[25] Sempre a mesma coisa. Todo mundo zomba de mim. Ninguém reconhece meu potencial. Estou falando sério". É tristemente tentador especular sobre o que poderia ter permitido que, em vez de acabar em um tiroteio, o potencial desse rapaz florescesse na forma de atos criativos e positivos, como a vida dele poderia ter mudado, tivesse sua escola sido mais capaz de reconhecer e reverter as injustiças percebidas que o destruíram. O que poderia ser feito — em jardins de infância, famílias e sociedades — a fim de curar essas feridas de subordinação social, plantar as sementes de relações humanas mais equânimes e cuidar das suscetibilidades especiais de seus membros mais sensíveis e vulneráveis?

8. Semeando e cultivando os jardins de infância

Fazem-me reverências, mas me interpretam tão mal
Tratada como rosa, como orquídea.
Alanis Morissette, "Orquídea"

Depois de refletir acerca das características, origens, recursos e vantagens de desenvolvimento e riscos das crianças orquídeas e dentes-de-leão, chegamos agora ao quebra-cabeça parental semelhante ao que os alpinistas chamam de "ponto crucial" de uma escalada — isto é, o trecho mais difícil e trabalhoso da rota, exigindo coragem, agilidade e força. Ao subir uma parede de cerca de mil metros de granito do Parque Nacional de Yosemite, esse ponto crucial pode ser uma agarra escondida na face de uma saliência de um metro; no que diz respeito aos cuidados parentais de crianças, é ter o conhecimento, a intuição e a capacidade de apoiar de forma adaptativa o crescimento e o desenvolvimento de um punhado de criaturas jovens muito diferentes e necessitadas. Meu amigo e padrinho de casamento, o texano Bruce, certa vez compartilhou comigo a ideia muito perspicaz, que me serviu bem do ponto de vista científico, de que as quatro principais etapas de desenvolvimento da infância são: rato no tapete; mordedor de tornozelos; pirracento; e desajeitado. Algumas autoridades no assunto acrescentariam alpinista de cortina na terceira posição entre mordedor de tornozelo e pirracento. O desafio técnico, relacional e um tanto crucial para os pais é que não só as necessidades parentais de seus filhos que são drasticamente diferentes em cada fase singular de desenvolvimento, mas as necessidades dos pais também são marcantemente diferentes de uma criança para outra. É como conduzir uma orquestra regendo um músico de cada vez, mas com todos os músicos tocando ao mesmo tempo.

Embora eu tenha tido um rigoroso treinamento como pediatra e especialista em desenvolvimento infantil, quando se trata dos desafios da criação parental de orquídeas e dentes-de-leão sou obrigado a reconhecer, desde o início, que foi com a minha maravilhosa e adorável esposa, Jill, que mais aprendi sobre os vaivéns, os segredos e as lições, as armadilhas e confusões envolvidos na semeadura e cultivo de um jardim de pequenas criaturas humanas. Enquanto escrevo este livro, faz quase 39 anos que ela e eu embarcamos na jornada mais onerosa, exigente e recompensadora de nossa vida a dois, uma jornada que começou com a estridente entrada de nosso filho, Andrew, no que Shakespeare chamou de "este mundo que respira". Aquela quente e reluzente madrugada de agosto no deserto de Sonora lançou nós três — Andrew, eu e Jill — em uma aventura para a qual nenhum de nós estava totalmente preparado. Dois anos depois, em Tucson, numa noite fria e árida, pouco antes de um Natal com cheiro de algarobeira e fumaça, nossa filha, Amy, respirou fundo pela primeira vez e se juntou a seu expectante irmão na festança que é a vida neste planeta querido. Nada nunca mais foi o mesmo desde então.

A vida de Jill e a minha foram totalmente transfiguradas por aquelas duas chegadas súbitas, caóticas e estimulantes. Criar e educar duas crianças insubstituíveis até a idade adulta — um dente-de-leão e uma orquídea — foi ao mesmo tempo a tarefa mais formidável e alegre de nossa vida. Houve momentos hilários, e de orgulho e encantamento absolutos, à medida que Andrew e Amy descobriam o que é estar vivo e consciente no mundo, cheio de intenção, tristeza, vontade e desejo. Não há experiência na vida que transcenda o júbilo dos pais ao verem o sorriso de seu bebê em resposta ao seu próprio, os primeiros passos arriscados da criança em direção ao caminhar, o primeiro vislumbre eletrizante do lugar e da vocação no mundo.

Já observei como as práticas parentais em uma mesma família podem ter efeitos profundos, mas diferentes, no desenvolvimento de crianças individuais. Embora as crianças orquídeas sejam afetadas de modo distinto por diferenças ainda que sutis no modo como os pais encaram os métodos de criação dos filhos, as crianças dentes-de-leão podem marchar infância afora relativamente incólumes em relação às habilidades e fraquezas dos pais. Pais, mães, avós e outros cuidadores importantes podem, como os professores, otimizar a saúde e o desenvolvimento das crianças, em especial quando esses cuidadores estão munidos de uma compreensão clara e atenta de como as orquídeas e dentes-de-leão diferem em suas necessidades, respostas e suscetibilidades às estratégias parentais. As abordagens parentais ideais para crianças de diferentes sensibilidades e temperamentos são um dos focos de pesquisas em andamento, encabeçadas por muitos cientistas desenvolvimentais em diversas áreas do mundo.

Primeiro, pais de todas as nações, de ambos os sexos, biológicos e adotivos, de todas as raças e etnias, sejam ricos ou pobres, são instigados a manter "leveza" em face da longa e colossal tarefa que se estende a sua frente no primeiro dia de uma nova vida. Lembro-me da primeira vez que troquei a fralda de Andrew, quando ele tinha dois ou três dias de idade, recém-chegado do hospital em que eu trabalhava. Eu era um pediatra da mais alta qualificação, com doze anos de ensino superior e formação profissional e três anos de prática nas costas, em grande parte focado especificamente no cuidado e criação de bebês e crianças. Era também o século XX, a era anterior às fraldas descartáveis, pré-Pampers e pré-Huggies, quando fraldas de pano eram a moderna opção em voga. Elas eram feitas de tecido de algodão verdadeiro, que prendíamos com dois grandes alfinetes de cabeça azul e, uma vez usadas, jogávamos dentro de um imenso e nojento balde ao lado do trocador.

Com todo o cuidado de um pai de primeira viagem e toda a confiança de um treinadíssimo médico especializado em crianças, coloquei o pequeno Andrew sobre a fralda cuidadosamente dobrada, ergui a parte da frente da fralda para cima, ao redor e sobre a barriga do bebê, e inseri o alfinete de tamanho considerável no tecido... e transpassei a pele do meu filho recém-nascido, criando, de fato, feridas de entrada e saída. Ele ficou vermelho como um tomate da cabeça aos pés e uivou, o que tinha todo o direito de fazer, como um leitão preso se esgoelando a caminho do abate. Rapidamente retirei o instrumento de tortura e inspecionei, horrorizado, o primeiro ferimento cruel que Andrew tinha sofrido... nas mãos de seu pai-pediatra, constrangido, arrasado e profundamente pesaroso. Acho que desde esse dia nós dois ficamos com um pouco de transtorno de estresse pós-traumático, embora ele negue toda e qualquer lembrança do evento. Cuidados parentais não são fáceis, não são nem um pouco parecidos com um feriadão na praia, mesmo para aqueles de nós especificamente treinados para cuidar de recém-nascidos.

Portanto, devo admitir desde o início que nenhum instinto ou experiência, nenhum conhecimento ou aula, nenhum livro ou podcast jamais nos prepara totalmente para os imensos desafios de trazer um ser humano recém-nascido à vida e criar essa criança até uma distante saudável maturidade. Toda criança nascida neste mundo vivo é uma maravilha de singularidade absoluta, um organismo extraordinariamente único, com uma complexidade que só podemos vislumbrar e apreciar. Devemos, portanto, saudar todo novo nascimento com a humildade e admiração que são ensejadas por nossas avassaladoras limitações e terríveis restrições. Nunca examinei um recém-nascido sem uma silenciosa reverência por sua novidade reluzente e irrestrita promessa.

Como argumentei desde o início deste livro, as crianças orquídeas — grupo que abrange, até onde sabemos, uma criança a cada cinco — apresentam sensibilidades surpreendentes e de dois gumes aos mundos social e físico que elas encontram em sua jovem vida. Essas crianças têm uma espécie de receptividade porosa a interações externas, uma receptividade que as torna agudamente, às vezes dolorosamente, conscientes de sensações físicas, a exemplo de toque, som e paladar, e experiências relacionais, de carinho, calor humano, maldade e indiferença. É uma abertura completa para o mundo, o que fomenta uma frágil dualidade de resultados: em ambientes sociais fortes e de apoio elas se desenvolvem e progridem como nenhuma outra criança, mas em contextos daninhos e prejudiciais, podem involuir e deteriorar-se em uma vida de desordem e desespero.

Minha irmã, Mary, era obviamente uma dessas crianças. Embora contivesse dentro de si a possibilidade de brilhantismo e grandeza, ela se viu inserida em uma família em que a crítica e a desaprovação, embora não intencionais e talvez até mesmo inconscientes, estavam sempre na ordem do dia, e onde uma orquídea estava fadada, talvez de modo inexorável, a uma vida de desapontamento, fracasso e problemas de saúde. Um olhar retrospectivo para a vida de Mary a encontra para sempre equilibrada em uma afiada fronteira entre a genialidade e o desvario. Havia períodos de grande lucidez e criatividade, durante os quais ela viajava, trabalhava e lecionava, mas estes eram intercalados, com frequência decrescente, entre anos de loucura e desatino, em que minha irmã foi repetidamente hospitalizada e dominada com a mais vigorosa potência pelos demônios que fixaram residência em sua cabeça.

De maneira nenhuma as crianças orquídeas, em sua maioria, oscilam entre os extremos de saúde e disfunções que minha irmã visitou durante seus 53 anos de vida. Mas o que muitas dessas crianças têm em comum com ela é a excepcional variação de possibilidade, criada por sua sensibilíssima receptividade ao caráter do mundo social circundante. O que poderia ter salvado minha irmã? O que poderia ter permitido que a sua trajetória de vida seguisse seu anseio de sucesso e vocação artística, o que ela poderia muito bem ter alcançado? Quais são os elementos de cuidados parentais ou de ensino (ou de laços entre irmãos) que poderiam ter dado uma guinada em uma maré de infelicidade em direção a uma vida de promessa e brilho?

Como acontece com todas as crianças, não há abordagens fáceis e padronizadas para ajudar pais ou professores a criar e ensinar uma criança orquídea. No entanto, há a sabedoria acumulada de pais e pediatras, como eu, que descobriram maneiras, por meio de intuição ou insights, de cuidar e proteger jovens orquídeas. Há também a sabedoria acumulada de famílias e irmãos, como eu, que lutaram para entender e interpretar as experiências de uma irmã, um irmão, sobrinha ou sobrinho frágil. E há a experiência de professores que descobriram, ao longo de anos de experiência pedagógica, maneiras de reconhecer as orquídeas, apoiando sua aprendizagem e estimulando a adaptação. O que se segue, então, é a minha própria coleção pessoal de abordagens de cuidados parentais e enfoques de ensino, que são oferecidos aos leitores como estratégias a serem tentadas, possibilidades a serem exploradas, métodos a serem avaliados. A lista não é exaustiva nem infalível, e pode ser que o que funcione bem com uma criança orquídea talvez fracasse com outra. Mas é um compêndio de práticas resultante de muitos anos observando, escutando e ajudando as "orquídeas que conheci": minha irmã, minha própria filha, e as muitas outras crianças que me honraram com sua confiança como médico.

1. A AMEAÇA DA NOVIDADE E O CONFORTO DO ROTINEIRO

Em primeiro lugar, entre as sensibilidades que perturbam a vida das crianças orquídeas está sua disposição especial para se melindrar com o que é novo e inesperado. Jerome Kagan referiu-se a esse fenômeno como "neofobia" — um arraigado e visceral temor que a criança tem daquilo que é imprevisto ou que nunca tinha encontrado antes. Minha própria filha, Amy, mostrou-nos como uma novidade pode causar aversão em uma menininha com inclinações de orquídea, e quanto a estabilidade e a rotina consistente e confiável podem ser confortáveis e reconfortantes. Babás novas e até então desconhecidas eram particularmente repugnantes no mundo dos primeiros anos de vida de Amy. Elas eram impregnadas de cheiros estranhos, tinham rosto ilegível, a fala ininteligível, rituais de dormir esquisitos e incompreensíveis e, como tal, deveriam ser evitadas sempre que possível. Todos os anos letivos também começavam com o ajuste de Amy a uma nova professora, que inevitavelmente mudava os métodos de aprendizagem e as convenções de sala de aula que a professora do ano anterior havia progressivamente inculcado. Novos alimentos, em especial aqueles de alguma forma exóticos no sabor, cor ou textura, eram particularmente suspeitos para Amy e evitados a todo custo. Crianças desconhecidas e ambientes sociais novos eram motivos para fugir ou se esconder. Aos três anos de idade e no início de sua experiência no jardim de infância, minha filha havia se tornado uma resoluta neófoba.

Estranhamente, a fonte de tamanha e completa dedicação à neofobia nunca foi a timidez ou a falta de coragem. Amy foi e é tão corajosa e aventureira quanto seu irmão mais dente-de-leão, Andrew. Na verdade, ambos demonstravam algum nível de bravura em momentos que os pais acabam por temer — saltando com vara por sobre barras de quase cinco metros de altura, saltando de aviões, escalando precariamente paredes e penhascos rochosos, esquiando em pistas de gelo do tipo duplo losango negro, as de mais alto grau de dificuldade, e mergulhando na arrebentação em mares revoltos. Não era coragem o que faltava a Amy; era um conforto básico e confiante em relação a experiências e contextos sociais anteriormente desconhecidos.

A resposta a esse medo da novidade era, para Amy — assim como para as crianças de compleição mais francamente orquidácea —, uma confiança na *mesmice e na rotina* que funcionava como contrapeso. De maneira consciente, assumimos o compromisso de realizar atividades de rotina da família, como jantar juntos todas as noites, frequentar a igreja juntos toda semana, incumbindo nossos filhos de tarefas diárias e semanais que eles deveriam cumprir no horário certo, tirando uma soneca regular ou reservando um horário de silêncio, indo juntos ao mesmo evento de grupo pai-filha todo mês, respeitando horários padronizados de dormir e sequências regulares de rituais na hora de dormir (por exemplo, vestir o pijama, escovar os dentes e ir para a cama, seguidos de leitura, arrumação e luzes apagadas). Nada muito mirabolante, complicado ou fora do comum. De fato, tudo era bastante banal e agradavelmente trivial. Mas é notável com que frequência, na vida familiar contemporânea, esses elementos rotineiros e previsíveis são negligenciados e omitidos da vida coletiva de uma família. As rotinas proporcionam à criança um senso de controle e um pano de fundo de certeza e mesmice em um mundo por vezes enlouquecedoramente desordenado, imprevisível e bagunçado.

Conheço uma família que oferece a seu filho um pouco de controle sobre a vida cotidiana afixando em um quadro de feltro imagens de todas as tarefas que precisam ser feitas em um determinado momento ou em um determinado dia — por exemplo, escovar os dentes, tomar o café da manhã, vestir-se e preparar o lanche, coisas que compõem os procedimentos que antecedem a partida para a escola. Mas o filho tem permissão para sequenciar fisicamente as várias tarefas da manhã, organizando a ordem das imagens representativas no quadro da cozinha. Tudo deve ser feito toda manhã a cada dia de aula da semana, mas é realizado de acordo com a maneira e disposição da criança. É uma pequena renúncia dos pais, cedendo parte do controle à criança em troca de uma conclusão oportuna de uma rotina diária complexa.

Ser o pai de uma criança necessitada de ritual não foi meu primeiro contato com os benefícios psicológicos das rotinas familiares. Nos anos 1970, quando eu estava trabalhando com John Cassel na Carolina do Norte, pensamos no estresse e na adversidade como aspectos do que então se chamavam "mudanças na vida" — isto é, os eventos ou alterações na vida, tanto negativos quanto positivos, que desafiam a capacidade adaptativa de um indivíduo. Havia, de fato, todo um corpo de pesquisa dos psiquiatras de adultos Thomas Holmes e Richard Rahe e do epidemiologista psiquiátrico Bruce Dohrenwend, enumerando "unidades de mudança de vida" como um índice de experiência estressante, e usamos uma modificação pediátrica de sua escala para avaliar exposições à adversidade entre as crianças que estudávamos.[1] Como observado anteriormente no capítulo 2, uma colaboração com um colega pesquisador levou a uma proposta de que, se o estresse pudesse ser operacionalizado como mudança de vida, talvez o contrário da mudança — estabilidade de vida e rotinas familiares — pudesse servir como fatores de proteção e apoio para as crianças em meio a uma grande adversidade. Como era de esperar, naquele estudo de crianças da zona rural de Chapel Hill e suas famílias, ficou demonstrado que as rotinas atenuavam ou suavizavam os efeitos de mudanças de vida estressantes em predisposições a doenças respiratórias. Barbara Fiese, uma psicóloga do desenvolvimento da Universidade de Illinois, campus de Urbana-Champaign, foi adiante e documentou, em uma longa e elegante série de estudos, as funções benéficas e protetoras das rotinas familiares.[2]

2. O AMOR DE UMA CRIANÇA

Uma segunda prática parental que oferece tranquilidade e apoio a crianças com qualidades de orquídeas é simplesmente a presença generalizada da *atenção e do amor* dos pais. Embora todas as crianças anseiem pela atenção e pelos cuidados dos pais, e precisem disso, as crianças orquídeas são especialmente necessitadas de seu afeto e seu tempo, e se beneficiam de modo particular dos efeitos. Tal atenção pode vir principalmente do pai ou da mãe, ou de ambos, ou pode ser o presente especial concedido por avós, padrinhos, ou babás. Há abundantes evidências nos textos de psiquiatras infantis como Robert Coles, professor de Harvard, de que até mesmo um único adulto solidário pode ter uma influência transformadora na vida de uma criança. É esse *amor inabalável* de um adulto atencioso que consegue transfigurar a vida e o desenvolvimento de crianças, especialmente crianças orquídeas.

Uma das lendas culturais duradouras da nossa época é que a falta de tempo dos pais com os filhos, devido a pressões do trabalho, obrigações sociais e as ocupações gerais da vida, pode ser contrabalançada por ocasiões planejadas que se tornaram conhecidas como "tempo de qualidade", isto é, um horário especial, quando pais e filhos podem se dedicar juntos a conversas e atividades significativas. Mas, como escrevi em um parecer de 1990 no periódico *American Journal of Diseases of Children* [Revista Norte-americana de Doenças Infantis]:

Eu gostaria de desmascarar o que se consagrou como um artefato quase sagrado na mitologia da vida contemporânea.[3] O tempo de qualidade é simplesmente um mito cultural. Não existe tal coisa e nunca existiu. Portanto, não devemos esperar que isso aconteça e não devemos tentar criá-lo.

A realidade é que os melhores momentos com nossos filhos acontecem em instantes inesperados e não planejados — durante o trajeto de carro até uma partida de futebol na manhã de sábado, no meio de um banho sossegado de uma criança pequena, ou enquanto nos apressamos para tomar o café da manhã e levar as crianças para a escola. Por mais que tentemos orquestrar essas ocasiões, os momentos de maior proximidade com nossos filhos, aqueles que guardaremos com carinho na lembrança, surgem nos intervalos em que menos se espera. Tais momentos não podem ser organizados ou planejados. Eles simplesmente emergem do fluxo normal e monótono da vida cotidiana, quando se passa *tempo rotineiro* suficiente entre pais e filhos. É durante esse tempo rotineiro que podem ocorrer os momentos de extraordinária comunicação e intimidade.

Lembro-me de uma dessas ocasiões com o meu filho, Andrew. Em uma breve viagem de mochilão de um fim de semana até um primitivo acampamento ao longo da escarpada costa do norte da Califórnia, fustigada pelos ventos — uma atividade a que nossa família se dedicava com bastante regularidade —, Andrew, que então tinha cerca de oito anos, e eu estávamos caminhando ao longo da trilha. O céu ocidental sobre o oceano Pacífico começara a se colorir à medida que o pôr do sol se aproximava. As primeiras e mais geladas brumas da manhã costeira de verão tinham se dissipado enquanto os já esperados ventos da tarde se avolumavam, e dava para ver nosso acampamento aparecendo por cima de uma elevação, na extremidade distante da trilha que estávamos percorrendo. A beleza crescente do poente instigou Andrew a se deter e me levar para algum lugar mais fundo em seu mundo interior.

"Sabe de uma coisa, papai", disse ele, "eu gosto muito de desenhar e pintar. Eu realmente gosto de fazer arte."

Foi uma revelação sensata, mas imprevista — um interlúdio literalmente momentâneo em um período de quatro ou cinco horas —, talvez antecipando, ou sondando, a direção de uma vida e carreira futuras. Provavelmente não teria acontecido sem a longa viagem de carro anterior, seguida pelos vários e tediosos quilômetros em que nos arrastamos através de uma trilha enevoada. Eu disse que sabia que ele tinha algum talento artístico autêntico e que duradouras vocações na arte eram inteiramente possíveis.

A seguir, notando que toda a cúpula do céu do Pacífico estava se convertendo em um laranja brilhante e translúcido, Andrew novamente me surpreendeu. "Sim", disse ele, "o laranja é a cor mais incompreendida."

Que revelação! Ali estava uma criança — meu filho! — que pensava em cores como a maioria de nós pensa em pessoas. Honestamente, nunca me ocorrera que o laranja pudesse ser incompreendido, ou até mesmo compreendido, no que diz respeito ao assunto. Ele era e é um artista brilhante e imaginativo; formou-se na Escola de Artes Dramáticas de Yale e se tornou um premiado cenógrafo teatral, e hoje é professor de teatro em uma importante universidade.

Anos trás, um adesivo de para-choque proclamava: A MELHOR COISA QUE VOCÊ PODE GASTAR COM SEU FILHO É TEMPO! Por mais clichê que seja a afirmação desse slogan, há uma verdade contida em sua mensagem. Felizmente, o consenso entre aqueles que estudam as várias dimensões relacionais da vida familiar é que os pais contemporâneos estão, provavelmente, passando um pouco mais de tempo acessível com seus filhos do que os pais de três ou quatro décadas atrás. No entanto, pode ser também que o número de horas de interação participativa e interessada com os filhos tenha diminuído. De forma curiosa, e possivelmente contraintuitiva, há também evidências de que os efeitos salutares do tempo que os pais passam com os filhos — nos resultados da criança, a exemplo de problemas comportamentais e emocionais — aumentam durante a adolescência, quando o tempo e o monitoramento parentais parecem diminuir comportamentos de risco que podem levar à delinquência, ao abuso de substâncias e a outras morbidades adolescentes. Estes são exemplos dos "pontos de contato" de desenvolvimento de T. Berry Brazelton, que ocorrem entre pais e filhos, entre médico e pais — os momentos de suscetibilidade especial e ocasiões memoráveis, que são marcados por uma receptividade mais intensa à comunicação e influência entre crianças e adultos que cuidam delas. No início de seu trabalho, Brazelton observou períodos previsíveis durante o desenvolvimento, quando uma criança fazia algo novo, como começar a andar, logo depois que deixava de fazer outra coisa que ela vinha fazendo havia meses, como dormir durante a noite inteira. Outro exemplo pode ser o bebê de oito meses que começa a despertar de novo no meio da noite, no exato momento em que se torna mais emocionalmente consciente da diferença entre a mamãe e uma pessoa desconhecida. São esses os pontos de contato que caracterizam os momentos de saltos qualitativos no desenvolvimento da criança — momentos em que os pais, trabalhando com médicos e psicólogos especializados e capacitados, podem aprender muito sobre as necessidades, pontos fortes e fracos, capacidades de domínio e expressões de sentimento de seus filhos. Mas essa aprendizagem e a estabilização do sistema familiar que ela impulsiona não podem ocorrer sem o substancial investimento de tempo e atenção dos pais.

Em resposta às "guerras das mamães" socioculturais, por meio das quais jovens mães foram submetidas aos duplos e insolúveis imperativos de carreiras ativas e maternidade intensiva, alguns cientistas sociais apresentaram evidências de que, especialmente no início da vida, a presença de uma mãe tem pouca influência ou peso relevante sobre resultados saudáveis de desenvolvimento.[4] No entanto, estudos individuais não fazem uma verdade. Certamente temos evidências, por meio de trabalhos como o de Charles Nelson e colegas em orfanatos romenos (capítulo 6), dos devastadores efeitos da criação de crianças pequenas em instituições, em situação não parental, em todos os aspectos, do crescimento físico e função cerebral ao bem-estar socioemocional. Não há dúvida de que a presença de pelo menos um dos pais sendo amoroso ou responsivo no início da vida de uma criança é essencial para o seu desenvolvimento normativo positivo. A partir daí, entramos no terreno das diferenças mais sutis, mais difíceis de detectar em estudos observacionais ou experimentais. Todavia, muitos estudos constatam que resultados mais ideais são encontrados entre crianças que vivem em uma família com pai e mãe casados, uma conclusão com a qual eu concordo.[5] Sabemos também que o desenvolvimento infantil e a saúde são afetados de maneira acentuada e negativa pela criação de crianças em "famílias de risco", isto é, aquelas caracterizadas por conflitos agressivos e relacionamentos frios e pouco solidários.[6] Há também evidências substanciais de que a presença dos pais em casa tem benefícios mensuráveis para os resultados de desenvolvimento e saúde em crianças.[7]

Uma breve palavra, no entanto, sobre pais solteiros ou LGBT. Alguns dos pais mais heroicos, maravilhosos e eficientes que conheço estão criando seus filhos sozinhos, sem o benefício de outro adulto em casa. Esse segundo responsável ausente pode, na melhor das hipóteses, suprir um variado conjunto de necessidades para as crianças e os parceiros: uma reserva de segurança de cuidados parentais quando a energia do outro falha ou a paciência dá sinais de esgotamento; uma segunda opinião sobre complicados dilemas parentais; a capacidade de "dividir e conquistar"; um modelo adulto alternativo de ser e tornar-se no mundo; e uma fonte de apoio e resolução quando cuidar do filho fica difícil. Embora essas vantagens da coparentalidade sejam poderosas e reais, há situações em que dois parceiros que permanecem juntos prejudicam em vez de aumentar o bem-estar da criança. E há milhões de pais e mães solteiros extraordinários que, com coragem, graça e perseverança, criam filhos fortes e capazes, dos quais qualquer nação ou comunidade deve se orgulhar. Da mesma forma, embora eu não seja especialista em parentalidade de casais da comunidade LGBT, minha observação como pediatra tem sido a de que a participação empenhada e comprometida de dois indivíduos do mesmo sexo produz crianças saudáveis e com desenvolvimento típico, tenham elas laços de parentesco biológico com os pais ou não. As crianças criadas nesses lares são geralmente saudáveis, felizes e iguais em bem-estar físico e mental aos seus pares de configurações familiares majoritárias. Mais uma vez, no entanto, as mesmas vantagens e pontos fortes da dupla parentalidade se aplicam: juntos, os casais LGBT cuidarão dos filhos de maneira mais adaptativa, fácil e melhor do que a maioria dos pais e mães LGBT solteiros.

Mais importante para as nossas preocupações aqui, no entanto, é a realidade de que todos esses efeitos da parentalidade — sutis e drásticos, positivos e negativos — são amplificados várias vezes no caso das crianças orquídeas que vivem nas mesmas configurações e tipos familiares. As crianças orquídeas, em virtude de sua grande abertura e suscetibilidade ao mundo social, colhem ainda mais os benefícios de ter dois pais que atendem às suas necessidades, incentivam seus interesses e amam incondicionalmente quem elas são. As mesmas crianças orquídeas, quando suficientemente desafortunadas para nascerem num ambiente familiar frio e conflituoso, sofrem ainda mais com o fardo dos riscos inerentes a todas as crianças nesses ambientes. Alguns de meus pacientes orquídeas eram suficientemente afortunados de ter uma mãe como Jill. Pois na maioria das vezes era ela — ainda que às vezes em vigoroso desacordo com nossos filhos durante a adolescência deles — quem tinha a tenacidade da bondade, a *caritas*, ou caridade, de oferecer uma espécie de amor irrestrito, firme e constante: o tipo de amor de que a criança orquídea tanto precisa para crescer e progredir. Nos últimos anos, também observei com admiração que alguns de meus primeiros pacientes orquídeas tiveram a sorte, já no início da vida adulta, de encontrar parceiros igualmente dotados dos maravilhosos dons da *caritas* — os da empatia e do amor — e se casar com eles. Crianças orquídeas são os nossos delicados indivíduos "frágeis como uma borboleta", cujas sensibilidades — tanto para os ambientes carinhosos como para os destrutivos — mostram os efeitos mais precoces e visíveis de um contexto. Elas são os arautos tanto da benevolência como da animosidade.

3. A RESPONSIVIDADE ÀS DIFERENÇAS

O terceiro meio de que os pais dispõem para suprir de apoio e cuidados uma criança orquídea é *reconhecer e honrar a bondade das diferenças humanas.* Lembrando-se de que em uma mesma família duas crianças nunca são criadas da mesma maneira, os pais são chamados a discernir, nomear e celebrar os traços característicos de cada um dos filhos, distinguindo-os um do outro. Há um belo livrinho do autor infantil canadense Jean Little intitulado *Jess Was the Brave One* [Jess era a corajosa]. É a história de duas irmãs: Claire, a mais velha, mais medrosa porém de imaginação mais fértil, e a mais nova e mais destemida, Jess. Jess consegue assistir a filmes de terror sem desviar os olhos, toma vacinas no consultório do médico com valente desenvoltura e é capaz de subir até os galhos mais altos das árvores ao redor de sua casa. Claire, ao contrário, reage a agulhas hipodérmicas como se fossem punhais e acha as árvores intimidantes, mas também tem uma imaginação vívida e adora ouvir e reencenar as histórias de seu avô. A maior parte da admiração entre as duas irmãs flui de Claire para Jess, a "corajosa". Um dia, contudo, quando os valentões da vizinhança tomam de Jess o "Ted Cor-de-Rosa", o amado ursinho de pelúcia da menina, é Claire, em uma explosão de brilhantismo imaginativo, quem fabrica uma história ameaçadora sobre os primos heroicos e musculosos das meninas, que certamente logo chegarão para recuperar à força o urso de pelúcia. A multifacetada moral da história é, evidentemente, a utilidade adaptativa da variação nas características dos irmãos; a natureza, dependente do contexto, do heroísmo e da bravura; e o reconhecimento de que cada criança é excepcional. Embora a medrosa orquídea Claire seja destituída de coragem na maioria das cenas cotidianas de brincadeiras e de família, ela é a única que, em um momento de crise, invoca uma grande reserva de inspirado e resoluto destemor, e salva o dia.

Tal como acontece com Claire, é fácil para uma criança orquídea sentir-se diminuída, um ser inferior, tendo como pano de fundo uma família que é um campo de dentes-de-leão. Mas, como os melhores professores do projeto de jardim de infância de Berkeley, os pais são chamados a reconhecer, apreciar e elogiar as habilidades especiais e os pontos fortes de suas crianças orquídeas. Embora as orquídeas às vezes pareçam frágeis ou irrelevantes na agitada e frenética atividade da vida familiar, elas sempre têm uma variedade de dons e potencialidades de grande significado e vantagem. Os pais podem descobrir e revelar esses dons em suas interações com os filhos, no modo como se referem a eles e os descrevem e na confiança que depositam em cada uma de suas competências individuais. É essa "sensibilidade às sensibilidades" parental que permite que a mãe ou o pai eficiente e responsivo perceba e responda às amplas diferenças de necessidades que seus filhos apresentam. É somente pela observação dessas diferenças e da afirmação de sua legitimidade que tanto as orquídeas quanto os dentes-de-leão podem florescer e vicejar.

4. UMA BASE PARA A PACIÊNCIA E A LIBERDADE

Em quarto lugar, florescerá a criança orquídea cujos pais ofereçam *aceitação e afirmação* do eu verdadeiro, bondoso e criativo da criança. As crianças orquídeas têm um aguçado discernimento dos julgamentos e das opiniões de seus pais, e respondem a eles de maneiras receptivas e cheias de vida. Elas são também, quase sempre, indivíduos criativos e imaginativos e precisam encontrar formas de expressar e usar sua criatividade. Se a criança orquídea perceber que as expectativas parentais exigem um alinhamento infalível com os desejos e ambições dos próprios pais, as esperanças, os sonhos e a criatividade dessa criança podem ficar atrofiados e emperrados. Alice Miller, no livro *The Drama of the Gifted Child* [O drama da criança superdotada], descreve o processo psicoterapêutico para um tipo de paciente adulto extremamente reflexivo e sensível cujas expectativas dos pais criaram, na infância do paciente, o "trágico e doloroso estado de se separar de seu verdadeiro eu".[8] As crianças orquídeas — "superdotadas" em sua sintonia com os outros — podem facilmente ficar enredadas na armadilha das expectativas de sua família, aprisionadas pela intolerância ou negligência dos pais, o que as torna incapazes de vivenciar e expressar seus próprios sentimentos e esperanças muitas vezes intensos. A orquídea tacitamente anseia pela liberdade de tornar-se ela mesma, de maneira completa e aberta.

Os pais de uma criança orquídea devem, portanto, responder com especial paciência à sensibilidade do filho, e muitas vezes de maneiras que podem sobrepujar as necessidades dos outros filhos. Isso pode acontecer assegurando-se de que, à mesa de jantar da família, cada criança tenha a chance de conversar e expressar o que tem em mente. Pode tomar a forma de buscar oportunidades para a expressão criativa da criança, na música ou na pintura, na dança ou no teatro. Pode envolver a criação consciente de uma cultura familiar na qual a liberdade de expressão da emoção é cuidadosamente protegida e as opiniões ou sentimentos dissonantes são valorizados. Conheço uma família em que essa cultura de expressão toma a forma de um "bastão falante" — uma espécie de licença tangível para falar —, que é passado em volta da mesa na hora do jantar, garantindo assim a cada um a chance de expressar seus próprios pensamentos, novidades ou opiniões, livremente e sem interrupções. A família protege e reserva uma espécie de espaço temporal em que seus membros orquídeas são empoderados a falar e se expressar. Assim, a criação carinhosa de uma criança orquídea deve envolver não apenas as ações e sensibilidades dos pais, mas também estender-se aos irmãos e à família em geral. Orquídeas crescem em rochas e árvores, não no solo; da mesma forma, as crianças orquídeas requerem estruturas e "bases" diferentes, mais sólidas, para florescer e progredir.

5. A TÊNUE LINHA ENTRE PROTEGER E PROVOCAR

As famílias de crianças orquídeas também devem buscar e alcançar um moderado *equilíbrio entre a proteção comedida e calculada e o incentivo à exposição*. Por um lado, uma vez que as crianças orquídeas são propensas a uma reatividade fisiológica facilmente acionada, certo nível de isolamento parental em relação aos abundantes desafios do mundo geralmente é uma proteção necessária e útil. Saber que meu filho tem fortes respostas biológicas a situações sociais avassaladoras pode me instigar, por exemplo, a identificar rotas de fuga, mantidas em suspenso até que surja a necessidade. Essas rotas podem tomar a forma do monitoramento visual do despertar da agitação e do retraimento do filho, a verificação periódica de seu nível de desconforto, o oferecimento de um meio de partida antecipada caso o medo comece a predominar sobre a diversão ou, às vezes, o oferecimento da opção de recusar um convite para um evento com especial dose de dificuldade.

Por outro lado, a criação de uma criança orquídea nunca deve restringir-se unicamente à proteção e ao abrigo; os pais também devem saber quando instigar, cutucar ou encorajar a criança a se aventurar em um território psicológico ou físico desconhecido e até desconfortável. Pois são os sucessos nessa terra incógnita que fomentarão o crescimento da criança, revelando sua capacidade de dominar situações que a princípio parecem impossíveis de suportar.

Todos os pais de crianças orquídeas caminham nesta linha tênue, e em constante mudança, entre a proteção e a provocação. É uma fronteira relevante para a criação de todas as crianças, mas especialmente no caso das crianças orquídeas, que mostram uma variação muito maior na resposta às práticas parentais. O excesso de proteção e abrigo apresenta o risco de tornar a criança mimada, mas a pressão excessiva em relação à exposição pode massacrá-la. Como Robert Frost escreveu em seu poema "O medo", "Toda criança deveria ter a lembrança/ de pelo menos uma longa caminhada depois da hora de dormir", versos com os quais ele quis dizer que parte da infância é o domínio do medo e o enfrentamento de um desconhecido sombrio. Todas as crianças precisam saber que podem assumir riscos e enfrentar perigos desconhecidos e temerosos.

Essa é pelo menos parte da razão para a atual onda de fortes reações negativas contra a superproteção das crianças, contra os "pais helicópteros" que pairam de forma constante e defensiva acima das atividades de seus filhos, resguardando-os da ameaça do "perigo do desconhecido", que tanto restringe o espaço, tempo e variedade de brincadeiras infantis contemporâneas.[9] Os pais de crianças orquídeas são, assim, chamados a encontrar um meio-termo muitas vezes delicado, entre estimular sua criança naturalmente reticente à prática de atividades ou eventos que talvez sejam opressivos e ter uma postura tão protetora que os aspectos produtores de crescimento em experiências novas, arriscadas ou mesmo difíceis sejam raramente encontrados. É uma linha difícil de discernir e percorrer, mas, com experimentação e observação cuidadosa, a maioria dos pais pode alcançar uma abordagem bem afinada que seja mais útil para sua orquídea específica.

6. A POTÊNCIA DA BRINCADEIRA

Por fim, os pais das crianças orquídeas, assim como os pais de todas as crianças, devem ser educados quanto às *formidáveis virtudes da brincadeira, da fantasia e da diversão imaginativa*. Entre as muitas razões pelas quais nós, no mundo adulto, podemos ficar tão encantados e ser tão cativados pela presença das crianças é o seu acesso mais natural e desimpedido aos cantos fantásticos e lúdicos da vida. Às vezes parece que nós, que escrevemos, ensinamos, vendemos e fazemos, renunciamos, cedo demais e com muita facilidade, à frivolidade e aos prazeres inocentes que todos nós conhecíamos. Amamos as crianças e ansiamos por elas porque nos mostram quem um dia fomos e onde estivemos. Elas nos fazem lembrar de outro modo de ser, uma espécie de "lar" ao qual um dia pertencemos.

E, conforme vimos repetidamente, o que é verdadeiro e necessário na criação de todas as crianças é exigido de modo especial e intenso para as orquídeas que criamos, ensinamos, instruímos, incentivamos, e das quais cuidamos. Todas as crianças — dentes-de-leão e orquídeas em igual medida — são certamente alimentadas e nutridas por brincadeiras imaginativas, tanto quanto são por comida e amor, porque brincar, como sonhar, é uma maneira de reduzir o tamanho das realidades da vida, um meio de esvaziar o veneno dos carregados conflitos e indignidades. Um bando de meninos indomados encena o cerco de um acampamento inimigo em parte para dar vazão à morte que a guerra ocasiona. Um grupo de crianças participa de uma dança em círculo, cantando: "Cinzas, cinzas, todas elas caem", sem ter consciência dos obscuros significados históricos que a letra do cântico evoca — a peste bubônica do século XIX e a mortalidade epidêmica. Uma criança cuida de maneira ritualística e meticulosa de sua boneca favorita como uma espécie de ensaio — a um só tempo alegre e sincero — para a criação dos filhos e para os cuidados parentais que um dia virão. A brincadeira é um encantador, embora momentâneo, dia de folga em que cessa o negócio sério e real que é a vida, da qual as crianças, especialmente as crianças orquídeas, estão plenamente conscientes.

Portanto, não é por acaso que o trabalho terapêutico com crianças proble-máticas geralmente assume a forma de brincadeiras. Aquelas que sobrevive-ram a um desastre natural ou a um acidente de carro quase fatal encontram o caminho de volta a uma vida tranquila por meio dos mundos imaginários e do faz de conta — reconstituindo e revivendo momentos de perigo e pavor. Crianças pequenas cujos pais se separaram ou se divorciaram encontram na brincadeira um meio de resolver sua dor, compreendendo a verdade sempre presente mas nunca bem-vinda da partida de um pai ou uma mãe, e fazendo as pazes com o fato de viver com a mãe ou o pai, um de cada vez. Os dentes--de-leão e as orquídeas usam a invenção e a fantasia como um meio de se ajustar às reais dificuldades e vivas emoções da vida, e os pais que acolhem bem as brincadeiras dos filhos e se envolvem com elas estão, dessa forma, praticando um instrumento de graça que é ao mesmo tempo infantil e repleto de cura e esperança.

São estes, então, os potentes segredos para criar, ensinar ou proteger uma criança orquídea feliz e saudável, por mais delicada: o poder da mesmice e da rotina, os dons da atenção e do amor, a celebração das diferenças humanas, a afirmação de um eu verdadeiro e genuíno, o equilíbrio entre cuidado e desafio encorajador, e o caráter benéfico da brincadeira. No grande e honroso ato de caridade de cuidar de uma criança, somos todos, de uma forma ou de outra, convidados a voltar à magia e à santidade de nossos próprios começos.

9. O arco da vida para orquídeas e dentes-de-leão

Todos os pais desejam ardentemente que os filhos alcancem a realização do que a poeta Mary Oliver chamou de "vida desenfreada e preciosa" — uma vida de felicidade alcançável, saúde robusta, relacionamentos satisfatórios e algum grau de sucesso e significado.[1] Essa é a esperança que anima o coração de cada mãe, de cada pai, enquanto fita pela primeira vez o rosto miraculoso e enigmático de uma minúscula criança recém-nascida. É a esperança que sustenta a atenção e o amor dos pais através de longas noites de sono escasso e o choro de um bebê, a agonia de uma doença febril atormentando uma criança frágil e pequena, o tédio das manhãs de sábado instalados nas arquibancadas assistindo ao 23º jogo de beisebol do ano, e em meio à preocupação sombria e solitária de ver um adolescente rumar por um caminho tempestuoso. É a esperança que move os pais de toda criança — orquídea ou dente-de-leão, menino ou menina, biológica ou adotada — a sonhar com amor e segurança para seu filho, a ansiar por satisfação e dádiva, prosperidade e virtude. Raros são os pais que sonham com outra coisa ou nem sequer sonham. De maneira quase universal, almejamos bondade e luz para a infância de nossos filhos.

Entre as razões pelas quais os cientistas do desenvolvimento, como eu, também se preocupam com a benevolência e os cuidados nas experiências do início da vida está a realidade de que as trajetórias de todo o curso de vida são definidas em grande parte nesses primeiros e insubstituíveis anos, que vêm e vão como as tenras folhas verdes na passagem das estações. A influência do que acontece no começo da vida jamais se limita apenas aos primeiros anos, como os acontecimentos da infância de que ninguém consegue se lembrar. O que acontece na infância nunca, nunca permanece simplesmente na infância.

Como afirma o novo campo das origens desenvolvimentistas da saúde e da doença, os eventos, as exposições e as experiências da juventude ecoam pelos corredores da vida, chegando até os confins de nossos anos da meia-idade e da velhice. Essa área de estudo foi lançada pelo epidemiologista David Barker e sua observação seminal de que a desnutrição do feto, refletida no baixo crescimento fetal e no baixo peso ao nascer, talvez pudesse estar ligada às origens da doença coronariana cardíaca décadas mais tarde no decurso da vida.[2] No fim ficou claro que o que sempre tinha sido considerado como uma doença na maior parte da idade adulta — os eventos cardiovasculares em decorrência dos quais tantas pessoas ainda morrem — tinha origem em fatores de risco adquiridos durante a vida pré-natal e nos primeiros anos pós-natais. Em outras palavras, o que acontece na infância dura a vida toda.

A afirmação mais ampla — de que os eventos e as experiências da vida nos primeiros anos da existência estão fortemente ligados a distúrbios e moléstias posteriores — é a que ultrapassou as fronteiras da disciplina, da geografia e do tempo histórico. Em um famoso estudo do processo de aprendizagem de ganso, o etólogo Konrad Lorenz registrou a *"imprinting"* [estampagem ou cunhagem] instintiva de gansos jovens, que formavam vínculos com os primeiros objetos em movimento que encontravam em seu ambiente imediato nas horas seguintes ao momento em que saíam dos ovos — experimento que resultou em vários gansos filhotes aprendendo a seguir Lorenz em vez da mamãe ganso que a *imprinting* deles deveria ter como alvo.[3] O biólogo René Dubos argumentou que as exposições a adversidades na infância podem produzir riscos neurobiológicos que persistem mesmo quando essas exposições são posteriormente diminuídas ou removidas. E três relatórios de pesquisa de grande envergadura, nos Estados Unidos, no Reino Unido e no Canadá, estabeleceram um forte consenso de que as experiências do início da vida, descritas com marcantes diferenças de aspectos de status socioeconômico e posição social, originam sociedades com resultados de desenvolvimento e saúde amplamente discrepantes.[4]

Portanto, sabemos com convicção e evidências científicas cada vez mais numerosas que as experiências das crianças em seus primeiros anos de vida, talvez até mesmo no ventre de suas mães, reverberam continuamente em suas décadas subsequentes, afetando a saúde, as realizações e o bem-estar no decurso de toda a vida. Que implicações podem existir, então, para aqueles de nós — e os nossos filhos e entes queridos — que se descobrem imbuídos das sensibilidades e sinais de orquídea ou dente-de-leão? De que modo a delicadeza da criança orquídea se desenrola nos caminhos de desenvolvimento da jovem idade adulta? Como a durabilidade da criança dente-de-leão se projeta na segunda e terceira décadas de sua vida? E quais são as ramificações dessas compleições de dente-de-leão ou de orquídea durante uma longeva vida individual? Estas são questões importantes, com grandes implicações. Pois a forma como criamos e educamos os jovens dentes-de-leão e orquídeas ao nosso alcance — e o modo como cuidamos deles — provavelmente desempenhará papéis formativos decisivos nos tipos de adultos que eles se tornarão, nos tipos de saúde e bem-estar de que desfrutarão e nos tipos de êxitos e fracassos que eles provavelmente vivenciarão.

Foram essas mesmas poderosas perguntas, claro, que quase quarenta anos atrás impulsionaram-me para a vida na pesquisa médica, por fim levando-me a um estudo de crianças em idade pré-escolar na área da baía de San Francisco. Dessa pesquisa, conforme descrito no capítulo 3, descobrimos as crianças orquídeas e dentes-de-leão (e seus sucessores, em muitos estudos posteriores), que se tornaram a base deste livro. À medida que as páginas daquela história iam surgindo lentamente, comecei a imaginar o que tinha acontecido com todas aquelas crianças, agora crescidas, nos anos desde que as estudáramos no fim dos anos 1980. Que direção a vida delas havia tomado até então, e o que poderíamos aprender com elas? Essas perguntas mais recentes incitaram a mim e a meus colegas Abbey Alkon e Aaron Shulman a iniciar uma busca por um pequeno número de *millennials* representativos que haviam sido alunos da pré-escola no primeiro estudo em que o contraste entre orquídea e dente-de-leão veio à luz. Queríamos saber de que coisas eles se lembravam de suas infâncias distintas e bastante diversas, e ouvir as histórias de sua vida de jovens adultos. Havia histórias de orquídeas tão tristes e desoladoras como a de minha irmã, Mary, ou será que havia crianças orquídeas por nós estudadas que progrediram e alçaram altos voos na vida? Agora, três décadas mais tarde, quais tinham sido seus triunfos e fracassos, suas alegrias e tristezas, seus orgulhosos sucessos, seus lamentos e arrependimentos?

Começamos literalmente tirando a poeira de uma amarelada e amarrotada cópia reimpressa do nosso artigo científico de 1995, já com 28 anos de idade, em que a suscetibilidade diferencial havia sido inicialmente proposta de forma experimental (ver capítulo 3, página 68). Quantas daquelas "crianças" — agora com trinta e poucos anos (a mesma idade dos meus próprios filhos) — conseguiríamos encontrar? Algumas delas iam querer falar conosco ou se lembrariam de quem éramos? Que histórias poderiam contar, e que lições de vida poderiam ter aprendido nas três décadas desde que tinham sido submetidas a nossos testes e observações? Eu sabia que não seríamos capazes de chegar nem perto de entrevistar todos os 137 participantes daquele primeiro estudo da pré-escola, então tivemos que elaborar uma maneira de estreitar o campo. Precisávamos peneirar e separar cuidadosamente a amostra do estudo até um número representativo e essencial de alguns indivíduos que, se tentássemos com bastante afinco, talvez conseguíssemos encontrar e contatar.

Então, primeiro ressuscitando os dados que havíamos coletado e analisado para o artigo original e formativo, eu os dividi em crianças cujos perfis de reatividade de luta ou fuga e/ou de cortisol no experimento laboratorial de estresse tinham sido especialmente baixos (os dentes-de-leão) ou especialmente altos (as orquídeas). Vale lembrar que a reatividade medida em laboratório era em resposta a tarefas como degustar uma gota de suco de limão, assistir a um filme triste ou assustador ou ter que memorizar uma sequência numérica. Em seguida, agrupei as crianças pelo nível de estresse e adversidade que tínhamos medido nas suas casas e pré-escolas. Estressores domésticos eram desafios como mudar-se para uma nova casa ou apartamento, ver ou ouvir frequentes discussões ou brigas entre os pais, ou conviver com o pai ou mãe gravemente doente. Estressores pré-escolares eram eventos como problemas constrangedores relacionados ao uso do banheiro, mudanças na rotina diária da pré-escola ou uma punição imposta por um professor como forma de disciplinar. Esses dois grupos — por reatividade e por exposição ao estresse — produziram quatro lotes de crianças: de baixa e alta reatividade ao estresse, e de baixo e alto nível em adversidades precoces de ocorrência natural. Pense nos quatro grupos como dentes-de-leão plantados em prados ou estradas e orquídeas cultivadas em florestas tropicais ou em gélidos prédios de escritórios no Alasca. Por fim, organizamos e classificamos os quatro lotes nas crianças que, durante o ano pré-escolar, apresentavam baixos ou altos níveis de doenças respiratórias como

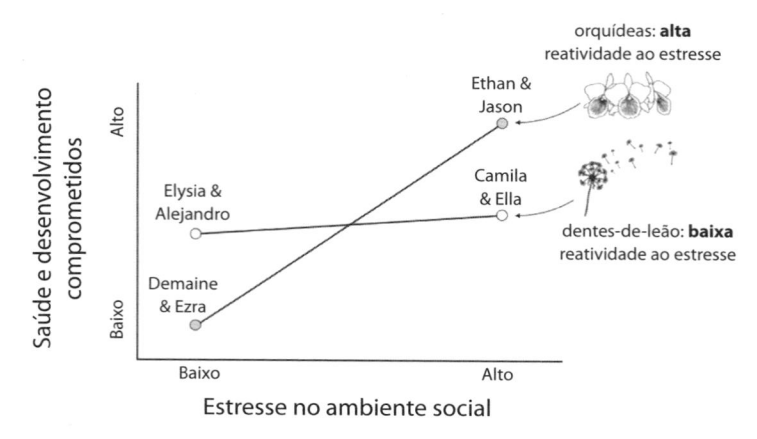

Nomes fictícios dos oito ex-alunos da pré-escola investigados trinta anos depois; quatro grupos divididos pela reatividade ao estresse (baixa = dentes-de-leão; alta = orquídeas) e exposições a condições adversas no ambiente social inicial. O gráfico mostra quais indivíduos correspondem aos quatro grupos previamente mencionados, definindo as relações entre o estresse e a saúde entre as crianças dentes-de-leão e orquídeas.

resfriados, dores de garganta, infecções de ouvido, bronquite ou pneumonia. As crianças orquídeas, como sabemos agora, tinham índices de doença muito altos ou muito baixos, dependendo de seus níveis de estresse em casa e na pré-escola, ao passo que os dentes-de-leão apresentavam índices moderados de doença, independentemente de suas experiências estressantes. Como mostrado no — agora muito conhecido — gráfico acima, dos quatro grupos de crianças, escolhemos oito jovens adultos que representavam com exatidão esses padrões de doenças entre crianças orquídeas e dentes-de-leão. O gráfico mostra os nomes fictícios desses jovens sobrepostos ao gráfico anterior de estresse no ambiente social, prevendo saúde e desenvolvimento prejudicados e comprometidos.

Em seguida, com certa apreensão, decidimos começar a ver se era possível encontrar algum desses jovens para entrevistas. Tente em algum momento ir ao encalço de grupos de *millenials* aventureiros e errantes em plena diáspora dos trinta anos de sua vida de jovens adultos; não é fácil nem óbvio saber como proceder (embora as mídias sociais e a internet certamente tenham ajudado). No entanto, nossa equipe conseguiu localizar todos os oito ex-alunos pré-escolares do estudo havia muito perdidos, e cada um deles participou de uma entrevista intensiva de uma a duas horas de duração — entrevistas que se mostraram interessantes, emocionalmente potentes e provocativamente instrutivas. Todas as entrevistas foram conduzidas por aquele de nós cuja idade era a mais próxima dos próprios entrevistados (ou seja, Aaron) e que não os conhecia, nunca se encontrara pessoalmente com eles quando participaram do projeto de pesquisa três décadas antes. O entrevistador estava, portanto, "às cegas" — sem conhecimento — do grupo de estudo ao qual cada um dos entrevistados pertencia.

As conversas começaram com uma série de perguntas abertas sobre uma ampla gama de tópicos, iniciando-se com suas lembranças mais antigas:

Como seus pais descreveriam você como criança?

Quais foram alguns dos seus maiores sucessos, dos quais você mais se orgulha, e maiores desafios na infância, adolescência e vida adulta?

Que fim levaram seus interesses e paixões?

Quais foram as alegrias e percalços mais penosos em seus relacionamentos pessoais?

Como tem sido sua saúde ao longo dos anos?

Como tem sido sua vida profissional?

Quem você descobriu ser e como se sente em relação à sua vida atual?

Essas perguntas eram pontos de partida que levavam a um conjunto de conversas naturais, reflexivas e incrivelmente francas.

Todas as entrevistas, que consistiram de conversas com três jovens mulheres e cinco homens, foram gravadas e transcritas para posterior análise. Esse formato de pesquisa, em que um pequeno número de participantes é entrevistado de maneira intensiva a fim de que se obtenha uma compreensão de alta resolução acerca de sua experiência de vida, seus pensamentos e observações, denomina-se *pesquisa etnográfica*. Embora esse tipo de estudo seja substancialmente diferente da pesquisa empírica, mais quantitativa, a que tenho me dedicado ao longo de grande parte de minha carreira, há observações confiáveis, válidas em termos científicos, que só podem ser obtidas por meio de um tipo de conversa em profundidade, penetrante e responsiva, com indivíduos como as que foram realizadas neste estudo de acompanhamento. Se você quiser aprender sobre uma floresta, você conta as espécies, registra o crescimento sazonal e mede a temperatura do ar, mas, se você quiser aprender sobre uma árvore específica, passa um bocado de tempo sentado embaixo dela. Pagamos a cada participante um pequeno honorário por disponibilizar seu tempo e elogiamos cada um deles por sua abertura e franqueza ao mergulhar profundamente em suas primeiras três décadas e meia de vida. Aqui está o que eles nos disseram.

DENTES-DE-LEÃO DA PRÉ-ESCOLA, CRESCENDO EM PRADOS

Aos três anos de idade, Elysia* era uma menina aparentemente confiante, que esbanjava coragem e simpatia. Ela tinha os habituais resfriados, tosses e o nariz escorrendo de uma criança em idade pré-escolar exposta a um oceano de vírus até então desconhecidos, mas não adoecia nem mais nem menos que a maioria de seus coleguinhas de escola. Aos trinta e poucos anos, Elysia tornara-se uma jovem muito articulada, introspectiva, com bom conhecimento e discernimento acerca de si mesma, vestida com esmero, com óculos estilosos e uma juba de cabelos castanhos ondulados — a imagem perfeita de uma jovem profissional que sabia como se posicionar em um ambiente urbano moderno. No fim das contas ela era o único participante dos oito que realmente se lembrava de ter feito parte do estudo original. Em sua recordação a infância havia revelado uma forte necessidade de controle pessoal. Ela ainda tinha lembranças do charmoso, embora hilariante, comportamento de não gostar de ir ao banheiro quando era muito nova, porque assim abria mão do controle de substâncias que eram "dela". Em parte como consequência desse traço de controle e da forte ética de trabalho, transmitida por seu pai, ela nunca teve dificuldades para alcançar o sucesso acadêmico. Em seus primeiros relacionamentos com seus pares, invariavelmente assumia papéis carinhosos mas submissos com amigas, o que às vezes levara ao que ela considerava relacionamentos "insalubres". Elysia tinha uma imaginação intensa e era atraída pela fantasia e pela arte, temas que estudou na faculdade e com os quais ainda se envolvia como passatempo.

Quando ia começar o sexto ano do ensino fundamental, a família de Elysia mudou-se para a Europa, o que acarretou vários desafios adaptativos, incluindo

---

* Todos os nomes nesta seção e a seguir são pseudônimos.

a pressão para fortalecer suas habilidades linguísticas (ela falava a língua de seu novo país em casa com o pai e a mãe, mas crescera estudando apenas inglês na escola) e superar a perda de seu ambiente familiar e de seus amigos. Ao mesmo tempo, ela estava entrando na puberdade e experimentou todas as mudanças corporais para as quais ninguém a havia preparado completamente. No entanto, por fim Elysia adaptou-se bem, aproveitando a liberalidade social da vida europeia. Ela mantinha uma vida social empolgante — saindo com seus amigos adolescentes para casas noturnas que tocavam música eletrônica europeia a todo o volume —, mas sem experimentações indevidas com relacionamentos complicados ou drogas recreativas. De volta aos Estados Unidos, teve uma experiência universitária muito boa e, após a formatura, mudou-se para Nova York, onde conseguiu seu primeiro emprego.

Nesse cargo corporativo, ela se envolveu em um "relacionamento tóxico" com seu chefe, que tirou vantagem de sua juventude e inexperiência, a assediou emocionalmente e a forçou a ultrapassar de forma inapropriada limites profissionais. Felizmente, ela conheceu também o homem que agora é seu noivo. Sentindo a necessidade de romper com a cidade de Nova York e todas as associações ruins que tinham acabado por defini-la, ela recomeçou do zero e cruzou o país, em uma espécie de jornada de regresso ao lar, de volta à área da baía de San Francisco que ela havia deixado quando criança. Tratava-se de um risco considerável: por um breve período o relacionamento dela terminou e ela não conseguia controlar o resultado da transição. Controlava apenas a decisão que tomara de que precisava se mudar. Mas a mudança foi tudo o que ela tinha esperado: uma fuga do chefe abusivo, uma mudança de emprego para o setor das organizações sem fins lucrativos, e oportunidades para conhecer novas pessoas e amigos. Por fim, seu namorado nova-iorquino juntou-se a ela em San Francisco e eles restabeleceram uma vida muito feliz juntos. Ela está satisfeita com sua vida e orgulhosa da maneira como reajustou sua rota quando o caminho que ela estava percorrendo se afastou do que era bom para ela. Em sua resiliência e sucesso, Elysia é semelhante em muitos aspectos ao seu colega dente-de-leão, Alejandro.

Alejandro tem uma voz simpática que faz com que o interlocutor se sinta como se o conhecesse há mais tempo do que de fato conhece, o que em sua florescente carreira de psiquiatra certamente equivale a uma reconfortante visita de um médico a um paciente acamado. Sua primeira lembrança de vida era do terremoto Loma Prieta, o catastrófico rumor sísmico que abalou a área da baía em uma tarde de outubro de 1989, quando ele estava brincando com amigos no pátio de sua pré-escola. Ele se lembra de que todas as crianças no parquinho começaram a chorar enquanto o chão se movia, mas depois foi tranquilizado e consolado pelas professoras e pais tão logo o terremoto terminou. Ele acredita que seus pais o descreveriam todos aqueles anos atrás como um "menino doce", que lhes dava pouco trabalho e apresentava poucas (ou nenhuma) dificuldades ou desafios. Ele confessou uma tendência precoce de "ficar distraído", lapsos que resultavam em periódicas perdas de atenção momentânea, tanto em casa como na escola. Também se lembrou de ter uma preocupação precoce com justiça e uma forte necessidade de resolução equitativa de conflitos com seus amigos e pais. Foi essa propensão ao "jogo limpo" e à imparcialidade que, acredita ele, o colocou no caminho atual de praticar a medicina em comunidades carentes.

Ele se lembra também de que os pais eram protetores — talvez às vezes superprotetores, como na ocasião em que passaram diversos dias sem revelar a morte da amada avó do menino. Mas sua vida familiar era estável e carinhosa; o casamento de seus pais era sólido e solidário; e ele estabeleceu um relacionamento em geral saudável e harmonioso com seu ambicioso e bem-sucedido irmão mais velho. Alejandro também teve robustos êxitos acadêmicos e sociais ao longo de seu período de crescimento e além, passando um ano na América do Sul como bolsista Fulbright e, mais tarde, ingressando na faculdade de medicina e na residência. Especialmente durante seu período de treinamento de residência de pós-graduação, ele teve que enfrentar várias provações simultâneas que talvez tivessem levado outra pessoa a tirar férias ou voltar para casa. Depois de uma mudança para a outra ponta do país, o que implicou recomeçar e se afastar de todos os seus amigos, ele mergulhou de cabeça nas demandas de um intensivo programa educacional, apenas para em seguida receber a notícia do suicídio de seu novo companheiro de quarto, que pulou de um prédio. Além disso, Alejandro e sua namorada se separaram. No entanto, ele persistiu e manteve a calma diante da adversidade, envolvendo-se em um grupo de terapia que o ajudou e a seus colegas de turma a processar o suicídio do colega de quarto, e as pessoas comentaram sobre sua serenidade ao lidar com essas tristezas.

Alejandro também começou, no ensino médio, a fazer ativas experimentações com sua própria orientação sexual, e acabou concluindo que é bissexual ou "não binário". Vez por outra isso levava a uma falta de compreensão das pessoas próximas a ele, bem como suscitava seus próprios questionamentos internos à medida que ele vivenciava as realidades de sentir atração por ambos os sexos. Mas Alejandro exala autoaceitação, e agora está feliz e confortável em sua vida adulta, o único desafio sendo seus contínuos dilemas sobre a sexualidade e como encontrar e manter um relacionamento duradouro.

A vida de jovens adultos de Elysia e Alejandro ilustra bem muitos dos temas que passamos a reconhecer nas histórias de crianças dentes-de-leão com infância protegida e estável. São crianças que crescem seguras e autossuficientes, capazes de enfrentar com desenvoltura os desafios e dificuldades que sua vida inevitavelmente traz. Para Elysia, estes eram os obstáculos adaptativos de se mudar no início da adolescência para uma sociedade e um lar inteiramente novos e confrontar uma figura de autoridade emocionalmente violenta e agressiva que se aproveitava do próprio poder. Para Alejandro, era o enigma de sua própria sexualidade, sua adaptação às exigências da faculdade de medicina e sua proximidade a um incidente muito traumático. Mas o tema mais evidente e importante é que, apesar dessas inescapáveis e muitas vezes penosas pressões da vida, tanto Elysia quanto Alejandro encontraram dentro de si mesmos a capacidade de adaptação e renovação. Ambos sofreram com problemas de considerável poder destrutivo e sobreviveram. Ambos encontraram seu caminho para uma vida adulta satisfatória e significativa.

DENTES-DE-LEÃO DA PRÉ-ESCOLA, PLANTADOS EM RODOVIAS

Camila tem olhos penetrantes, gosta de cozinhar e ir a shows de música ao vivo, e tinha acabado de começar o curso de mestrado. Quando indagada sobre que tipo de criança ela se lembrava de ter sido, Camila nos disse que era a "queridinha da professora" — muito diligente e esforçada, que sempre buscou a aprovação de figuras de autoridade. Na pré-escola, havia sofrido talvez mais do que seu quinhão de eventos estressantes ou irritantes — mas seu histórico de saúde não era nem melhor nem pior do que o de qualquer um de seus colegas. Sua vida em família era tranquila e estável, e sua mãe funcionava como sua mais ardorosa animadora de torcida. Na escola, Camila tendia a gravitar em direção a crianças mais dominantes, os líderes dos grupos, preferindo ocupar um papel mais subalterno. Admitiu que, às vezes, alimentando-se da potência e da reputação de seus amigos de status mais elevado, ela se envolvia em práticas de bullying contra colegas mais jovens ou menos poderosos. Tímida por predisposição, Camila aprendeu, por meio de suas conexões com as amigas, a abandonar sua imagem de mosca-morta e de menina antissocial que não sabia interagir com os outros para tornar-se muito mais falante, acessível e extrovertida. A esse respeito ela foi muito decidida e proativa. Depois dos primeiros anos do ensino fundamental, ela queria uma personalidade nova e expansiva, e então reformulou sua persona pública.

No entanto, Camila, como a maioria de nós, não foi capaz de reconfigurar por completo suas tendências inatas. Suas inclinações sociais em relação à subordinação a amigos mais poderosos resultaram, no final da adolescência, em um incidente crucial e vergonhoso. Ela encetou uma relação de grande proximidade com um amigo que, ávido por adrenalina, gostava de praticar pequenos furtos em lojas, e Camila se deixou levar e resolveu fazer companhia a ele. Um dia, os dois entraram em uma loja de eletrônicos, surrupiaram alguns caríssimos discos rígidos externos e foram embora. Ainda no estacionamento após a missão bem-sucedida, eles estavam tão eufóricos que queriam sentir um frenesi ainda maior, então voltaram para roubar mais discos rígidos. Dessa vez, no entanto, foram pegos em flagrante. O que parecia ser uma brincadeira juvenil, embora arriscada, de repente tornou-se um sério problema de adulto. Ela e o amigo foram algemados e interrogados, e ela passou uma noite em uma cela comum, com uniforme de prisão.

Essa foi uma experiência devastadora para ela e seus pais. Para uma criança de uma sólida e responsável família de classe média, foi um episódio impactante e inesquecível, no qual ela foi acusada e condenada (o crime era tecnicamente um furto qualificado, mas foi negociado para uma acusação de menor gravidade), o que deixou seus pais profundamente consternados. Seguiram-se longos e dispendiosos esforços para apagar a detenção de seus registros de antecedentes, a humilhação da condenação ressurgindo periodicamente durante as entrevistas de emprego e os exames para a obtenção de licença profissional. Embora Camila esteja agora orgulhosamente completando um curso de pós-graduação e antes tenha feito um belo trabalho atuando como assistente social por cinco anos, a sombra de seu crime e sua prisão não desvaneceu com tanta rapidez nem desapareceu facilmente em meio às brumas do passado. No entanto, ela assume total responsabilidade, e tentou usar esse momento de rebeldia de sua vida como algo para aprender, mesmo desejando poder voltar atrás.

Camila enfrentou também, durante um período de sua vida, questões de autoimagem corporal e problemas alimentares enquanto lutava contra o sobrepeso. Apoiada por sua mãe, no entanto, ela foi capaz de perder muitos quilos e superou em grande parte as inseguranças em torno de seu corpo e sua autoimagem. Ela agora está muito satisfeita em um relacionamento agradável e recompensador com um jovem de uma cultura étnica diferente, e se tornou uma jovem inteligente, ponderada e emocionalmente autoconsciente.

Ella, como Camila, enfrentava uma parcela indevida de estressores na pré-escola quando a conhecemos aos quatro anos de idade, mas era apenas moderadamente reativa no laboratório e sofria com um quinhão mediano de doenças respiratórias. Também como Camila, Ella encarou adversidades substanciais nos anos seguintes, embora não seja possível saber disso apenas passando alguns minutos com ela. É sorridente e curiosa, com um estilo punk (jaqueta jeans com remendos, coturnos pretos) que projeta uma confiança tranquila e feliz. Ela se descreveu como uma criança muito tímida, mas de personalidade forte. Sua mãe disse que era uma garotinha "firme" e sólida, pouco afeita a guardar para si os próprios sentimentos e que sempre expressava o que estava sentindo dentro da família. Não tinha problemas de desempenho acadêmico, mas encontrou situações sociais um tanto desafiadoras e ainda se considera uma introvertida de carteirinha. Quando Ella tinha onze anos, sua família mudou-se de volta para a América do Sul, de onde tinham vindo para San Francisco como parte do treinamento de seu pai (curiosa semelhança com a mudança de Elysia para a Europa por volta da mesma idade). Esta foi uma transição importante e onerosa para Ella, exigindo uma imersão mais profunda na língua nativa dos pais, uma aquisição de habilidades acadêmicas e sociais culturalmente distintas e um ajuste à realidade desenvolvimental de que as colegas que a rodeavam eram substancialmente mais avançadas em termos sexuais do que ela ainda se tornaria. Ella era um pouco moleca, adorava brincar na rua com os primos, mas agora esperava-se que fosse uma jovem convencional com valores e comportamentos com os quais ela não se identificava.

Ella tinha dezesseis anos quando sua família sofreu uma profunda tragédia: seu pai morreu, repentinamente, aos 45 anos. Foi um golpe para todos, e cada um dos membros da família, incluindo Ella, recolheu-se em sua própria dor e luto. A casa da família tornou-se uma coleção de silos, cada pessoa sofrendo em silêncio a ausência brusca e inesperada do pai. Ella lidou com essa grande perda em sua vida deslocando-se gradualmente para dentro do mundo anterior de seu pai: estudando em um programa que ele ajudara a estabelecer, trabalhando em um laboratório com os colegas do próprio pai e gravitando em direção à área de atuação profissional do pai, a ciência. Ela sentia-se terrivelmente — às vezes, desesperadamente — despreparada, no entanto, para ocupar o lugar do pai, tentou resistir a esses sentimentos de inadequação recorrendo ao álcool e à maconha durante os anos de faculdade.

Depois de se formar, Ella voltou para San Francisco, como muitos de seus pares itinerantes, e sentiu um choque cultural reverso, tudo de novo. Teve que dominar novamente as complexidades das diferentes expectativas sociais, as nuances das mudanças das gírias da língua inglesa e as convenções de comportamento e tradição. Ela se lembrava de como a palavra *sinistro* tinha se popularizado enquanto estava fora. No início, um tanto perdida e à deriva, ainda consumindo álcool e maconha como muletas, viu-se atormentada por inseguranças em relação a seu futuro e seu destino. Mas conseguiu um emprego como técnica de laboratório e, um dia, sua irmã mais velha, que também morava em San Francisco, lhe deu uma bicicleta. Como se o presente maravilhosamente intuitivo fosse um feitiço mágico, a vida de Ella começou a se transformar. Depois de alguns dias exaustivos na bicicleta em que achou que poderia morrer nas ruas, Ella pegou o jeito. Percorria de bicicleta os quase dez quilômetros de ida e volta do trabalho todos os dias; começou a praticar escalada e entrou em forma; sessões com um terapeuta a ajudaram a restabelecer um senso de si mesma e de propósito. Ao longo do caminho ela teve um relacionamento romântico tumultuado, mas agora está solteira e finalmente alcançou estabilidade e felicidade.

Mais uma vez, as histórias das jovens vidas de Camila e Ella, boa parte das quais ainda está por ser escrita, revelam a resiliência e capacidade de adaptação da criança dente-de-leão. Ambas as jovens enfrentaram em seus primeiros anos, durante sua participação em nosso estudo na pré-escola, níveis de exposição a estresses familiares e de ambiente escolar substancialmente mais altos do que o que era típico para seus pares. Esses estressores precoces podem assumir a forma de eventos agudamente nocivos e desfavoráveis na infância, como lidar com a separação ou divórcio dos pais, testemunhar conflitos ou violência ou acompanhar a batalha do pai ou da mãe às voltas com o alcoolismo ou abuso de substâncias. Ou podem ser adversidades de natureza mais crônica, a exemplo de distúrbios mentais do pai ou da mãe ou maus-tratos a longo prazo. Quaisquer que sejam os estressores tóxicos específicos vivenciados por essas duas crianças ao longo de seus anos pré-escolares, nenhuma das duas apresentou os níveis descontrolados de doenças respiratórias que às vezes acompanham a exposição a estressores agudos e crônicos. Ambas mantiveram, como os dentes-de-leão costumam fazer, saúde relativamente robusta, apesar das significativas perturbações em sua vida socioemocional.

De maneira impressionante, o mesmo padrão de resistência vigorosa aos desafios e dificuldades da vida parece ter persistido e adentrado a quarta década de vida das duas meninas. Camila sofreu uma humilhante ação penal por furto como uma ré primária de dezenove anos de idade, desencadeando uma fieira de complexidades legais e emocionais com as quais ela luta ainda hoje. Ela também tem batalhado contra o obstinado e difícil problema de tornar-se obesa. Ella, por sua vez, perdeu o pai aos dezesseis anos de idade e migrou duas vezes entre as culturas norte e sul-americana. Perder o pai ou a mãe é difícil e doloroso em qualquer idade, mas para uma jovem que vê seu pai morrendo no meio da adolescência, sem aviso ou preparação, foi uma tragédia chocante e inquietante. Mas não há, nos últimos anos de Camila ou Ella, provas de uma interrupção no desenvolvimento ou de prejuízo nas conquistas desenvolvimentais ao longo do tempo. Ambas parecem ter absorvido perdas consideráveis — para uma, a mácula de sua inocência e virtude em relação à lei e à sociedade; para a outra, a morte de um pai intensamente amado. Mas ambas encontraram também formas de transmutar essas perdas em lições de vida que refinaram ou aprofundaram sua identidade.

ORQUÍDEAS DA PRÉ-ESCOLA, CRESCENDO EM FLORESTAS TROPICAIS

Quando tinha quatro anos de idade, Demaine estava entre os alunos do jardim de infância mais saudáveis que encontramos em nosso estudo inicial. Apesar de suas claramente extravagantes respostas de luta ou fuga no laboratório de reatividade, que o identificaram como uma criança orquídea, ele praticamente não teve doenças durante todo o ano em que o observamos e o examinamos com regularidade. De fato, ele tinha menos resfriados e vírus do que todo o campo de dentes-de-leão no qual estava inserido em sua pré-escola em San Francisco. Era de fato um menininho supersaudável. Sua saúde beirando o impecável e digna de figurar entre os recordes mundiais provavelmente atribuía-se, em parte, a uma vida de apoio e estímulos e praticamente isenta de adversidades na escola e em casa, aliada a sua compleição de orquídea que o tornava intensamente suscetível aos efeitos protetores desses primeiros ambientes de cuidados carinhosos e livres de estresse. Isso apesar do fato de que ele era naquela época, como sem dúvida é agora, um jovem de excepcional carisma e sociabilidade, exposto de forma generosa a colegas de classe de olhos vermelhos e nariz cheio de muco que impregnava de patógenos lançados por tosses e espirros o mesmo ar que Demaine respirava. Mesmo três décadas depois, e mesmo lembrando-se dos pais como pessoas um tanto críticas que o censuravam e desaprovavam, Demaine era um jovem vigorosamente saudável, com uma vida magnífica. E quando o encontramos de novo, ele recebeu bem a oportunidade de contar a história de sua existência deslumbrante, acelerada e de alto risco.

Desde o início, Demaine, que é propenso a gestos dramáticos com as mãos e o corpo, sentia-se um desajustado no mundo da infância e das crianças. Era como se tivesse vindo ao mundo como um Gatsby libertino de 35 anos de idade no corpo dissimulado de um menino. Ele achava os colegas frívolos, as brincadeiras das crianças enfadonhas e pouco desafiadoras; preferia muito mais a companhia mais sofisticada e intrigante dos amigos e parentes adultos de seus pais. Demaine não gostava das coisas com as quais as crianças costumam se preocupar: esportes e video games, dinossauros e dragões. Preferia festas de adultos nos jardins de casas com linhas arquitetônicas elegantes e móveis antigos. Ele tinha uma necessidade inata e congênita de que o ambiente ao seu redor, coisas e amigos, fossem perfeitamente ordenado, grandioso em escala e espetacular em refinamento. Sentia uma repulsa obsessiva por condições ou eventos pouco vistosos, e se lembrava de ter ficado em casa por uma semana depois que um de seus colegas vomitou na sala de aula. Demaine prontamente admitiu uma precoce intolerância a todas as coisas e pessoas que fossem banais, desagradáveis ou comuns.

Um extrovertido com diagnóstico comprovado de transtorno do déficit de atenção com hiperatividade (TDAH), Demaine não conseguia ficar parado, nem na vida nem na nossa entrevista. Mas sua inquieta agitação o havia impelido para empregos em restaurantes caros, como um meio de conhecer amigos ricos e influentes — de preferência mais velhos. Ele estagiou nos escritórios de um figurão da política de San Francisco, mas por algum tempo isso não parecia levar a lugar algum, já que sua natureza hiperativa dificultava que ele se concentrasse e fixasse objetivos a serem alcançados. Depois da faculdade, Demaine morou na casa dos pais e acumulou uma enorme dívida de cartão de crédito, gastando dinheiro que não tinha para bancar a vida de luxo que o atraía. Mas seus pontos fortes deram frutos, como se este tivesse sido o plano o tempo todo. Beirando os trinta anos, Demaine mexeu os pauzinhos e conseguiu uma vaga em um *reality show* na TV, o que lhe granjeou um súbito estrelato e um vasto acesso a um mundo de viagens exóticas, palestras, oportunidades de negócios e o sutil e inconfundível aroma do dinheiro. Ele tinha um indiscutível talento e ansiava pela teatralidade e pela pompa da vida pública, especialmente a grandiosa vida pública de celebridade e glamour.

No último ano do ensino médio, Demaine tinha sido eleito "O aluno que tem mais chances de tornar-se um milionário", uma profecia prontamente cumprida (ou ultrapassada) por seu salário atual, que se encontra substancialmente ao norte de 500 mil dólares anuais. Embora um pouco nervoso por natureza, ele foi simpático, charmoso e magnético em nossa entrevista, e sua imagem projetava as superfícies lisas e brilhantes de um tagarela nato e tarimbado comunicador. Tudo nele exalava sensibilidade, bom gosto e elegância, embora Demaine expressasse uma considerável angústia pelo fato de não gostar de San Francisco, mas ter que permanecer na cidade por ora, pois é onde está seu trabalho. Ele agora está caminhando a passos largos para alcançar a vida "especial" e encantada que sempre imaginou e começou a procurar, já aos quatro anos de idade.

O único aspecto negativo que Demaine encontrava em sua propensão à elegância e à notoriedade era o desconforto que ele registrou em ter que trabalhar para outra pessoa e obedecer às exigências e aos horários de uma vida corporativa. Ele almeja, e sem dúvida um dia alcançará, o controle e o domínio que vêm a reboque da propriedade e da posição de liderança. Embora Demaine se preocupe com as potenciais perdas envolvidas na vida convencional de ter uma esposa e família — o que provavelmente incluiria menos viagens de jatinho e um ritmo menos caótico, o que é ironicamente essencial para sua estabilidade emocional —, ele está em um relacionamento bastante afetuoso com uma mulher que pode muito bem tornar-se essa esposa.

Ezra, o homólogo de Demaine na categoria das orquídeas excepcionalmente saudáveis, proporcionou tanto um interessante contraste quanto um notável paralelo quando ouvimos a história de suas primeiras décadas de vida. Tal qual Demaine, achamos Ezra envolvente, ponderado e autoconsciente, embora ele tivesse uma presença calma e um senso de humor inteligente e discreto. Ele também tinha uma compostura e um sereno autocontrole, e nunca se apressava em falar se não estivesse com os pensamentos prontos. Ao contrário de Demaine, para Ezra o clima econômico da sociedade norte-americana pós--Grande Recessão é desafiador e, até certo ponto, decepcionante. Nascido na Europa Oriental, ele imigrou para os Estados Unidos com a família aos três anos de idade, e sua lembrança mais antiga é a cena agridoce de se despedir de sua numerosa família no aeroporto quando ele e os pais, intelectuais judeus, partiram, na esteira do colapso do governo comunista. Embarcaram no avião, voaram sobre massas de terra e oceanos e pousaram em outro continente, com outro idioma e uma vida desconhecida a sua espera.

O contraste com essa história de fuga repentina e turbulenta de um país nativo à beira da dissolução é para Ezra a realidade mais próxima de pais que o amavam e incentivavam, buscavam seu bem-estar e proteção e que sacrificaram a pátria e a convivência com a família por uma chance de criar o menino e sua irmã em uma atmosfera de liberdade e oportunidade. Sua transição para a sociedade norte-americana foi um sucesso esmagador, em que Ezra passou a frequentar uma escola particular bilíngue com bolsa de estudos e descobriu uma paixão e um até então desconhecido talento para a dança que o levou ao Balé de San Francisco. Ele tornou-se um jovem dançarino na companhia e cogitou seriamente uma carreira de longo prazo como bailarino profissional, até que uma lesão de certa gravidade no final do ensino médio pôs fim a sua trajetória de dançarino. Isso não deteve nem desacelerou Ezra, no entanto, já que o balé era apenas um dos seus muitos talentos.

Desde seus primeiros anos como jovem imigrante, o confiante e naturalmente sociável Ezra envolveu-se de modo imediato e completo com a cidade de San Francisco e fez dela seu lar. Com uma qualidade pitoresca que é difícil de imaginar na vida cotidiana de uma criança, todos os dias ele percorria em um dos famosos bondinhos da cidade o trajeto entre sua casa e a escola, ladeiras acima, admirando as casas geminadas e os edifícios ao redor. Os condutores de bonde até o conheciam pelo nome. Talvez não seja coincidência que Ezra esteja agora empenhado em seu outro interesse artístico, a arquitetura, e mantenha uma grande e diversificada rede social com a qual compartilha a paisagem arquitetônica e a cultura da cidade. Ezra continuou sem ter problemas de saúde reais quando se tornou um jovem adulto, e no momento está em um relacionamento sério e firme. Sente-se um pouco descontente com sua atual situação econômica, que ele atribui aos resquícios da crise financeira global de 2007-8, e lamenta até certo ponto ter fixado residência de forma ao que tudo indica permanente em San Francisco e na área da baía.

Apesar disso, as histórias de Demaine e Ezra — tão diferentes em suas origens e pontos finais — revelam semelhanças que expõem e ilustram as complexidades da vida de jovens orquídeas. Nenhum dos dois, fosse no início da vida ou no presente momento, poderia ser visto como um indivíduo mediano ou não excepcional. Ambas as vidas se destacavam em contraste com o cenário banal da infância. Demaine sonhava com uma existência além do convencional, estilosamente peculiar em seu caráter e direção. Ezra, nascido em um cinzento caos pós-soviético, escapou para a exuberância de San Francisco e se tornou um bailarino cosmopolita e trilíngue. Ambos nos impressionaram como indivíduos dotados de uma aptidão graciosa e sem esforço para a conexão interpessoal e, ao contrário das muitas orquídeas tímidas e jovens que conheci em seus primeiros anos de infância, ambos tinham se tornado, na quarta década de vida, confortavelmente extrovertidos. Ambos tinham dentro de si um forte senso de singularidade e destino pessoal, como se houvesse um papel secreto e especial feito exclusivamente para cada um. E ambos revelaram impressionante comprometimento e capacidade para realizar e concretizar essas visões especiais para sua vida. Nem um nem outro era solitário ou inibido. E os dois estavam envolvidos em relacionamentos românticos aparentemente sérios e duradouros. Saímos dessas entrevistas impressionados não apenas diante do alto grau com que ambos os jovens haviam vicejado e florescido, mas também com uma forte sensação de que a vida daquelas duas orquídeas se tornara "especial, de maneiras especiais".

ORQUÍDEAS DA PRÉ-ESCOLA, CRESCENDO EM GÉLIDOS PRÉDIOS DE ESCRITÓRIOS NO ALASCA

Ethan era tão biologicamente suscetível a estressores quanto qualquer criança que testamos em nosso projeto da pré-escola. Ele mostrou fortes respostas de luta ou fuga até mesmo para as tarefas de nível mais módico de desafio que pedimos que completasse, e ficava visivelmente afetado ao tentar descrever um evento difícil em termos emocionais. Parecia ter uma imaginação fértil para as coisas boas e ruins que podem acontecer na vida de uma criança de quatro anos. Ethan também enfrentava um excessivo quinhão de adversidades no ambiente pré-escolar: às vezes era excluído ou sofria bullying no pátio, abalava-se quando havia qualquer alteração na sua rotina escolar (quem o levava para a escola e quem o buscava, por exemplo), e se angustiava em meio a um reduzido corpo docente que simplesmente não dava conta de atender às aflições de todas as crianças. Talvez como consequência dessas condições e dos prejuízos imunológicos que podem ter acompanhado sua reatividade ao estresse, Ethan vivia doente. Especialmente nos meses de inverno, parecia pegar uma doença viral após a outra, muitas vezes com complicações como infecções de ouvido ou sinusite. Dava a impressão de ser um meninho extraordinariamente frágil.

Três décadas depois, Ethan conversou conosco em tom reflexivo na sala de estar de seu apartamento na área da baía, um lugar repleto de livros e DVDs. Com uma coleção de sardas espalhadas em um rosto simpático, ele cresceu e se tornou um jovem saudável e sereno, capaz de se conectar com os outros mesmo com a cabeça cheia de pensamentos íntimos. Era o mais novo de uma numerosa família de irmãos e meios-irmãos, e sua primeira lembrança era de seu batizado, aos dezoito meses de vida — uma memória excepcionalmente antiga, dado o fenômeno bem conhecido da "amnésia infantil". Para a maioria das pessoas, as primeiras lembranças episódicas passíveis de serem revividas começam por volta dos três ou quatro anos da idade, mas talvez as excepcionais sensibilidades de Ethan tenham permitido que ele retivesse traços de experiência que desaparecem para a maior parte de nós. Mesmo assim, Ethan não se lembrava de sua participação em nosso estudo, embora seus pais certamente se lembrassem. Na noite anterior à recente entrevista, eles contaram a Ethan como as tarefas do laboratório haviam sido esmagadoras para o menino. Ethan tinha muitas lembranças de infância de ficar "superestimulado" por causa de situações; em sua recordação ele era sensível e se sentia sobrecarregado por muitas experiências do início da vida, em especial aquelas em ambientes tumultuados ou lotados de gente. Ele também se lembrava de ter um temperamento explosivo, o que atribuía à frustração por não ser capaz de controlar certas situações. Para ele, dias de aula, começando na pré-escola e continuando depois disso, eram desgastantes e difíceis, e ele preferia estar sozinho em casa, vendo TV ou lendo. Ele tinha uma poderosa capacidade de conexão empática com as outras pessoas e uma imaginação vigorosa — confirmando nossas primeiras impressões sobre ele aos quatro anos de idade —, e, no final da primeira parte do ensino fundamental, já tinha traçado seu rumo de vida. Matriculou-se em um curso de teatro e imediatamente teve a sensação de que havia encontrado o caminho de casa. Ele se tornaria um ator.

Apesar desse recém-descoberto senso de direção e propósito, para Ethan os últimos anos do ensino fundamental foram muito penosos, tanto do ponto de vista acadêmico quanto social. Ele se distraía dos estudos por causa dos estímulos sensoriais recebidos, sofria bullying no pátio e no trajeto para a escola, e lembrou-se de sentir que "eu simplesmente não conseguia encontrar um jeito de me enturmar". Solitário e um tanto isolado, Ethan buscou a companhia dos "esquisitões" — os párias sociais que existiam, ressentidos e afastados, à margem das sociedades dos últimos anos do ensino fundamental e de todo o ensino médio. Preocupados com o bem-estar e segurança do menino, os pais de Ethan o transferiram para uma "escola hippie", que oferecia um modelo educacional mais flexível e acolhedor, mas ainda assim gerava para Ethan uma falta de pertencimento. No novo cenário, ele se sentia cada vez mais sozinho e deprimido, e no final desse período mais sombrio Ethan cogitou pensamentos de suicídio. Ele relembrou um momento emblemático dessa época, em um acampamento de verão para famílias, no qual acidentalmente derrubou seu prato de comida no chão do refeitório. Em um arroubo de provocação bem-intencionada, os outros comensais começaram a aplaudir. Ethan saiu correndo para o banheiro, cheio de aversão por si mesmo, e esmurrou a parede, abrindo um buraco.

Felizmente, logo depois, o próprio Ethan tomou a iniciativa de dizer aos pais que queria ver um terapeuta, e eles ouviram e agiram. O menino foi encaminhado a um terapeuta, que o ajudou a encontrar o caminho de volta a uma vida plausível e agradável. No meio do ensino médio, Ethan encontrou sua primeira namorada, estabeleceu um novo senso de confiança e lentamente saiu do poço de depressão e desesperança. Suas notas começaram a melhorar, seu potencial acadêmico tornou-se mais evidente e, em seu último ano, ele se esforçou bastante e foi aceito em um programa de artes cênicas em uma prestigiada universidade. A faculdade foi o paraíso para ele, que finalmente encontrou sua turma e prosperou no departamento de teatro. Após se formar, trabalhou por um tempo em Los Angeles, mas achou que lá a cena e o mercado da atuação eram ferozmente competitivos, e conseguir empregos dependia de um talento para a comunicação vazia do qual Ethan era claramente desprovido. Ele retornou à área de San Francisco para participar de uma peça e permaneceu, capaz de se sustentar e de viver uma vida confortável com os lucros dos trabalhos como ator e como garçom. No entanto, ainda sente uma forte e fundamental identificação com os esquisitões da vida — as pessoas de vocação artística e caprichosamente estranhas que colorem e enfeitam nossas sociedades e comunidades.

Como Ethan, Jason estava entre as crianças orquídeas identificadas no projeto da pré-escola — mostrando uma vistosa reatividade aos desafios em laboratório, vivenciando uma parcela desproporcional de estressores, tanto em casa como na escola, e era uma das crianças com um resfriado constante que deixava seu nariz eternamente escorrendo. Também como Ethan, Jason era o mais novo de muitos irmãos em uma família formada de um segundo casamento dos pais. Os outros eram bem mais velhos, e Jason passou a maior parte da juventude sentindo-se filho único. Ele acredita que seus pais o teriam chamado de "carente" e "mimado", porque era muito meticuloso e detalhista em relação a suas exigências e aos requisitos de sua família. Ele tinha um forte envolvimento com video games e beisebol (assistindo, não jogando) e seu melhor amigo de infância ainda hoje é seu grande camarada. Pessoalmente, Jason era jovial, recostando-se alegremente na cadeira e falando muito rápido.

Ele cursou a segunda parte do ensino fundamental e o ensino médio em uma escola católica e, numa atitude de rebelião contra esses ambientes acadêmicos restritivos, começou a beber muito álcool e a fumar muita maconha. Na universidade, seu grupo social era o bando hippie (a turma mais indolente, em contraste com o grupo de veia artística de Ethan), jovens que consideravam a educação formal um rito de passagem tolerável, mas batiam em retirada para o deserto da Califórnia a fim de comer cogumelos, fumar e subir e descer aos trancos e barrancos enormes pedregulhos. Após a formatura de Jason no ensino médio, seus pais mudaram-se para a Costa Leste, deixando para o filho a casa de San Francisco, onde ele continua a morar até hoje. Jason passou um ano morando com os pais em uma área urbana na Costa Leste, mas achou o ambiente urbano estimulante demais. O tráfego pesado, as pessoas e o barulho o deixaram esgotado.

Por um lado, a vida de Jason tornou-se estável e produtiva, inclusive porque ele se firmou em um cargo administrativo em uma universidade local. Ele tem um trabalho sério e responsável e um futuro previsível e seguro, ascendendo em uma trajetória profissional de longo prazo que é respeitável, mesmo que modesta. Está confortável e equilibrado em sua vida atual. Por outro lado, sua história tem apenas um sopro de decepção e resignação. De longe, seus pais preocupam-se com o consumo de álcool. Em um dia típico, ele volta do trabalho, fuma uma tigela de maconha, toma algumas doses de bebida alcoólica para relaxar e, em seguida, acomoda-se no sofá para uma hipnótica noite assistindo a esportes na televisão. Jason reconhece que não vai poder morar para sempre na casa dos pais em San Francisco, mas, de maneira compreensível, cita as exorbitantes cifras do mercado imobiliário e sua necessidade pessoal de economizar dinheiro como razões para permanecer onde está, pelo menos por enquanto. Lamentavelmente, seu relacionamento romântico mais longo durou apenas três ou quatro meses, o que ele atribui ao conforto que sente estando sozinho. Ele é politicamente bem informado e um ateu ponderado, com pouco apetite ou escassa necessidade de práticas ou experiências espirituais. Jason desenvolveu, no início da vida adulta, um "estômago sensível" de origem desconhecida, que lhe causa ocasionais e irritantes sintomas gastrointestinais. Gosta de rotina e parece bastante avesso a riscos. Aos 34 anos, é um jovem articulado e falante sem ser verborrágico, cuja risada nervosa às vezes exagera o humor de um dado momento. Embora agora sua vida pareça segura e estável, ele deu a impressão de ser um jovem que por ora perdeu o rumo dentro de um estilo de vida que por vezes é solitário e não reflete seu verdadeiro potencial.

Como reconhecemos desde o início, a qualidade da "orquidicidade" — a excepcional suscetibilidade e delicadeza de algumas crianças ao caráter do mundo que as rodeia e as inspira — tem uma natureza dupla, tornando possíveis os excepcionais resultados e brilhantes realizações que as orquídeas muitas vezes conseguem alcançar, mas transmitindo também a possibilidade de infortúnio e o risco de derrota. Nem Ethan nem Jason relataram histórias de vida que consideramos problemáticas ou fracassadas. Ambos têm bons empregos com rendimentos estáveis e são cidadãos produtivos da nossa sociedade e do mundo. Entretanto, ao mesmo tempo, batalharam para encontrar alegria e, no caso de Jason, paixão também. Ethan, mais do que Jason, aventurou-se em uma vida dedicada a um sonho de longo prazo, mas nenhum dos dois se envolveu por completo com um emprego ou uma família a que sua vida esteja totalmente devotada. Ambos contaram histórias de realizações modestas e orgulho em seu trabalho e propósito.

LIÇÕES MAIS PROFUNDAS DE JOVENS VIDAS

Todos os nossos oito jovens refugiados de um estudo formativo sobre estresse e doenças na pré-escola, que agora ficou três décadas no passado, têm vida cuja maior parte ainda está por vir. À medida que a longevidade humana continua a aumentar, cada um desses jovens homens e mulheres pode, de modo plausível, reivindicar meio século ou mais de vida pela frente. Assim, quaisquer conclusões acerca dos caminhos da vida a que poderíamos chegar a partir do nosso escrutínio atual e da cuidadosa investigação das transcrições de suas entrevistas são, na melhor das hipóteses, provisórias. Nossa esperança para eles, somada às esperanças de seus pais e entes queridos, é de vida longa, produtiva e gratificante. Por mais hesitantes e incompletas que sejam suas histórias no presente, juntas compõem quase 250 anos de história humana individual, e, portanto, são, nas palavras com que um poeta lírico as retratou, "carregadas de felicidade e lágrimas". Embora agora ainda não estejam nem sequer na metade da duração do seu provável ciclo de vida, essas jovens vidas já foram marcadas pelas complexidades, alegrias e tristezas de sua presença nesta Terra verdejante.

Que novos insights podemos colher de nossos oito "meninos e meninas" adultos que sejam capazes de iluminar a história maior das crianças orquídeas e dentes-de-leão? Sabendo como elas variaram de forma tão substancial e com consequências diversas nas primeiras sensibilidades ou indiferenças das crianças às circunstâncias de seus lares e pré-escolas, de que maneira suas histórias poderiam ajudar nossa compreensão do arco da vida — as trajetórias de infortúnio e de bem-estar — para jovens orquídeas e dentes-de-leão? Várias dessas reflexões longitudinais atualizadas podem ser colhidas de modo legítimo e proveitoso.

Primeiro, é imensamente claro, como observei em um capítulo anterior, que a melhor maneira de ver "orquídea" e "dente-de-leão" é como locais em um continuum de sensibilidade especial, em vez de "baldes" de fenótipos humanos nos quais cada criança pode ser empiricamente colocada. Demaine, Ezra, Ethan e Jason foram catalogados, aos três ou quatro anos de idade, como crianças orquídeas para os propósitos de um estudo de desenvolvimento da reatividade neurobiológica, e cada um deles tinha certas características marcantes do que passamos a reconhecer como um perfil de orquídea. Cada um deles teve respostas exageradas e intensas a estressores laboratoriais moderados em seus agora distantes anos de pré-escola. Cada um deles tinha sensibilidades especiais que levaram, no caso de Demaine, a uma intolerância acerca do que era prosaico e "normal", ou, no caso de Ezra, a um talento para o balé, e, no caso de outros, a uma sensação de fácil superestimulação ou de ser subjugado por condições intensas ou de aglomeração de pessoas.

Nossos dentes-de-leão resistentes — Alejandro, Elysia, Ella e Camila — tinham revelado, todos eles, em seus primeiros anos, uma reatividade biológica mínima e impassível aos mesmos desafios de laboratório que desencadeavam respostas vigorosas nas orquídeas. E agora todos relataram experiências de vida que refletiam algum aspecto de reações constantes e resilientes diante da adversidade real. Para Alejandro, era querer que a morte da avó lhe fosse revelada, e não escondida, de modo que ele pudesse genuinamente vivenciar e lamentar sua perda. Para Elysia, era adaptar-se com sucesso a uma nova vida na Europa, mesmo enquanto lutava contra as drásticas e profundas mudanças da puberdade. E na vida de Ella foi a perda prematura demais de seu pai para uma insuspeitada e imprevista doença.

Mas igualmente reveladora foi *a impressionante diversidade dos grupos de orquídeas e dentes-de-leão*. A criança orquídea Ethan era retraída em termos sociais, e respondeu obtendo um conforto, conquistado a duras penas, no cenário muito público dos palcos de teatro. Mas outra orquídea, Demaine, teve pouco tempo para os confortos da infância e avançou a passos largos e com confiança, embora feroz, vida adulta adentro. Os dentes-de-leão Ella e Camila tiveram experiências de trauma genuíno em sua infância ou adolescência. Mas Ella respondeu à morte do pai imediatamente desdobrando sua identidade pessoal e profissional (e provavelmente terapêutica) com seu pai, ao passo que a prisão e condenação de Camila tornaram-se uma mancha persistente e corrosiva em sua vida de resto puramente excepcional. Cada indivíduo, ao que parecia, era um mosaico de traços semelhantes a orquídeas e dentes-de-leão. Embora todos os oito se encaixassem de maneira visível e reconhecível, mesmo trinta anos depois, nas categorias às quais nossos procedimentos laboratoriais os haviam designado, nenhum dos oito era um espécime puro, absolutamente não adulterado, de uma flor ou de outra. Cada um estava localizado em algum ponto de um espectro de sensibilidade que ia de orquídea a dente-de-leão.

Em segundo lugar, e com pouca surpresa para o estudioso do desenvolvimento, todos esses jovens adultos tinham vida e identidade que haviam mudado de forma perceptível ao longo do tempo. Alguns se tornaram, de modo progressivo e enfático, mais parecidos com as crianças que conhecemos no final da década de 1980, mas outros demonstraram diferenças marcantes, no temperamento e no comportamento, em comparação com as crianças que tínhamos observado aos três ou quatro anos de idade. Camila era uma aluna esforçada e favorita dos professores desde o início de seus anos de pré-escola, e mais tarde partiu para a busca de um diploma de pós-graduação em um rigoroso campo de estudos. Ethan havia descoberto o teatro e a atuação mesmo antes de terminar sua educação fundamental, mas, ao contrário de muitos outros que flertam com uma carreira teatral ou cinematográfica, ao longo do tempo ele aprofundou e ampliou seu empenhado envolvimento com a atuação.

Em contraste, Alejandro tinha uma precoce e perceptível inclinação para o alheamento, a atenção desfocada, uma tendência a, como ele dizia, "ficar distraído" — nem de longe um trunfo para uma vocação acadêmica. E ainda assim tornou-se um bolsista Fulbright e agora é médico-residente em um importante programa de treinamento psiquiátrico. Ella começou a vida como uma menina tímida e ansiosa, e achava as situações sociais ameaçadoras e difíceis. Mas agora leva uma vida interpessoal vigorosa, com bons amigos e colegas estimados, e trabalha com êxito na indústria da biotecnologia, que é intensa em termos sociais. Às vezes nos surpreendemos com as extraordinárias transformações — tanto bem-vindas quanto lamentáveis — que podem vir à tona à medida que as crianças crescem e se tornam as versões adultas e maduras de si mesmas. Todos nós ouvimos as histórias de jovens moscas-mortas sem atrativos que se transformam em líderes corporativos de estonteante magnetismo, ou representantes de classe que se convertem em escroques e criminosos de colarinho-branco.

Mas talvez o contraste mais impressionante e pungente entre pares de nossos jovens entrevistados foi o que surgiu entre os dois meninos orquídeas, Ethan e Jason. Ambos tinham uma vida com nível de adversidade relativamente alto em seus anos de pré-escola, e adoeciam de forma incomum — não com doenças crônicas graves, mas com uma ininterrupta sucessão das febres perenes e moléstias respiratórias que são endêmicas nas crianças em idade pré-escolar. Ambos viviam em ambientes escolares e domésticos notáveis por seus desafios, adversidades e estressores. E no ensino médio ambos integraram grupos que existiam às margens reclusas e desajustadas de suas sociedades de pares.

Mas essas duas conversas divergiram bastante no que Ethan e Jason relataram sobre o estado atual de sua vida e seus relacionamentos com a família e com os colegas que os haviam levado às atuais circunstâncias da vida. Embora no ensino médio e na faculdade ambos tivessem convivido e cultivado amizades próximas com pares que viviam nas isoladas periferias das relações sociais, o grupo de Ethan era o dos artistas, com identidades excêntricas que eles haviam escolhido adotar. O grupo de Jason, por outro lado, estava envolvido em comportamentos mais genuinamente antissociais e arriscados, incluindo o uso frequente de drogas recreativas e uma predisposição para o afastamento da sociedade mais ampla. Ainda que ambos os rapazes mantivessem relacionamentos contínuos com pais e familiares, ficamos impressionados com os imensos esforços empreendidos pela família de Ethan, que ao longo de sua infância fez de tudo para garantir que o rapaz conservasse a conexão e o senso de identidade com eles. Sua família adotou, por exemplo, uma prática à mesa das refeições que consistia em passar de mão em mão uma espécie de microfone que dava a todos, mesmo aos mais jovens (Ethan), uma chance de falar e ser ouvido. Durante o período de grave depressão de Ethan, a família agiu de modo rápido e assertivo para localizar um terapeuta e apoiar sua recuperação. Depois que Ethan se tornou um jovem adulto, sua família manteve-se fiel a ele, apoiando-o e encorajando-o (e a suas idiossincrasias artísticas) de uma ampla variedade de maneiras. Por sua vez, a família de Jason, embora claramente carinhosa e envolvida com ele, era e é mais distante, mais emocional e geograficamente afastada das realidades do dia a dia da vida dele, menos afeita a devotar-se efetivamente a um filho jovem que às vezes passa por maus bocados.

O resultado final, acreditamos, tem sido uma perceptível discrepância nos caminhos de vida dessas duas orquídeas da pré-escola, que foram afetadas, mesmo trinta anos atrás, por causa de sua vulnerabilidade e exposições desproporcionais à adversidade. Ethan adotou, já no ensino fundamental, um caminho de vida marcado por um empenhado comprometimento que o impulsionou em direção a um trabalho significativo e bem-sucedido no teatro e no cinema. Mas a trajetória de Jason, pelo menos por enquanto, é inquietante em seu envolvimento excessivo com o álcool, seu prolongado apego à casa dos pais (sem a presença física deles, contudo) e a sensação de que ele ainda está em busca de direção e significado. Aqui está, sem dúvida, um valioso exemplo de como as diferenças nos cuidados e no apoio proporcionados pelas famílias podem afetar de forma considerável o rumo da vida de jovens orquídeas extremamente sensíveis.

Dito isso, também é importante reconhecer e lembrar a nós mesmos que, em muitos aspectos, a vida de Ethan e Jason ainda está apenas começando, e que todos nós crescemos e nos desenvolvemos em ritmos indubitavelmente diferentes. Mesmo além da quarta década de vida — aquela em que esses dois jovens se encontram atualmente —, nós estamos, cada um de nós, sempre "nos tornando", eternamente diferentes da pessoa que outrora fomos, mas ainda não transformados no indivíduo que ainda seremos. Os pais e avós observam, embevecidos, como seus filhos e netos desabrocham ao longo dos anos desde seu desenvolvimento inicial, de maneiras às vezes espetaculares e quase sempre imprevistas. As mudanças e o desenvolvimento nas primeiras décadas de vida são especialmente impressionantes em seu ritmo e escopo. Mas esse desenvolvimento tem continuidades e descontinuidades, e os jovens que nós, agora já na casa dos sessenta anos, entrevistamos são réplicas e desvios das crianças que havíamos conhecido quanto tínhamos trinta anos. Pequeninos bebês de colo de cabelo ruivo e personalidades ensolaradas tornaram-se os adolescentes de cabelo vermelho que sempre conhecemos e esperávamos que se tornassem. Crianças pequenas choronas originam adolescentes desafiadores. Mas por vezes nos surpreendemos. Ou nos decepcionamos. A sensível orquídea de quatro anos de idade, visivelmente transbordando de emoção e delicadeza, pode tornar-se, na vida adulta, um líder vigoroso e resoluto, aparentemente livre de incertezas ou hesitações. E o resiliente dente-de-leão da pré-escola pode ser abalado pelas vicissitudes da vida adulta, vacilando diante da avassaladora infelicidade. Meu avô costumava me dizer, parafraseando Carl Sandburg, que a vida é como uma cebola: você vai descascando as peles, uma a uma, e às vezes você chora.

A terceira e última lição reveladora, derivada das histórias contadas por nossas crianças da pré-escola, agora já crescidas, é que *as vidas são intrinsecamente imprevisíveis*. Mesmo no intervalo de trinta anos pós-natais, circunstâncias e vidas podem mudar de maneira inexplicável. Os jovens enfrentam os desafios, não dos estressores de laboratório que concebemos para calcular sua biologia do estresse, mas de adversidades reais — a morte do pai ou da mãe, a sedução das tentações, o surgimento das pressões sociais, mudanças de cidade da família, os fracassos. As histórias ainda incompletas dessas oito jovens vidas nos assombram com perguntas sobre exatamente por que e como acontecem todas as mudanças testemunhadas. Os eventos e problemas que as jovens vidas absorvem são apenas ataques aleatórios de um universo de acaso e um mundo dilacerado por seu caos inerente? Ou existe, em algum sentido, em um sentido *qualquer*, um destino encerrado dentro de cada jovem vida, como sementes em uma vagem? As crianças orquídeas surgem de alguma convergência quase sempre acidental de sequência genética e exposição a fatores ambientais, ou a orquídea *nasce* orquídea, fadada a uma vida de duradoura empatia, para o bem e para o mal? Nossos dentes-de-leão são robustos e implacáveis, mesmo enquanto flutuam, com uma crescente consciência orgânica, no mundo aquático escuro e morno da vida fetal?

Toda a nossa ciência — do desenvolvimento infantil e do inexorável surgimento do cérebro humano — é concebida para procurar e detectar as uniformidades e padrões que servirão para cumprir a previsibilidade dos resultados. Procuramos, e muitas vezes encontramos, conexões poderosas ligando quem uma criança é em seus primeiros anos a quem ela se torna à medida que sua vida evolui. Mesmo quando eventos imprevistos desencaminham a criança do rumo que ela vinha percorrendo, existem regularidades consistentes e definíveis no desenvolvimento que tornam esses desvios e suas consequências compreensíveis, com uma lógica interna própria. Porém, sobreposta a tal sequência de previsíveis regularidades do desenvolvimento está uma rede de caos e imprevisibilidade da qual nenhuma vida escapa por completo.

Há eventos dentro de vidas individuais — eventos tanto trágicos como benévolos — que podem interromper a progressão do desenvolvimento e nos expulsar da estrada lógica e previsível na qual antes estávamos acostumados a viajar. Esses eventos não são distribuídos de forma aleatória ou igualitária, por pessoa nem por tempo. Antes, algumas vidas são desproporcionalmente afetadas por tais eventos, que parecem ocorrer em agrupamentos, e não aleatoriamente, ao longo do tempo.[5] Assim, embora a vinculação precisa de uma criança às categorias de orquídea ou dente-de-leão possa explicar muitos dos eventos e resultados de desenvolvimento que ocorrem na vida dessa criança, sempre restará um elemento de desordem, daqueles encontros imprevisíveis com eventos fortuitos que são capazes de revigorar ou descarrilar a jornada em andamento da criança. Nosso papel como pais, professores, profissionais de saúde e amigos é entender profundamente a natureza de cada criança — a localização do menino ou menina na escala de orquídea a dente-de-leão — e estimular e modelar as respostas mais positivas e vivificantes para os eventos que podem vir a acontecer com elas.

10. Os pecados dos pais, os meios da graça

O Senhor, Deus misericordioso e compassivo, tardio em irar-se e abundante de amor e de fidelidade [...] de maneira alguma deixará de punir o culpado; castiga os filhos e os filhos dos filhos pelos pecados e iniquidades de seus pais, até a terceira e a quarta gerações.
Êxodo 34:6-7

Nós vos louvamos, Senhor, por nossa criação, preservação e pelas bênçãos desta vida [...] pelos meios da graça e a esperança da glória.
Liturgia da Igreja Anglicana

Mas e se os nossos melhores esforços "para compreender profundamente a natureza de cada criança" forem dificultados ou mesmo prejudicados por uma insuficiência dos recursos que trazemos conosco, como pais, professores ou médicos, de nossa própria infância e história? Há momentos em que todos nós ficamos aterrorizados e boquiabertos diante da assombrosa responsabilidade que temos acerca das necessidades e esperanças de uma nova geração. E, no entanto, nossas capacidades humanas para criar, ensinar ou curar são poderosamente afetadas por nossas forças e fraquezas psicológicas e socioemocionais e delas dependem; essas forças e fraquezas estão enraizadas nas obscuras e distantes realidades de nossos próprios começos.

Certa vez, anos atrás, a família de um paciente sentou-se diante de mim em uma noite de inverno, e parecia estar ferida e desesperançada, com um filho adolescente cuja vida havia chegado a um perigoso impasse de vício e desordem. Um rapaz verdadeiramente brilhante, cujo futuro abundava de oportunidades, ele havia se perdido e perambulado pelos sinistros vazios da cocaína, maconha e depressão. Tudo indicava que agora ele estava fadado a um longo e lânguido abandono da aprendizagem e da ambição, e sua família o trouxera a mim na esperança de que alguma recuperação de suas chances de vida pudesse ser encontrada.

Com estudado desleixo, ele estava sentado vestido inteiramente de preto, fitando o chão. Sua voz era arrastada e abafada, seu braço direito estava ilustrado com tatuagens circunferenciais e especialmente abomináveis, e seu desprezo pela família estava praticamente proclamado em neon no outdoor público de sua vida de adolescente de quinze anos. Seu irmão e sua irmã, ele mais velho, ela mais nova, olhavam de relance ao redor da sala, medindo nervosamente os perigos gêmeos da violenta fúria familiar e da dissolução conjugal, enquanto mascaravam sua justificável ansiedade com uma tempestade de irrequietas contorções. Em um tom que transmitia ao mesmo tempo nojo e desespero, o pai do menino exigiu em voz alta: "Anthony [não é o nome verdadeiro dele], sente-se direito e participe, pelo amor de Deus! Estamos tentando ajudar você!".

Os outros quatro membros da família enrijeceram-se em suas respectivas cadeiras, enquanto Anthony se moveu vagarosamente, fuzilando o pai com um olhar assassino. A mãe aflita, pedindo calma e serenidade, disse: "Tudo bem, agora vamos todos respirar fundo aqui e falar sobre isso. Estamos apenas tentando resolver isso juntos".

"Não sabote a minha autoridade com nosso filho", advertiu o marido em tom sombrio como resposta.

Como logo constatei, essa era uma família em que pai e filho haviam se tornado beligerantes, de uma forma dolorosa e cruel. Estava claro que Anthony, fosse biologicamente uma orquídea ou não, era uma criança sensível e frágil. Ele se envolvera cada vez mais em uma espécie de antissocialidade gótica, que incluía risco sexual, crimes de menor importância, atos de desrespeito gratuito contra figuras de autoridade e a propriedade de adultos, imersão em uma cultura centrada nas drogas de festas noturnas e muitos sinais físicos de uma vida moral desenfreada. Enfurecido e decepcionado pelas escolhas de vida cada vez mais sinistras do menino, o pai declarou com todas as letras sua descrença de que um de *seus filhos* pudesse adotar uma vida de tamanha irresponsabilidade e ingratidão. Ninguém — nem os filhos, nem a esposa, nem os vizinhos, tampouco eu — tinha dúvida nenhuma sobre qual era a posição do pai com relação a questões de perversidade ou devassidão juvenil.

Mas a profunda angústia do pai também era perceptível, à medida que ele imaginava o futuro triste e sem perspectivas que aguardava seu filho de talentos abundantes e ricas possibilidades criativas. As raivosas condenações do pai tinham praticamente eclipsado seu amor pelo menino, que ele guardava em seu coração como um tesouro inacessível. A raiva havia amedrontado e intimidado Anthony, que respondeu ao pai com afastamento e um envolvimento cada vez mais profundo em uma vida de marginalidade e rebeldia. Enquanto isso, o casamento dos pais estava gradualmente se despedaçando, e a voz mais moderada da mãe se esforçava para ser ouvida acima da barulheira da desaprovação e do rancor do marido. Os outros filhos não saíam, de forma alguma, ilesos dessa batalha diariamente travada na casa da família. O menino mais velho, sentindo a agonia dos pais e a agora assustadora fragilidade do casamento deles, simplesmente bateu em retirada — mergulhando em sua própria vida privada e tentando com todas as forças ignorar o conflito que grassava ao seu redor. A filha mais nova, perplexa pela desordem de sua família, tornou-se visivelmente aliada à causa da mãe e mostrava indignação com o "julgamento injusto" que o pai fazia sobre o "estilo de vida" de seu irmão.

Sem dúvida, a experimentação de Anthony com drogas e a delinquência eram causas legítimas para o alarme dos pais. Muitos pais, testemunhando sinais de que um filho está se desviando de uma vida de propósito e virtude, ficavam igualmente incomodados. Mas a resposta desse pai havia ido muito além dos parâmetros de preocupação legítima; ele estava afogando uma família inteira em um mar de raiva e repreensão. Por mais obsessiva ou descomedida que sua reação a seu filho tivesse se tornado, à medida que sua própria infância vinha à tona em nossas reuniões comecei a entender algo a respeito da origem da ira desse pai com relação ao mais sensível e afetuoso de seus filhos.

Seu próprio pai, o avô de Anthony, chegando à maioridade em meio a uma guerra mundial moralmente justa mas brutal, tornou-se um alcoólatra amargurado e abusivo. Ele disciplinou seus filhos à base de cintadas e berros, convencido por nebulosos motivos religiosos que era assim que a decência e a honra se enraizavam no "caráter" de uma criança. Na família da infância do pai de Anthony, havia elevados e inatacáveis padrões de conduta, mas pouco amor, uma vida coletiva em que a emoção raramente era levada em consideração e a ternura nunca se manifestava. Os severos princípios do avô de Anthony e suas exigências de obediência a regras, desencadeadas por visitas noturnas à garrafa, deram lugar a tristes e cíclicos rituais de maus-tratos, repreensão e remorso. As crianças eram alvo de zombarias por causa de suas falhas, ridicularizadas por erros e pequenos desvios de conduta e espancadas quando transgrediam a inflexível lei de seu pai. Essas eram as indefensáveis experiências de trauma, ofensa e estrago que o pai de Anthony havia involuntariamente levado adiante para dentro do caldeirão da vida de sua própria família, embebendo-a nas estruturas rígidas e ocultas que definiam a forma e a substância dessa vida. Dadas essas poderosas experiências do início da vida, não era de admirar que a coerção e a condenação se tornassem respostas irrefletidas ao extravio de seu filho de um comportamento correto. Como a sensibilidade especial de Anthony ao julgamento de seu pai produzia um afastamento reativo cada vez maior em relação aos valores incontestáveis do pai, a escalada da censura paterna deu início a um ciclo autoperpetuador de alheamento, distanciamento e retaliação.

A terrível situação dessa família era dolorosamente conhecida para mim.

MARY E MAMÃE

Minha mãe e minha irmã tinham uma semelhança material e reveladora com os conflitos multigeracionais mostrados pela infeliz vida familiar de meu paciente Anthony. Tenho apenas uma conjectura — não uma verdade singular e verificável — sobre qual substância escura envenenou o fervilhante ensopado de cozimento lento que era o relacionamento entre a minha mãe e minha irmã orquídea. Só posso especular, sessenta anos depois do primeiro acendimento do fogo, o que deu errado, como uma mãe carinhosa de verdade e uma filha frágil afastaram-se tragicamente e chegaram a um impasse de inimizade e isolámento. O melhor e mais ponderado palpite deste irmão sobre a fonte de tal tragédia é oferecido aqui, não como a descrição sensacionalista que um tabloide faria do prolongado sofrimento de uma família. Antes, minha esperança é contar uma história instrutiva de como as experiências de dano em uma geração podem ser transmitidas a outra, ainda que sem intenção e sem maldade. É também uma história ainda inacabada de como essa cadeia de trauma intergeracional pode ser quebrada pela descoberta de uma alquimia de amor, graça e esperança.

Certamente, a atual família de Anthony e a minha não eram réplicas uma da outra, mas compartilhavam certas características e processos que as colocavam no mesmo terreno espinhoso. Crescendo em uma família implacavelmente competitiva da era da Depressão, minha mãe foi criada por pais que eram rematados e talentosos intelectuais, ambos graduados com distinção e louvor na turma de 1913 da Universidade de Wisconsin. Seu pai também tinha doutorado em geologia pela Universidade de Chicago. Sua mãe era uma das quatro irmãs (e dois irmãos) criados em uma pequena fazenda em Wisconsin, todos eles formados com honraria Phi Beta Kappa na UW. Tal qual o marido, ela era uma força da natureza acadêmica que se tornou uma intelectual formidável e produtiva por seus próprios méritos. Os pais da minha mãe estavam tão empenhados em uma vida de pesquisa e aprendizagem compartilhada que passaram a lua de mel, no verão de 1915, explorando as Montanhas Rochosas a pé, acompanhados apenas por uma mula de carga, para que meu avô geólogo pudesse estudar de perto as origens geofísicas dessas montanhas espetaculares. Eles caminharam naquela escarpada paisagem pré-cambriana por três meses ininterruptos, com pouco mais do que martelinhos, uma barraca de lona e dois alforjes cheios de comida e suprimentos. Embora provavelmente fossem vistos por suas famílias e amigos como tolos, ou mesmo patéticos, essa lua de mel sempre me pareceu um começo epicamente romântico e auspicioso para a vida de casados — provando assim consanguinidade com a estranha linhagem cerebral de meus avós.

No entanto, foi um início emblemático de um longo casamento e uma parceria bem-sucedida, que acabaram gerando quatro filhas e um filho — todos criados em uma atmosfera de curiosidade desenfreada, fermentação intelectual incessante e firmes expectativas de alto sucesso educacional. Eles viviam na tediosa cidadezinha de Ardmore, Oklahoma, no Sul do país, uma antiga parada da ferrovia de Santa Fé com uma população de cerca de 10 mil almas no início do século XX. Como às vezes acontece com famílias devotadamente acadêmicas, minha mãe também cresceu em um ambiente de restrição e contenção emocional. Não havia o hábito de expressar a raiva nem o prazer, nem a tristeza profunda, tampouco a grande alegria, que não eram revelados, examinados, celebrados ou investigados. Ela foi uma criança artística, a segunda na ordem de nascimento, cuja necessidade de expressão de sentimentos e vontades provavelmente nunca recebera o espaço necessário para florescer. Pelo contrário, posso apenas supor que sua vida emocional inicial foi muitas vezes atolada em uma cultura familiar friamente analítica e restritiva. É quase certo que não havia intenção preconcebida por parte dos meus avós de sufocar a expressão de sentimentos fortes; era simplesmente um subproduto de quem eles eram, como indivíduos e como casal, naquele tempo e naquele lugar.

Esse abafamento de sentimentos e da expressão emocional resultou, assim como aconteceu com o pai de Anthony, no recolhimento defensivo de minha mãe para um vazio afetivo isolado e muitas vezes amedrontador. Só me lembro de uma única vez em minha infância em que a vi completamente arrasada. Eu tinha talvez seis ou sete anos e estávamos visitando meus avós na casa de infância da minha mãe em Ardmore. Ela tinha trazido consigo para dar a meu avô, seu pai, um presente especial de Dia dos Pais, uma expressão da admiração verdadeira e sincera que sentia por ele. O presente (acho que era uma camisa) foi entregue, talvez, se não me falha a memória, com uma ligeira hesitação, na conclusão de uma demorada refeição de família do meio-dia, e ele abriu o pacote e o examinou de uma maneira empedernida e indiferente. Aparentemente intocado pelo sentido e significado do presente, ele levantou-se abruptamente da cabeceira da mesa e irrompeu em um furioso discurso contra a frivolidade de se gastar "bom dinheiro" em um artifício cultural como o "Dia dos Pais". Sem dúvida, o valor que ele estava expressando — sua fidelidade a uma frugalidade austera, forjada nas exigências da Grande Depressão — era genuíno, duro e bem-intencionado. Mas ele não compreendeu a mensagem devotada e dedicada que o presente pretendia transmitir. Foi impressionante para mim e minha irmã, Mary, contemplar aquela explosão de ira em resposta a uma simples expressão de amor. E minha mãe se dissolveu em lágrimas.

Ela era capaz de sentimentos profundos de todos os tipos, mas aprendera bem a proibição imposta pela família à expressão, talvez até mesmo à experiência, de fortes emoções e sentimentos. Nossa mãe também era uma das quatro filhas nascidas muito próximas uma da outra, implacavelmente competitivas, e na casa de sua infância ela havia adquirido uma desconfiança duradoura e por vezes moderadamente venenosa com relação a seu próprio gênero. Ela tinha poucas amigas do sexo feminino, e mesmo com suas irmãs havia uma afeição jocosa, embora latentemente beligerante. Mas a mãe dela, minha avó, pouco fazia, ao que parece, para diminuir as tendências de antagonismo de suas filhas, tendo sido criada em meio a um grupo de irmãs ferrenhamente competitivas. A presença do irmão mais velho da minha mãe, que era deficiente físico — um verdadeiro gênio que adquiriu uma perna severamente mirrada em uma das epidemias de poliomielite no início do século —, também pouco ajudava a acalmar o clima de briga e desavença entre as irmãs. Assim, a resposta-padrão delas para as novas mulheres que entravam em sua órbita era uma suspeição (pode ser que às vezes merecida) que brotava e ia aos poucos fumegando, de olhos estreitos, uma atitude de animosidade e desconfiança. Minha mãe amava recém-nascidos e bebês de colo, que eram em grande parte desamparados e totalmente dependentes dela, mas quando os bebês, em especial as meninas, cresciam e se transformavam em crianças, com vontades, desejos e autonomia, o inevitável conflito era emocionalmente incontrolável. Esses dois legados primordiais de sua infância — uma incapacidade de navegar em meio às águas desconhecidas das emoções fortes e uma desconfiança reflexa de outras mulheres — predeterminaram a incapacidade de minha mãe de ser mãe e amar de forma convincente uma filha pequena, sensível e quebradiça de tão frágil.

Por causa dessas realidades, Mary acabou se encontrando em um ambiente familiar difícil, para não dizer impossível. Foi uma junção problemática e volátil de uma mãe danificada e de sua filha orquídea, e entre elas originou-se uma espécie de desprezo geminado. O resultado foi uma oposição sutil, mas perniciosa, que surgiu cedo e foi crescendo à medida que Mary se transformou em uma adolescente adorável mas ameaçadora. Minha irmã tornou-se uma jovem muito bonita ao virar a esquina na puberdade aos onze ou doze anos, e seu recolhimento na anorexia passou a ser uma tentativa desesperada de voltar à relativa segurança de sua infância. Ela parou de frequentar a escola, foi hospitalizada repetidas vezes e se tornou perigosamente macilenta. Enquanto Mary afundava a passos largos em direção a uma doença e disfunção esquelética ainda mais profunda, nossa mãe lutava, com pouco sucesso, para restringir suas próprias e insistentes exigências de que Mary comesse. Lembro-me de interlúdios tensos e desconcertantes à mesa de jantar em que Mary e minha mãe se sentavam em confrontos prolongados e acalorados por causa de um prato de comida não consumida. Enquanto isso, meu pai, um cordial e muito amado administrador de escola, caiu em uma depressão da qual ele nunca se recuperou por completo, e eu fiz uma rápida e provavelmente desafortunada (embora protetora) incursão nas realidades alternativas do ensino médio, esportes e amigos.

À medida que minha compreensão das perplexidades da vida aprofundou-se com o tempo e a convivência, tornei-me cada vez mais consciente das maneiras pelas quais o trauma e o cuidado podem passar entre gerações, da mesma forma como os genes são transmitidos de pais para filhos e netos. Crianças maltratadas crescem e, com frequência maior do que esperamos ou supomos, fazem os próprios filhos sofrerem; as memórias de violência e opressão de um avô podem reaparecer nas vulnerabilidades de seus netos; e, como está escrito na antiga Torá, os pecados e iniquidades dos pais são "castigados até a terceira e a quarta gerações" ainda por vir. De fato, a transmissão intergeracional do trauma está se tornando uma realidade científica substancial na pesquisa contemporânea. Estamos agora investigando como essa transmissão acontece, no nível do comportamento parental, nos processos psicobiológicos envolvidos nas interações entre pais e filhos, e mesmo na transmissão possivelmente epigenética do risco geracional. O que é cada vez mais evidente é que não apenas o risco e o dano, mas também a proteção e a bondade, são aspectos herdáveis da experiência que se deslocam com extraordinária regularidade de uma geração para a seguinte. O que sabemos, mesmo agora, tem importantes implicações para os cuidados, a criação e a proteção de crianças orquídeas e dentes-de-leão.

Muitas vezes eu lamento, é claro, que os médicos que examinaram e trataram Mary soubessem tão pouco naquela época sobre a ciência, agora emergente, do dano intergeracional. Para a maioria de nós, não há como evitar o trauma que nos atormenta ou as heranças familiares no âmbito das quais nascemos. Mas também nascemos com uma grande, muitas vezes desconcertante, resiliência, confinada dentro de nós — se pelo menos nos mostrassem como desbloqueá-la. Mesmo essa resiliência, ao que parece, pode ser passada de geração em geração. Mas se tanto o trauma quanto o cuidado carinhoso, tanto a lesão psicológica quanto a resiliência não revelada podem ser transmitidos de geração para geração, de que modo essa passagem acontece? Por meio de que mecanismo biocomportamental os grilhões emocionais de meus avós poderiam ser passados adiante para a minha mãe e da minha mãe para a minha irmã? Essa transmissão intergeracional não contraria o que sabemos ser o glacial ritmo da mudança evolucionista? Como poderia o risco biológico mover-se com tanta rapidez das restrições psicológicas de uma geração para os transtornos mentais da seguinte? Quase dois séculos e meio atrás, um obscuro naturalista francês também estava ponderando acerca dessas mesmas perguntas.

OS OLHOS DOS MORCEGOS E O PESCOÇO DAS GIRAFAS

Jean-Baptiste Lamarck foi um biólogo francês do final do século XVIII cujo trabalho sobre a evolução se tornou um dos seminais precursores da teoria evolucionista de Charles Darwin, conforme apresentada no livro que Darwin publicou em 1859, *A origem das espécies*. Assim como Darwin, Lamarck se convencera de que as formas de vida não eram estáticas, mas evoluíam no decorrer do tempo, tornando-se mais complexas e adaptáveis ao longo das gerações. Em 1800, ele proferiu uma palestra no Muséum National d'Histoire Naturelle (Museu de História Natural), em Paris, na qual delineou suas ideias ainda em desenvolvimento sobre a evolução. Lamarck estabeleceu dois princípios importantes. O primeiro era o de que o ambiente promove alterações físicas nas espécies animais causando mudanças no comportamento, que por sua vez resultam no uso ou desuso de certas estruturas anatômicas, fazendo com que elas aumentem ou diminuam tanto na forma como na função. O segundo princípio era o de que todas essas mudanças baseadas na experiência tornam-se hereditárias e podem ser passadas para gerações sucessivas. Dessa forma, em uma hipótese famosa, Lamarck especulou que pode haver uma herança de experiências e características geracionais adquiridas.

Os exemplos que ele usou foram os olhos vestigiais dos morcegos, que vivem principalmente na escuridão total, e o longo pescoço das girafas, que sobrevivem esticando-se para alcançar e mordiscar a folhagem cada vez mais alta das árvores africanas. Embora os morcegos sejam de fato dotados de visão, seus olhos são diminutos e pouco desenvolvidos, e eles voam, orientam-se e se alimentam usando um sistema de ecolocalização semelhante a um radar. Lamarck inferiu que o valor do olho havia diminuído e o sistema de radar cresceu com a exposição de cada geração sucessiva a ambientes escuros. Da mesma forma, as experiências de uma geração de girafas que estendiam o pescoço, acreditava Lamarck, foram hereditariamente transmitidas à sua progênie, que desfrutou dos benefícios de pescoço progressivamente mais alongado. O prolongado esticamento do pescoço das girafas progenitoras tornou-se anatomicamente consagrado na espinha cervical mais longas e práticas de sua prole.

Embora Lamarck não tenha sido, de modo algum, o primeiro a fazer tais afirmações — observações e conjecturas semelhantes remontavam à tradição filosófica grega —, sua teoria tornou-se alvo de críticas cada vez mais cáusticas com a ascensão ideológica da teoria evolucionista darwinista. Charles Darwin, nascido em 1809, mesmo ano em que Lamarck publicou sua formativa obra *Philosophie Zoologique* [Filosofia zoológica], argumentou que a evolução ocorreu não pela transmissão da experiência geracional adquirida, mas pela retenção oportunista (ou seja, seleção natural) da variação ao acaso em formas anatômicas e funcionais. Assim, o sistema de alimentação por ecolocalização de morcegos surgiu ao acaso (pelo que hoje atribuímos a mutações genéticas que ocorrem de forma constante e natural) e foi preservado em gerações subsequentes, não por alguma transferência hereditária de experiências em ambientes escuros, mas pela maior probabilidade de que indivíduos com capacidades primitivas de sonar progrediriam e, ao progredir, se reproduziriam. Da mesma forma, Darwin afirmou que as girafas não transmitem seu útil pescoço hiperestendido para os descendentes por alguma herança mágica de experiência alimentar. Em vez disso, as girafas primordiais possuíam pescoço mais curto, e sua progênie, que por acidentes de variação morfológica pôde alcançar as folhas mais altas, desenvolveu-se desproporcionalmente, se reproduziu e legou à geração seguinte de girafas a sua anatomia de pescoço mais longo baseada em genes.

No início do século XX, a teoria de Lamarck tornou-se — não sem alguma razão — uma espécie de desacreditado saco de pancadas na comunidade das ciências biológicas, com a ascensão da evolução darwiniana como um artigo de fé científico.[1] É extraordinário, no entanto, que as ideias "mágicas" de Lamarck havia muito abandonadas tenham retornado, nesses acelerados primeiros anos do século XXI, por meio de observações epidemiológicas recentes e da emergente ciência epigenética. Essa renovação de interesse levou um site evolucionista a produzir um artigo de destaque com a manchete "Lamarck, desperte, estão chamando você na sala de conferências!".[2]

Um exemplo das observações científicas que reavivaram a sorte da teoria evolucionista lamarckiana é a história da Fome Holandesa (ou "Inverno da Fome", como foi chamado em âmbito local) nos dias mais desesperadamente opressivos da Segunda Guerra Mundial. Após a invasão Aliada da Europa continental no Dia D (6 de junho de 1944), as condições impostas pelas forças de ocupação alemãs tornaram-se cada vez mais severas. Um aguerrido governo dos Países Baixos lançou um apelo conclamando uma greve ferroviária como um ato de resistência à ocupação nazista, e o Reich retaliou nos meses de inverno de 1944-5, proibindo o transporte de todo o carvão e alimentos para o Oeste do país. Trens e comboios de caminhões foram parados, as entregas de barco cessaram quando portos e canais foram destruídos ou bloqueados, e o povo holandês foi assolado por uma penúria que afetou 4,5 milhões de indivíduos. A incidência de mortes atribuíveis à desnutrição aumentou rapidamente, vitimando entre 18 mil e 22 mil pessoas ao longo do cerco de cinco meses.

Não foi surpresa quando os filhos de mulheres que estavam grávidas durante o período de embargo de comida nasceram abaixo do peso, menores em comprimento e na circunferência da cabeça do que crianças que estavam no útero antes ou depois do bloqueio alemão. O que *não* se previu, contudo, foi a descoberta de que crianças afetadas e os filhos *delas* (os netos dos pais holandeses submetidos à fome) mostraram mais tarde índices anormalmente altos de obesidade, distúrbios metabólicos como diabetes e doenças cardiovasculares crônicas, além de esquizofrenia e outras graves condições neuropsiquiátricas. Estava aí uma sugestão de que, de alguma forma, o risco nutricional de mulheres holandesas desnutridas em 1944-5 tinha sido transmitido a duas gerações subsequentes, na forma de processos metabólicos desestruturados, maiores riscos de doenças físicas crônicas e distúrbios psiquiátricos mais frequentes.[3]

A história da fome holandesa e suas consequências também é consistente com vários outros conjuntos paralelos de resultados de pesquisas. Primeiro, o trabalho de David Barker sobre as origens da saúde e da doença relativas ao desenvolvimento, mencionado no capítulo 9, comparou a distribuição geográfica da mortalidade infantil entre 1921 e 1925 na Inglaterra e no País de Gales às taxas de mortalidade por doenças cardíacas em adultos cinco décadas depois.[4] Com base em semelhanças visíveis no mapeamento dessas medidas ao longo do tempo (ou seja, as mesmas áreas com alta mortalidade infantil na década de 1920 desenvolveram altos índices de doenças cardíacas na década de 1970), ele propôs que a desnutrição fetal, resultando em retardo de crescimento do feto e baixo peso no nascimento, poderia ter implicações décadas mais tarde, com o desenvolvimento de doença coronariana cardíaca. O trabalho de Barker e de outros cientistas sugeriu fortemente que as deficiências nutricionais na gravidez desempenham um papel relevante na "programação fetal" da propensão de uma criança a doenças cardíacas, derrames e pressão alta.

Pesquisas sobre as propensões relativas à saúde de crianças nascidas de sobreviventes do Holocausto dão a entender que os traumas psicológicos e físicos de uma geração são herdados, de alguma forma, pela geração seguinte. Assim, os filhos dos sobreviventes do Holocausto, concebidos muito tempo após o fim da Segunda Guerra Mundial e nunca expostos, mesmo no útero, às condições desumanas e letais dos campos de concentração alemães, ainda assim carregam seus traumas. Esses indivíduos mostram claramente excessivos índices de transtornos mentais (ansiedade, depressão e transtorno de estresse pós-traumático, ou TEPT) e condições físicas crônicas (diabetes, lipídios sanguíneos elevados e pressão alta).[5] Em um estudo paralelo de trauma genético mais recente e restrito (evacuação dos prédios do World Trade Center após os ataques de Onze de Setembro), os bebês de um ano de mulheres que sobreviveram aos ataques mas desenvolveram TEPT mostraram sistemas de cortisol subativados, um marcador de hormônio do estresse de risco psiquiátrico futuro. Aqui, novamente, a exposição a um evento traumático que ameaça a vida parece ter sido herdada de alguma forma por fetos que estavam no útero na época dos ataques terroristas.[6] Por fim, evidências mais recentes começaram a surgir, tanto em humanos como em animais experimentais, mostrando efeitos intergeracionais na saúde *positiva* — por exemplo, a prática de exercícios físicos em uma geração tendo efeitos protetores sobre a saúde metabólica e cardiovascular da geração seguinte, ou ambientes maternos mais enriquecidos e fecundos dando origem a benefícios positivos para a saúde entre a progênie.[7] Parece que temos mais em comum com os morcegos e as girafas de Lamarck do que a ciência havia anteriormente percebido.

O que continua sendo um mistério de profunda e material importância, entretanto, é a questão de *como* essa "herança intergeracional" de dano e proteção efetivamente acontece. *Como* as horríveis e nocivas experiências dos pais (e mães) "castigam os filhos e os filhos dos filhos"? *Como* os ambientes sociais de apoio de uma geração poderiam acarretar benefícios positivos à saúde da geração seguinte? Há muitas *modalidades de herança* de nossos pais, mães e avós. As crianças podem herdar materialmente a pobreza e a riqueza de suas famílias de origem. Todas as crianças carregam os dotes genéticos de seus progenitores — metade de nosso genoma vem de nosso pai, metade de nossa mãe, um quarto de cada um de nossos quatro avós. Até certo ponto, nós nos parecemos com nossos antepassados e agimos como eles, porque herdamos deles tanto o dinheiro (ou a falta de dinheiro) quanto seu DNA. Herdamos também, pelo menos por algum tempo, os ambientes de nossos pais, uma vez que geralmente precisamos de sua presença, proteção e provimento para nossas necessidades iniciais. E herdamos, por meio da modelagem, predisposições comportamentais que influenciarão a maneira como propiciaremos cuidados parentais aos nossos próprios filhos. Todas essas heranças envolvem a transmissão de recursos de uma geração para a seguinte — por meio de genes, modelagem de comportamento, sinais ambientais e até mesmo posição socioeconômica. Tudo isso são formas de informação que transmitimos aos nossos filhos, netos e, potencialmente, à progênie que está ainda além.

HERANÇA OCULTA

Observe-se, no entanto, que nenhum desses mecanismos de herança é o que Jean-Baptiste Lamarck tinha em mente. Em vez disso, ele propôs uma transmissão biológica, não intencional, de informações adquiridas e baseadas na experiência de uma geração para outra. A modelagem do comportamento parental não pode ser considerada lamarckiana, por exemplo, porque não aplica uma mudança orientada pelo ambiente em uma característica física e anatômica. As crianças aprendem a como cuidar de seus próprios filhos observando e vivenciando o modo como seus pais cuidaram delas. Elas podem aprender a ser pais e oferecer cuidados parentais de uma forma diferente daquela de seus próprios pais (por exemplo, lendo um livro como este), mas isso não envolve uma mudança no comprimento de seu pescoço ou na acuidade de seus olhos. Tampouco a transferência de informação genética (isto é, sequência de DNA) atende às regras de evidência lamarckianas. A herança do DNA é biológica e passiva, mas as sequências efetivas de DNA transportadas pelo espermatozoide e pelo óvulo não são afetadas pelas experiências de vida do pai ou da mãe. Porém, há evidências crescentes de que *mudanças epigenéticas*, causadas pelas exposições a que o pai ou mãe são submetidos ao longo da vida, podem na verdade ser um caminho de herança intergeracional — pelo menos em animais, mas talvez também em humanos. Isso é complexo, então vejamos como a obra bicentenária de Lamarck entra em consonância com a pesquisa atual sobre epigenética.

Lembre-se de nossa discussão anterior sobre epigenética nos capítulos 5 e 6. As experiências da vida de um indivíduo colocam sobre o seu genoma uma rede entrelaçada de marcadores ou "marcas" químicas, como forma de regular os níveis de expressão gênica individual e, assim, alterar funções biológicas importantes em resposta a demandas adaptativas. Certas experiências podem silenciar inteiramente um gene específico, ao passo que outras podem aumentar sua expressão. Lembre-se (do capítulo 5) que essa regulação da expressão gênica é como um equalizador de áudio que altera o equilíbrio de tom e frequência de uma música invariável modificando o som que as teclas de piano individuais produzem. Marcas epigenéticas, que alteram a expressão de um único produto proteico de uma sequência de DNA imutável, são colocadas nos genes para registrar e gravar nossas experiências passadas. O que os cientistas estão aprendendo agora é que essas mesmas marcas, que controlam a decodificação de nossos genes (e, portanto, o funcionamento do nosso corpo), às vezes podem ser passadas de uma geração para outra — de avós para pais e deles para filhos. Embora a evidência humana para essa transmissão intergeracional ainda seja escassa e observacional, há indícios bastante substanciais dessa herança epigenética em animais mamíferos.

A transmissão intergeracional de características adquiridas de avós e pais pode ocorrer de duas maneiras, ambas envolvendo processos epigenéticos. Primeiro, os comportamentos e experiências parentais das mães e dos pais podem, eles mesmos, produzir mudanças neurobiológicas que moldam e guiam o comportamento e a biologia de seus filhotes. Um exemplo disso, discutido no capítulo 6, é o trabalho que mostra como as diferenças que ocorrem naturalmente na lambedura e nos afagos e cuidados de higiene da mãe rato produzem diferenças consistentes na reatividade do sistema de cortisol dos filhotes (isto é, o modo como eles reagem ao estresse), em seus níveis de comportamento ansioso e deprimido, e no caráter de seu próprio comportamento parental na idade adulta. Outro exemplo podem ser as diferenças no comportamento alimentar e/ou metabolismo identificadas entre as crianças holandesas que estavam no útero durante o Inverno da Fome de 1944-5. Alguma coisa no modo como essas crianças foram criadas após o evento talvez tenha mudado aspectos essenciais de seu apetite. Essas diferenças na biologia e no comportamento derivam da transmissão *indireta e experiencial* das exposições de uma prole ao comportamento parental da mãe ou a estressores ambientais no início da vida do filhote ou da criança. Nós somos o barro que nossos pais esculpem, e eles por sua vez também são barro, moldado pela vida antes de entrarmos no mundo. Mas essa maleabilidade similar à argila também penetra no coração celular de nossos genes, que são extraordinariamente abertos a herdar sensibilidades surpreendentes.

Um segundo meio de herança intergeracional é a transferência do registro epigenético de experiências dos pais para a "linha germinativa" (isto é, o espermatozoide e/ou o óvulo) que dá origem ao feto. As experiências da vida de uma galinha (embora geralmente pareçam irrelevantes, pelo menos para nós) são incorporadas ao ovo que um dia se torna a galinha. Essa *transmissão germinativa direta* envolve a retenção de pelo menos algumas das marcas epigenéticas parentais no processo de produção de espermatozoide ou óvulo. Um exemplo dessa segunda forma de herança intergeracional é um experimento com camundongos no qual os animais foram treinados para sentir medo toda vez que lhes era apresentado um odor específico reconhecível.[8] Usando experimentos de condicionamento em que um leve choque no pé era dado enquanto o animal estava na presença desse odor, os ratos jovens aprenderam uma sensibilidade aguçada, parecida com a de uma orquídea, ao perfume, mesmo quando o aroma não vinha acompanhado por um choque. Essa sensibilidade intensificada derivava de um aumento no tamanho das áreas do cérebro responsáveis pelo olfato e por um aumento na expressão de uma molécula receptora de odor produzida por um gene de camundongo específico. De forma extraordinária, até mesmo as duas gerações seguintes de camundongos foram igualmente sensibilizadas ao cheiro, mostraram as mesmas respostas de medo, o mesmo aumento na região olfativa do cérebro e a mesma ativação do gene receptor do odor — apesar de nunca terem sido expostos anteriormente nem ao cheiro nem ao choque! Os pesquisadores também conseguiram demonstrar que as marcas epigenéticas retidas no esperma dos camundongos machos originais eram responsáveis pela transmissão da sensibilização às gerações subsequentes. Era como se fosse possível rastrear a sensibilidade de um neto a barulhos altos e atribuí-la aos bombardeios que o avô tinha vivenciado na guerra setenta anos antes.

Observe que esses dois caminhos de herança intergeracional — transmissão experiencial indireta e transmissão germinativa direta — envolvem processos que são de natureza epigenética. Nos filhotes de ratos com mães minimamente atenciosas, foi uma metilação epigenética do DNA, desencadeada pela experiência de lambidas, afagos e cuidados de higiene mínimos, que resultou em uma maior reatividade do sistema de cortisol e no aumento dos sinais comportamentais de ansiedade e depressão. E nos camundongos condicionados ao medo, foi a mudança epigenética na linha germinativa masculina (o espermatozoide do pai) que resultou em uma sensibilidade amplificada da segunda e terceira gerações ao sinal malcheiroso ligado ao medo. Assim, os processos epigenéticos parecem ser pelo menos um denominador comum dentro dos dois tipos de transferência de traços e exposições parentais, a dependente da experiência e a germinativa.

Sabemos agora que, no desenvolvimento embrionário de mamíferos, incluindo humanos, essas marcas epigenéticas são quase completamente apagadas em dois estágios: primeiro, na produção de gametas (o espermatozoide ou o óvulo), e a seguir, após a fertilização, quando o espermatozoide se une ao óvulo e forma um zigoto com um complemento total de material genético paterno e materno. Esses apagamentos de marcas epigenéticas produzem uma espécie de "ficha limpa", cujo objetivo pode ser o de impedir a transmissão dos riscos e suscetibilidades adquiridos por pais (por exemplo, do tabagismo à exposição à poluição do ar ou estresse severo) a sua prole. Em pelo menos algumas espécies, parece que o apagamento embrionário do epigenoma pode ser incompleto, e que algumas assinaturas epigenéticas remanescentes podem de fato ser passadas de uma geração para a seguinte.[9] Tal herança epigenética provavelmente poderia servir também a um propósito evolutivo complementar, assegurando a transferência de marcas epigenéticas adaptativas para os descendentes. Embora ainda não haja evidências claras de herança epigenética em humanos, também não há evidências definitivas de sua ausência.

O que não está em questão, contudo, é a realidade de que tanto as experiências nocivas quanto as protetoras dos pais e avós podem ser transferidas, de alguma maneira, para sua progênie. Depois de suportar dois séculos inteiros de desonra e humilhação, Jean-Baptiste Lamarck e suas ideias foram inesperadamente ressuscitados pela ciência emergente da epigenética. E as implicações dessa ciência tanto para os sucessos e fracassos desenvolvimentais das crianças orquídeas como para o surgimento dos fenótipos orquídeas e dentes-de-leão não poderiam ser mais profundas. Não só há implicações contrastantes de tal herança intergeracional para crianças orquídeas e dentes-de-leão, mas essa herança também poderia desempenhar um papel na formação real do desenvolvimento dessas crianças.

Se as experiências de dano e proteção em uma geração podem ser transmitidas para outra, quais e quantas dessas experiências transmitidas devem influenciar poderosamente a saúde e o desenvolvimento das crianças orquídeas? Mas nem mesmo a herança de um trauma tão devastador como o sofrimento da Fome Holandesa engendrou um risco universal nos filhos dos sobreviventes. Muitas das crianças mais gravemente afetadas talvez tivessem suscetibilidades semelhantes às orquídeas, e pode ser que aquelas menos atingidas tivessem a compleição de dentes-de-leão. Embora as experiências parentais de apoio e cuidados carinhosos em sua própria infância possam proteger alegremente a sua progênie, experiências de danos, traumas e maus-tratos podem debilitar intensamente as crianças orquídeas de uma nova geração. Além disso, como os fenótipos orquídea e dente-de-leão são os produtos de desenvolvimento de genes e ambientes — ambos herdáveis dos pais de um bebê —, os processos epigenéticos também podem de modo plausível guiar a determinação de qual tipo de sensibilidade, a de dente-de-leão ou de orquídea, uma determinada criança adquirirá.

OS MEIOS DA GRAÇA E A ESPERANÇA DA GLÓRIA

Como entender, então, essa nova e drástica revelação científica de que não somente os genes de nossos pais e avós, mas também suas experiências e histórias de vida, podem influenciar quem somos e quem nos tornamos? O que fazemos com o conhecimento emergente de que as experiências que formam o caráter de nossos filhos e orientam seu desenvolvimento não são simplesmente aquelas que fornecemos para eles agora, no momento presente, mas também aquelas que já foram fornecidas para nós anteriormente? No caso do legado de três gerações que culminou no nascimento de minha irmã, Mary, creio que houve simplesmente uma "tempestade perfeita", uma enxurrada, ainda que involuntária, de danos e eventos nocivos multigeracionais. A minha suspeita é que tanto o material genético quanto o trauma experiencial que Mary recebeu das gerações que a precederam interativamente permitiram que suas muito desabrochadas sensibilidades de orquídea se desenvolvessem e estabelecessem uma substancial probabilidade de que sua saúde mental seria um dia comprometida.

Minha irmã, meu irmão e eu amávamos nossa mãe e nosso pai. Eles estavam entre as pessoas mais generosas que conheci durante a minha vida, e estou convencido de que, durante toda sua vida como mãe de três filhos e avó de cinco netos, nossa mãe fez o melhor esforço possível para ser a mãe mais carinhosa que ela era capaz de ser. O mesmo certamente se pode dizer do nosso pai. Mas havia uma herança intergeracional de danos e traumas que entrou em cena, de forma inadvertida, no desenrolar da vida de Mary. Embora meu irmão dente-de-leão e eu tenhamos sobrevivido àquela tempestade perfeita de ferimentos multigeracionais, para Mary foi demais, por muito tempo.

Na maior parte dos casos, os pais amam e desejam o melhor da vida para seus filhos. Esta é uma verdade trivial, mas demonstrável, que acontece nos lares paupérrimos, modestos ou suntuosos de famílias em todo o mundo e também na vida das crianças que tive o privilégio de conhecer e com quem trabalhava, semana após semana, na minha apropriadamente denominada "prática" de pediatria do desenvolvimento. Há exceções, claro, quando uma criança é enredada nas violentas tormentas de um cuidador perturbado ou demoníaco, ou quando a maldade contra uma criança torna-se um meio brutalmente instrumental de represália e punição nos belicosos modos do mundo adulto. Mas, sem a menor dúvida, de longe a realidade é que o coração da maioria dos pais ao redor do mundo está repleto de todo o amor, cuidado e proteção para os filhos que esses pais são capazes de reunir a partir das circunstâncias e experiências de sua vida. Até mesmo meu paciente, o pai de Anthony, conseguiu, no fim, encontrar aquela profunda e libertadora reserva de amor por seu filho problemático e rebelde, que por sua vez cresceu e tornou-se não um tatuador ou um depravado, mas um veterinário. Imagine só.

O que podemos fazer quando tudo o que conseguimos reunir e mobilizar é, infelizmente, insuficiente para as enormes e exigentes tarefas da parentalidade?

Para onde devemos nos voltar quando somos simplesmente incapazes de proteger um adolescente orquídea que fracassa ou sai do bom caminho, ou um bebê dente-de-leão que se depara com a mesquinhez tortuosa e desesperada do mundo? Todos nós fazemos o melhor que podemos, como minha própria mãe fez com o reservatório bastante superficial de sua própria força emocional, mas há momentos em que até mesmo o nosso melhor fica aquém da necessidade. O que fazer, então?

Acabei por suspeitar que a crença em algum "poder superior" protetor é muito mais preponderante em nossas frágeis vidas terrenas do que os ditames de uma vida "educada", "iluminada" ou "séria" em termos intelectuais normalmente aceitariam. Seja na forma de algum Grande Espírito, uma teia diáfana e sagrada de conexão humana, uma miscelânea de divindades ou um Deus pessoal e criador, algum grau de confiança em uma graça e sabedoria maiores do que as nossas e transcendentes às nossas é o inominável abrigo a que muitos de nós muitas vezes nos voltamos, e devemos nos voltar, quando os melhores cuidados parentais que somos capazes de dar a uma criança são insuficientes. Até mesmo cientistas, professores e médicos, atolados como estamos nesta era de elevado naturalismo científico, têm fome de algo que a nossa ciência parece nunca satisfazer — nosso anseio por uma presença maior e mais substancial e uma bondade que vai além das limitações materiais de vidas finitas e solo rochoso. "O mistério é um grande constrangimento para a mente moderna", escreveu Flannery O'Connor.[10] Para mim, esse mistério protetor, algumas vezes (infelizmente) embaraçoso, tomou a forma de um andarilho nazareno do primeiro século, aquele inefável deus-homem do Evangelho, o "coração que se quebrou por todos os corações quebrantados".[11]

É a esse tipo de presença, em qualquer forma peculiar que ela assuma para cada um de nós, que muitas vezes nos voltamos quando aquilo que mais desesperadamente precisamos fazer torna-se o que não conseguimos fazer de modo fácil e simples. Certa vez Garrison Keillor fez o gracejo espirituoso de que a vida de um pai ou mãe são dezoito anos de oração incessante. É uma observação que erra somente em sua promessa de que aos dezoito anos a preocupação chega ao fim. Qualquer que seja a forma que a esperança ou coração ou elevada divindade tomou para você, é importante que você saiba da consolação e do amor inabaláveis que milhões de pais cansados encontraram ao descobrir que não estão sozinhos. Mesmo nas horas mais angustiadas e solitárias de colocar uma criança no mundo e criá-la, não estamos sozinhos. E mesmo em meio ao terror de transmitir uma assinatura epigenética de trauma a uma geração nova e delicada, há a esperança de que passamos adiante também, por algum mistério da graça, um legado ancestral de bondade, conforto e resiliência.

Uma noite em Ardmore, por ocasião daquela mesma visita de junho, quando o mesmo avô fez minha mãe chorar pelo presente que ela lhe deu de Dia dos Pais, ele foi incumbido de fazer o papel de babá enquanto todas as tias, tios e pais e mães saíam para jantar em família na cidade. Meu avô ficou encarregado de cuidar sozinho de uma ninhada adormecida de uma dúzia de jovens primos — todos na cama, com as luzes apagadas. E todos estavam realmente dormindo — todos menos eu, que, como era típico, me enredei em uma onda de preocupação com a segurança dos meus pais em uma cidade estranha, à noite, enfrentando sabe-se lá quais perigos.

Embora fosse uma criança mais dente-de-leão do que minha irmã adormecida, na verdade eu vivia muito mais perto da terra das orquídeas do que meu irmão, Jim, um verdadeiro e robusto dente-de-leão ainda por vir. Eu me preocupei com o porquê de eu não estar dormindo, cercado por aquele punhado de primos que ressonavam. Então, fiquei ali deitado, me torturando sobre quando as tias e os tios finalmente voltariam para casa, sobre por que eu me preocupava tanto, e até mesmo por que me preocupava, às vezes, com a minha mania de preocupação. Olhando para trás agora, é um último lembrete de um ponto essencial: orquídeas e dentes-de-leão não são uma divisão binária classificando a humanidade em duas categorias. As duas flores são metáforas poderosas, ou uma taquigrafia nítida, para o que na verdade é um espectro. Só porque no aspecto fisiológico eu me posiciono mais para a extremidade do dente-de-leão no espectro não significa que eu não possua sensibilidades de orquídea, a exemplo do meu hiperativo talento para me preocupar. (Essa sensibilidade, como a maioria delas, pode ser uma bênção ou uma maldição, dependendo das circunstâncias.) Da mesma forma, minha irmã tinha traços associados a dentes-de-leão, como a sua acanhada resiliência. Afinal, ela sobreviveu a várias doenças e contratempos ao longo de décadas e ainda assim encontrou fontes de alegria. Mas tudo isso estava longe e era inimaginável naquela noite tão remota, enquanto eu estava deitado de olhos abertos na escura e quieta Ardmore.

Por fim, incapaz de conter por mais tempo as minhas ansiedades de olhos arregalados, saí de fininho da cama, desci devagar as escadas sombrias e rangentes e com cautela espiei o canto do patamar da escada. Lá estava meu avô, lendo em silêncio, totalmente acordado, iluminado pelas luzes da sala de estar. Então, de repente, ele se assustou, virou a cabeça e olhou diretamente para os meus olhos encobertos pelas sombras, e eu fugi, aterrorizado e sem fôlego, de volta para a minha cama, e me deitei, rígido como uma tábua, à espera de uma terrível ira. Momentos depois, ouvi-o subir lentamente a escada, meu coração acelerando à cadência das asas do beija-flor. Mas ele entrou no quarto escuro, sentou-se em silêncio ao meu lado na cama, falou algumas palavras suaves e reconfortantes e esfregou minhas costas até que o sono finalmente me alcançou.

O mundo pode ser um lugar assustador, escuro e solitário — seja você jovem e apavorado ou envelhecido e cansado, seja parecido com um robusto dente-de-leão ou com uma afetuosa orquídea. Na vida de todas as pessoas há momentos e encontros em que o medo e o terror do mundo assomam, e no mapa de todas as vidas há lugares em que o aviso "Há dragões aqui", designando territórios desconhecidos, deveria ser rabiscado com destaque na caligrafia do século XVII. Há sombras aladas de iniquidade e crueldade que todos nós transmitimos, de geração imperfeita para geração alquebrada, de avô para criança insone. Mas há também momentos de graça, quando a bondade inesperada chega, a partir de uma profunda e invisível reserva de amor, e torna possível a nós descansar e dormir e confiar que tudo ficará finalmente bem.

Conclusão
Ajudando todas as crianças a progredir

Em cada criança que nasce, sob quaisquer circunstâncias, e independentemente do pai e da mãe, a potencialidade da raça humana nasce de novo: e nela também, mais uma vez, e em cada um de nós, nossa enorme responsabilidade para com a vida humana; para com a máxima ideia de bondade, do horror do erro, e de Deus.
James Agee e Walker Evans, *Elogiemos os homens ilustres*

Há lembranças que sobrevivem às revisões do tempo em virtude de suas intensidades radiantes e multicoloridas. Há outras memórias que nos acompanham no nevoeiro das décadas mais recentes da vida por razões impossíveis de discernir — fragmentos banais e indistintos da experiência, com pouca coisa que os recomende como "memoráveis" ou dignos de retenção, muito menos ainda em uma mente já afrontada pela idade crescente e acuidade minguante. E, no entanto, nosso cérebro elegante e em sintonia fina certamente não foi projetado — seja pela evolução, pelos ajustes de um Deus criador ou por ambos — para ser um repositório do insignificante ou de discos rígidos de todos os dados errantes já adquiridos pessoalmente.[1] Assim, nossa "recordação das coisas passadas" — especialmente das coisas *comuns*, do passado *distante* — deve aferrar-se a um manancial há muito oculto de significados mais ricos, um núcleo mais profundo e mais luminoso de substância preciosa. Por razões das quais tenho consciência apenas parcial, minhas lembranças de adormecer na casa de meus avós são relíquias valiosíssimas — aparentemente tão estagnadas e triviais como podem ser os fragmentos do tempo, mas tão vivas e nítidas quanto o formato da lua que ontem à noite ergueu-se acima da borda do oceano, aqui em uma ilha na costa de Washington, onde escrevo.

Meus avós criaram seus cinco filhos, o segundo dos quais a minha mãe, naquela casa tortuosa de três andares com uma varanda de fora a fora, em um canto florido, quente e densamente verdejante em Ardmore. Todo verão, minha família fazia uma peregrinação de carro até lá, duas semanas através dos desertos do Sudoeste e do calor impassível e úmido das planícies em que a casa de nossos avós estava para sempre aninhada. Era uma viagem repleta de aventura e expectativa — de infindáveis fieiras de motéis, espeluncas com nomes como Desert Sands Lodge ou Pink Adobe Inn; de piscinas minúsculas apinhadas de hóspedes de todos os tamanhos, diminutos e gigantescos, foragidos de suadas jornadas de carro; de enxames de tarântulas e coelhos selvagens, mortos e vivos, que povoavam e sujavam aquelas vastas rodovias que um dia percorríamos. Havia as partidas antes do amanhecer, quando minha irmã e eu éramos empacotados no banco de trás de um Plymouth cupê verde de 1950, para terminar a noite em uma inconsciência encasulada e por fim acordar sob o feroz sol do deserto que galgava indistintamente por sobre um leste distante e empoeirado, como o calor avermelhado de um forno pronto para assar.

Por mais onerosos que aqueles longos e quentes dias de viagem pudessem ter sido para um menino em idade escolar e sua irmã mais nova (e, mais tarde, seu irmão ainda mais novo, Jim), a chegada a Ardmore era arrebatadora. A casa de nossos avós era climatizada a uma temperatura deliciosamente gelada, e o bairro que a rodeava era um carnaval de traquinagens, aventuras inesperadas e incursões em mundos desconhecidos. Na inocência simples da Ardmore da década de 1950, um momento no tempo e no espaço que jamais vai voltar, Mary e eu podíamos andar sozinhos sem nem sequer pensar em perigos ou preocupações — íamos ao posto de gasolina comprar refrigerantes de uva que custavam cinco centavos, ou um pirulito de caramelo borrachudo apropriadamente chamado Sugar Daddy. Podíamos caminhar até a biblioteca pública, ao longo de ruas animadas com cigarras barulhentas e insetos iridescentes do tamanho de miniaturas de Volkswagens. Retirávamos pilhas de livros, todos os que conseguíamos levar para casa, e os devorávamos em longas tardes hipnóticas na varanda dos nossos avós ou na rede do quintal.

Perambulávamos juntos por aquele casarão, do porão úmido e mofado ao sótão ensolarado e com teto pontudo, cheio de reentrâncias e esconderijos e camas de parede a parede para abrigar os netos em visita. Descobríamos rádios quebrados, mas consertáveis, tabuleiros Ouija descartados, fotografias de ancestrais barbados do século XIX, antigas câmeras fotográficas sem serventia e velhos estereógrafos com imagens tridimensionais de pirâmides egípcias rodeadas por exóticos árabes usando um fez cinzento. Ficávamos maravilhados com os antigos telefones de duas peças de nossos avós, parecidos com grandes narcisos negros com um braço lateral atado por um fio que você levava ao ouvido. Não havia tom de discagem, mas sim a voz arrastada de uma senhora sentada em um escritório sem janelas com um estridente ventilador giratório em algum lugar de Ardmore. Ela conhecia todo mundo e, à mão, conectava você ao concidadão com quem estava querendo falar — mesmo que ele ou ela estivesse, no momento, na casa de outra pessoa! A telefonista conhecia todo mundo e sabia onde todos estavam. Lá encontrávamos um pote de biscoitos de melaço caseiros que parecia sem fundo, porque misteriosamente se enchia cada vez que era esvaziado. E nos deliciávamos com a maravilha e a novidade de habitar por algum tempo a cada verão aquela casa que era um museu vivo, em meio aos encantados e reconfortantes vestígios da juventude de nossa mãe.

Porém, a mais doce de todas as lembranças do verão era o simples ato noturno de adormecer ao lado da minha irmã, em nossas camas twins combinando, o ar-condicionado de janela zumbindo em contraste com as noites quentes, úmidas e repletas do cricrilar dos grilos. As camas eram altas e imensas se comparadas àquelas em que dormíamos em nossa casa, e só conseguíamos nos empoleirar nelas agarrando a borda e passando o pé por cima da mão, como na perigosa escalada de um altíssimo cume nevado. Havia também uma janelinha de vidro chanfrado acima da porta fechada do quarto, mantida sempre entreaberta para que pudéssemos detectar, por cima do monótono zumbido do ar-condicionado, a conversa distante no andar de baixo e as gargalhadas de nossos pais, avós e tios. Era um momento inesperadamente sem igual em nossa vida jovem e simples. Com a cabeça enterrada em travesseiros de plumas frescos e gelados, ficávamos acordados em silêncio por algum tempo na escuridão de Oklahoma, fazendo o inventário dos eventos do dia, imaginando que odisseias o amanhã poderia trazer, ambos ouvindo a respiração firme e controlada um do outro. E naqueles momentos efêmeros de cada dia de verão sufocante, havia um silêncio atemporal em que sabíamos apenas o que precisávamos saber: que estávamos à vontade no mundo, embalados nas vastas camas brancas de nossos avós, que outro dia intrépido e causticante certamente se seguiria, e que estávamos a salvo e éramos amados. Simplesmente pertencíamos, de algum modo poderoso e tácito, àquela família e àquela casa.

Por mais prosaicas e comuns que fossem aquelas noites em Ardmore, enquanto eu caía no sono ao lado da minha irmã orquídea, havia uma paz inesquecível que tomava conta de mim, e talvez dela, em contraste com a qual os tristes acontecimentos que se seguiriam na vida da minha família foram para sempre medidos. A profunda sensibilidade de minha irmã à arquitetura oculta e muitas vezes obscura do sentimento humano era de tal sorte que, em outro momento ou na família de outra criança, poderia tornar-se um bem precioso. Era a dolorosa ternura de Mary pelo mundo o que poderia ter proporcionado a ela as intuições responsivas de um professor amado, o coração empático de um terapeuta talentoso ou a vivificante sabedoria de um formidável teólogo ou pastor. Isso poderia ter feito dela uma pessoa cuja presença viva se tornasse um inesquecível sinal da caridade e singularidade humanas. Ela tinha, sem dúvida, as marcas inconfundíveis da criança orquídea — maior suscetibilidade à sobrecarga sensorial e emocional; uma timidez desajeitada e silenciosa em novos ambientes sociais; e um delicado potencial para as melhores ou piores realizações da vida. Sua enorme sensibilidade era tanto seu dom mais raro quanto seu pesado fardo. Essa faceta de sua humanidade poderia ter aberto uma porta a uma vida de brilho incomum e ricas conquistas. Mas foi exatamente a mesma faceta que guiou sua derradeira descida a um território de angústia do qual não houve, no fim, retorno.

Cada vida humana é uma pérola de valor inestimável. Em nosso âmago, cada um de nós nascido neste mundo esplêndido e problemático é um ser de complexidade radiante e importância indescritível. Somos todos, como escreveu o salmista, "formados de modo assombrosamente maravilhoso". Quer ascendamos a algum presunçoso degrau na escada da fortuna ou permaneçamos em uma vida obscura, quer realizemos coisas grandiosas ou pequenas, quer sejamos inteligentes, medianos ou maçantes, quer sejamos agradáveis aos olhos ou dotados de um semblante que só uma mãe seria capaz de amar, cada um de nós é um milagre da criação tão grande a ponto de fazer com que todos os caprichos de posição social, estatura e força se pareçam os ornamentos de uma obra-prima. E, no entanto...

E, no entanto, há vidas, como a da minha irmã Mary, que possuem em si uma enorme e silenciosa possibilidade tanto de sofrimento como de alegria, de fracasso e de florescimento, de modo que talvez recaia sobre todos nós uma obrigação compartilhada de intervir, uma responsabilidade coletiva de garantir proteção e segurança à vida dos vulneráveis. Há tanta coisa em jogo na vida de uma criança orquídea que cabe a todos nós — pais, médicos, professores, treinadores e amigos — maximizar e revelar o grande potencial que cada criança possui. Como realizamos isso, em nível individual ou coletivo, na vida das crianças, que são as maiores promessas de nossas sociedades? Duas histórias finais ilustram algumas das maneiras pelas quais tanto orquídeas quanto dentes-de-leão podem florescer e progredir.

SISMOLOGIA E SENSIBILIDADE

Às 17h04 de uma terça-feira, 17 de outubro de 1989, eu estava na livraria da Universidade da Califórnia, em San Francisco, vasculhando as prateleiras em busca de um volume sobre traumas de infância. De repente, o piso sólido, concreto e supostamente imóvel começou a ondular, como vagalhões sob um barco. Fileiras inteiras de livros começaram a cair com estrépito no chão, as pessoas entreolharam-se com olhos arregalados e temerosos, e as luzes da loja piscaram até se apagarem por completo. Uma luz de emergência se acendeu. Em um ato reflexo, eu e outro cliente recuamos para debaixo do batente de uma porta e observamos, incrédulos, a loja inteira tremer, balançar e gemer em uma espécie de horrível dança sinusoidal, talvez durante intermináveis quinze segundos.

Todos tínhamos sentido os primeiros choques do terremoto Loma Prieta, um evento de 6,9 graus na escala Richter com epicentro nas montanhas dezesseis quilômetros a nordeste de Santa Cruz. O terremoto é lembrado como o que interrompeu um jogo da World Series [a final da liga nacional de beisebol] de 1989 no estádio Candlestick Park, e como a maior perturbação da falha de San Andreas desde o catastrófico sismo de 1906, que dizimou e incendiou San Francisco na virada do século. Como nativo da Califórnia, os terremotos não eram novidade para mim. Lembro-me de muitas noites em minha casa de infância, parado sob o batente da porta do meu quarto, minha irmã e meus pais do outro lado do corredor, esperando o tremor passar até a terra e a casa abaixo de nós retornarem a seu estado sólido e estável. Nada demais. Este, por outro lado, foi uma experiência de uma espécie completamente diferente, tanto em magnitude quanto em resultado.

Saí da livraria e caminhei ao longo de uma calçada da avenida Parnassus ainda trêmula, em direção à van que, de acordo com nossa programação, deveria levar a mim e uma dúzia de outros professores e funcionários da universidade para o outro lado da ponte até nossas casas na parte leste da baía. Enquanto nos sentávamos na van esperando para partir, no entanto, as transmissões de rádio de emergência começaram a revelar em linhas gerais o que de fato havia acontecido. Um segmento superior da ponte San Francisco-Baía de Oakland se soltou e se espatifou com tudo no pavimento inferior da ponte, certamente matando pessoas, causando pânico e resultando na interrupção permanente do tráfego em ambas as direções. Os motoristas que iam no sentido leste estavam abandonando seus carros e correndo em direção à costa de San Francisco. Uma estrutura de via expressa em Oakland desmoronara em uma confusão fatal de concreto, hastes de aço de reforço e carros esmagados. O rompimento de tubulações de gás provocou vários incêndios no distrito de Marina, em San Francisco. Vidas foram perdidas, e um cirurgião pediátrico estava tentando amputar a perna de uma criança em um desesperado esforço para libertá-la dos destroços da autoestrada de Oakland. A cada momento, estava ficando claro que uma catástrofe genuína havia ocorrido, e que eu não dormiria em casa naquela noite.

Peguei minha mochila e meu casaco e, aos trancos e barrancos, subi a ladeira para encontrar um telefone público do qual eu poderia ligar para minha esposa e meus filhos (1989 era, lembre-se, bem antes da era dos telefones celulares). Depois de várias notificações de que "todos os circuitos estão ocupados agora...", consegui, com imenso alívio, falar com Jill, que me assegurou que ela e nossos filhos estavam em segurança, e que nossa casa, que ficava quarenta quilômetros a leste, tinha sido violentamente sacudida no terremoto, mas sobreviveu em grande medida intacta. Avisei que eu não voltaria para casa.

Em seguida, fui até o pronto-socorro do Hospital Moffitt para me oferecer como voluntário, caso se previsse a ocorrência de vítimas pediátricas. Sirenes soavam por toda a cidade e, olhando para o norte, uma agourenta nuvem de fumaça negra começara a subir. A essa altura o sol estava se pondo sobre o Pacífico, e pude avistar bairros às escuras onde ocorreram quedas de energia. No meio da noite, saí do hospital e caminhei muitos desses quarteirões sem nenhuma iluminação até a casa de um colega, onde encontrei toda uma variedade de companheiros refugiados para pernoitar até que conseguissem encontrar uma forma de voltar para casa no dia seguinte. Como uma família de londrinos durante a Blitz de 1940-1, nós nos sentamos em volta de uma mesa de cozinha no escuro, periodicamente assustados por tremores secundários, observando o brilho sinistro de incêndios na distante Marina, e ouvindo no rádio os relatos das muitas vítimas e da vasta destruição de propriedades em toda a área da baía, de Santa Cruz ao condado de Marin. Quando todas as estatísticas foram somadas, o terremoto de Loma Prieta foi responsável por 63 mortes e 3757 feridos.

Por acaso, o terremoto de outubro ocorreu, em outra nota, mais pessoal, precisamente no meio do período de coleta de dados em um projeto de pesquisa que tínhamos lançado para estudar de que maneira o estresse de começar a frequentar o ambiente escolar afetava as suscetibilidades das crianças a doenças respiratórias durante os meses de outono de um novo ano letivo. De início, lamentamos que uma calamidade natural histórica tivesse ocorrido no meio de um estudo sobre as experiências de adversidade psicológica das crianças. Como poderíamos amenizar uma invasão tão poderosa e horrível em um estudo cuidadosamente planejado e controlado? Então, após uma reflexão mais aprofundada, percebemos que muitas informações importantes e descritivas já haviam sido averiguadas em crianças do estudo no momento em que o terremoto ocorreu, e ainda teríamos pela frente outro período completo de coleta de dados a cumprir. Inesperadamente, o tremor Loma Prieta transformou-se da ruína de um estudo em uma oportunista experiência natural.

Examinando a reatividade do sistema imunológico (ou seja, mudanças nas funções e contagens de células do sistema imunológico) de um pouco antes até um pouco depois do início das aulas em setembro, descobrimos que as crianças com linfócitos altamente responsivos ao desafio de ingressar na escola tiveram aumentos significativos nos índices de infecção respiratória após o terremoto. Dessa forma, pudemos mostrar que as respostas imunológicas a um estressor normal de pouca importância (início das aulas) eram vinculáveis a resfriados e taxas de doenças virais após um evento adverso de grandes proporções (o terremoto).[2] Este foi um dos primeiros estudos a mostrar que o sistema imunológico das crianças reagia a eventos estressantes e que tal reatividade tinha consequências observáveis para doenças infecciosas, como coriza, pneumonia e infecções de ouvido.

Também enviamos pelo correio a cada uma das crianças do estudo uma caixa de giz de cera e um bloco de papel e pedimos a elas que "desenhassem o terremoto" e criassem uma legenda para o desenho. Quase todas as crianças nos devolveram lindos e grandes retratos do terremoto. Mas os desenhos variavam de forma impressionante em conteúdo, cor e estado de ânimo. Muitas das crianças enviaram de volta desenhos coloridos, alegres e reconfortantes — mostrando casas com pequenos estragos, famílias felizes e um sorridente sol amarelo. As crianças mais parecidas com orquídeas, no entanto, mostraram cenas de grave destruição, esboçadas em negro e cinza, e pessoas com claras expressões faciais de medo e tristeza, algumas com ferimentos visíveis. Um exemplo de cada um deles é mostrado nas figuras a seguir.

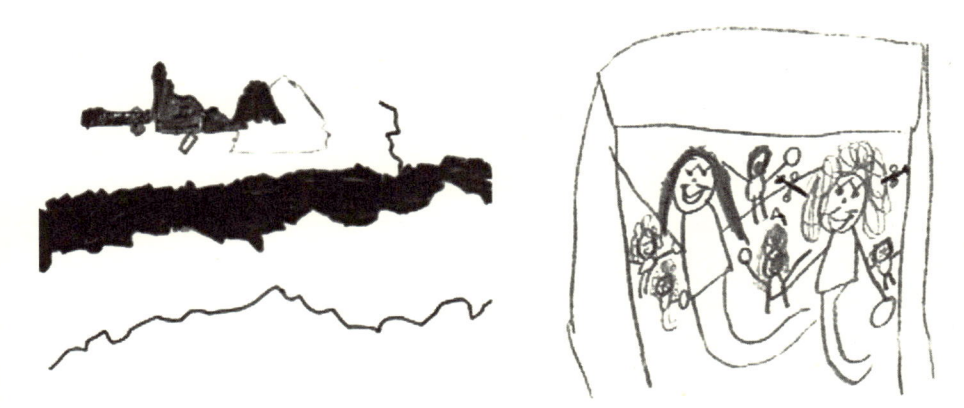

Duas representações infantis do terremoto de Loma Prieta e seu rescaldo. No desenho à esquerda, as cores mais usadas foram principalmente preto e tons escuros; na transcrição que os pais da criança fizeram da legenda lê-se: "É uma casa quebrada com uma chaminé quebrada e uma rachadura enorme na terra (o preto) e duas rachaduras menores". O desenho à direita foi pintado em cor-de-rosa e mostra várias pessoas sorridentes sob uma mesa; a legenda diz: "Estes são os bebês embaixo da mesa da sala de jantar, brincando de barraca. A mamãe estava na cozinha limpando o queijo derramado... as coisinhas redondas que as crianças estão segurando são bolinhos de arroz".

Algum palpite sobre quais crianças adoeceram mais nas semanas pós--desastre? As que nos apresentaram as ilustrações mais terríveis e desastrosas do evento do terremoto permaneceram relativamente saudáveis nas semanas que se seguiram ao tremor, ao passo que as crianças cujos desenhos mostravam otimismo e alegria sofreram substancialmente mais infecções respiratórias e doenças. O que essa observação anômala poderia ter significado? Acredito que significava que para as crianças era saudável e protetor criarem representações honestas, até mesmo brutais, de um desastre real e concreto — destruição, fogo, medo, ferimentos e tudo o mais. Contar histórias e experiências ame-drontadoras, seja na linguagem ou na arte, é uma tendência humana com um passado ancestral. Nós contamos sobre coisas que nos assustam, porque isso as torna gradualmente menos assustadoras; sobre tristeza, porque faz a tris-teza diminuir um pouco a cada vez que as contamos. Nas noites de inverno, nossos antepassados remotos há muito desaparecidos sentavam-se ao redor de lareiras e fogueiras e contavam uns aos outros relatos sobre fugas por um triz, adversários medonhos e como quase não tinham conseguido sobreviver. E mesmo naqueles dias longínquos no tempo, o ato de contar deve ter pro-piciado não apenas a sensação de conforto, mas de proteção.[3]

O mesmo acontece com as crianças orquídeas. Aquelas crianças que vivenciam os eventos de sua vida — tanto os empolgantes quanto os assustadores — com as cores saturadas e brilhantes do technicolor e o alívio resplandecente extraem um bocado de abrigo e refúgio na expressão dos medos e da dor. Uma orquídea de oito anos de idade pinta uma cena assustadoramente realista de um terremoto intenso ou do bullying que ela sofre nas mãos de um valentão ameaçador no pátio da escola. Aos prantos, uma criança de quatro anos relata que sua mãe, atrasada, talvez não apareça hoje para buscá-la no horário da saída do jardim de infância. Uma orquídea de dezesseis anos toca ao violino uma sonata com uma tristeza tão comovente que faz marejarem os olhos dos ouvintes. Embora a expressão da emoção, por escrito, na linguagem verbal ou na música, seja provavelmente terapêutica para todos nós, as pequenas orquídeas, em especial, podem encon-trar consolo e cura na simples expressão de sentimentos difíceis ou dolorosos para outro ser humano. Contar, nesse sentido, é um ato de proteção, e nossos filhos orquídeas, com sua extravagante capacidade de receptividade emocional e empatia, são aqueles indivíduos que talvez sejam os mais propensos a obter essa proteção meramente dizendo ou mostrando "o que aconteceu".

EXPELINDO O CHUMBO

Muitos anos atrás, cuidei de uma criança de quatro anos a quem chamaremos de Julio. O menino foi trazido a minha clínica pediátrica por causa de preocupações da família com seu comportamento agressivo e perturbador na pré-escola. Ele foi descrito por seus professores como "perigosamente impulsivo", e era conhecido por dar empurrões, gritar e bater nos colegas toda vez que se sentia frustrado por outra criança ou quando lhe negavam algo que desejasse. Esses comportamentos, apenas esporádicos quando ele entrou no jardim de infância aos três anos, tornaram-se cada vez mais frequentes e graves, e o estafe da pré-escola começou a cogitar seriamente sua expulsão. A mãe solteira do menino, que conseguia ganhar a vida a duras penas e sustentar seus dois filhos pequenos com o salário de um emprego de meio período, vivia em uma moradia de baixa renda em um antigo complexo de apartamentos deteriorados em meio a um dos bairros mais decadentes de San Francisco. Ela mesma já havia testemunhado o comportamento agressivo de Julio com outras crianças, às vezes até mesmo com a irmãzinha mais nova, de dois anos de idade.

Os primeiros testes laboratoriais de rotina revelaram que Julio estava anêmico, e seu comportamento na sala de exames clínicos sugeriu um nível incomum de hiperatividade para uma criança de quatro anos de idade. Uma avaliação de triagem desenvolvimental mostrou que o menino estava atrasado na aquisição de habilidades cognitivas e sociais, como atenção sustentada e uma capacidade de se envolver em jogos cooperativos com os pares. Na entrevista, sua mãe mencionou que o prédio deles ficava imediatamente adjacente a um antigo posto de gasolina abandonado, em um terreno que havia muitos anos não passava por revitalização.

Munido dessa constelação de descobertas físicas e históricas, pedi um exame de chumbo no sangue de Julio, que retornou com um valor de 28 microgramas por decilitro, um nível quase três vezes maior que o considerado "aceitável" pelos Centros de Controle e Prevenção de Doenças. Com a ajuda de um toxicologista pediátrico, Julio foi tratado com terapia de quelação, na qual um medicamento administrado por via oral durante vários dias efetivamente removeu o excesso de chumbo de seu corpo. Embora nenhuma mudança imediata em seu comportamento desordeiro tenha ocorrido, muitos anos depois, a última vez em que tive contato com sua família, soube que ele estava aprendendo bem na escola, e suas maneiras tornaram-se suficientemente controladas para evitar quaisquer subsequentes ameaças de expulsão.

Muito antes que os tristes eventos de 2014 em Flint, Michigan, mobilizassem a atenção nacional acerca da exposição ao chumbo como uma causa de deficiência mental entre crianças, sabíamos que reduzir os efeitos nocivos do chumbo no desenvolvimento do cérebro e na deficiência mental era uma fundamental questão de saúde pública. A toxicidade por chumbo pode causar declínio no QI das crianças, prejudicar sua capacidade de prestar atenção às aulas e produzir uma impulsividade que as coloca em risco de ferimentos, abuso de drogas e comportamento inadequado. As crianças de Flint ficaram expostas em decorrência de uma infeliz decisão, possivelmente criminosa, de alterar o abastecimento de água da cidade, resultando em mais lixiviação de chumbo dos canos para as residências. Mas as crianças, especialmente aquelas que vivem em circunstâncias desfavoráveis, podem ser expostas ao chumbo via uma variedade de meios, incluindo a ingestão de lascas de tinta velha à base de chumbo, respirando vapores de gasolina com chumbo, vivendo ao lado de fábricas de bateria abandonadas ou absorvendo pela boca ou mãos poeira doméstica contaminada com chumbo.

Sabemos há muito tempo dos insidiosos efeitos do chumbo sobre a saúde. Os gregos antigos já tinham conhecimento das consequências mortíferas do metal, mas ainda assim construíram tanques, encanamentos e utensílios de cozinha que o continham. Benjamin Franklin alertou contra o "efeito travesso do chumbo" entre os impressores que eram rotineiramente expostos ao metal. E a sociedade norte-americana contemporânea regula a exposição ao chumbo. Da década de 1960 a 1991, o nível de chumbo no sangue de crianças definido como tóxico pelo governo federal diminuiu de sessenta microgramas por decilitro para o valor atual de menos de dez microgramas por decilitro — uma drástica redução no limiar para a ação clínica. Isso resultou na identificação e tratamento de dezenas de milhares de crianças dos EUA expostas nocivamente ao chumbo.

O que motivou essa mudança de diretriz política foi, em parte, o reconhecimento de que algumas crianças carregam uma variante do gene que altera a produção de heme, um componente essencial da hemoglobina sanguínea. Ser portador dessa variante está ligado a concentrações mais altas de chumbo no sangue para um determinado nível de exposição ao chumbo. Essas crianças, que podem chegar a 20% da população, têm uma sensibilidade especial elevada aos efeitos tóxicos do chumbo e, portanto, incorrem em níveis mais elevados de danos neurológicos decorrentes da exposição. Assim, o reconhecimento e a proteção das crianças de nossa sociedade mais sensíveis ao chumbo resultaram, de fato, em uma proteção maior contra o metal para *todos os nossos filhos*.

PROTEÇÃO CONTRA TRAUMA

Não seria ilógico argumentar que, assim como fizemos no caso do chumbo, deveríamos colocar em prática outro conjunto de proteções universais para as crianças orquídeas de nossas comunidades. Elas são as crianças que, agora sabemos, têm suscetibilidades desordenadas não em relação ao chumbo, mas aos efeitos dos estressores familiares e adversidades econômicas na saúde, de cuidados parentais severos, de vizinhanças empobrecidas e da exposição a violência, maus-tratos, negligência e abuso. Diminuir as exposições dessas crianças dotadas de sensibilidades especiais a "toxinas" socioambientais pode não apenas protegê-las dos efeitos perniciosos de ambientes abusivos e pouco solidários de criação de filhos, mas também tornar nossas sociedades mais seguras, melhores e mais saudáveis para todas as crianças. Ainda mais formidável, agora entendemos que esse subgrupo de crianças orquídeas, mais sensíveis aos efeitos da pobreza, da violência e do desespero sobre o desenvolvimento e a saúde, é o mesmo grupo que provavelmente terá imensos benefícios com as exposições a contextos sociais solidários, atenciosos e encorajadores. Dado o que hoje sabemos acerca dessas grandes reviravoltas do destino entre crianças altamente sensíveis, não seria o caso de nos perguntarmos se o mundo e nossa nação podem se dar ao luxo de *não* proporcionar um novo nível de segurança e proteção às crianças orquídeas?

O que, então, podemos fazer de concreto, coletivamente, como pais, irmãos, professores e clínicos, cientistas e formuladores de políticas sociais? Como podemos responder da melhor forma, como família e sociedade, ao reconhecimento de indivíduos (em especial as crianças) que são excepcionalmente responsivos tanto à virulência das piores condições da nossa sociedade quanto aos efeitos benéficos dela para a saúde e para a vida? Será que podemos levar ainda mais a sério nossa obrigação de apoiar e amparar as famílias jovens, em particular aquelas em grande necessidade? Embora muitas vezes atoladas nas realidades políticas de nossos dias e época, as ações, estratégias e diretrizes que poderíamos optar por colocar em ação teriam efeitos notoriamente benéficos sobre o bem-estar econômico das famílias jovens, as chances de um casamento sobreviver e o estabelecimento de estreitos vínculos entre pais e filhos, desde o começo da vida. Essas medidas políticas poderiam incluir, por exemplo, licença parental remunerada, assistência médica universal para crianças, apoio à educação pré-escolar, garantia de um nível mínimo de renda para famílias jovens, apoio e fomento para as escolas.

Seria possível também treinar pais, professores e médicos a fim de criarem melhores ambientes de apoio e cuidados para a aprendizagem, o crescimento e a saúde das crianças? Poderíamos fornecer um nível básico de treinamento a todos os novos pais, de modo a assegurar que saibam o que esperar, como lidar com as situações e onde obter ajuda. Poderíamos exigir um nível básico de educação de pós-graduação para professores em ambientes pré-escolares e instruir professores do ensino fundamental e médio quanto aos princípios básicos da promoção do desenvolvimento socioemocional, não apenas no que diz respeito ao ensino de habilidades cognitivas. Poderíamos até mesmo dar o audacioso passo de treinar os médicos que cuidam de nossos filhos em medicina clínica informada sobre trauma e nas ciências básicas do desenvolvimento infantil.

Não poderíamos transferir nossos recursos nacionais no sentido de uma compreensão científica mais substancial do início da vida, das exposições à adversidade e suas consequências? Poderíamos direcionar uma parcela muito maior de nossos dólares de pesquisa coletiva para novos conhecimentos acerca de como a vida inicial molda a saúde, o bem-estar e a produtividade ao longo da vida. Poderíamos inclusive criar poderosas alianças multidisciplinares focadas no desenvolvimento humano. Talvez um dia alcancemos um nível de conhecimento em que os mecanismos de suscetibilidade individual possam nos guiar em direção a intervenções sociais e biológicas em toda uma variedade de níveis, desde programas baseados na escola até dietas protetoras e medicamentos curativos. Mas talvez seja um começo suficiente e digno, por enquanto, simplesmente conhecer e reconhecer as sensibilidades extraordinárias e consequentes de um pequeno subconjunto de nossos filhos e cidadãos. Esse subconjunto de crianças é pequeno em proporção, mas grande em números absolutos, e há razões para acreditar que mudar essas vidas para melhor, especialmente no começo delas, pode render uma safra desproporcionalmente magnífica de recompensas sociais e econômicas.

OS ERROS FUNDAMENTAIS

Chegamos assim, nestas páginas finais, à mensagem mais básica e central que este livro pretendeu transmitir. A maneira pela qual a comunidade científica refletiu coletivamente sobre a variação na suscetibilidade das crianças ao trauma e à adversidade continha em si dois erros fundamentais e profundos. Um é um erro de categoria e o outro é um erro de proporções.

O *primeiro erro fundamental* é o seguinte. Reconhecendo inconstâncias nos efeitos da adversidade na primeira infância sobre a saúde e desenvolvimento da criança, presumimos que a hipótese mais informativa está na distinção entre as crianças que são *vulneráveis* a essa adversidade e aquelas que são *resilientes*. Sabemos que algumas crianças parecem capazes de progredir e florescer apesar das exposições de resto nocivas a estressores precoces — uma observação com a qual todos concordam. Mas, em seguida, saltamos para a suposição de que, embora a maioria das crianças seja vulnerável aos efeitos da adversidade, há algumas crianças — especiais, "resilientes" — cuja vulnerabilidade é enfraquecida ou ausente, o que as torna imunes ou invencíveis às consequências perturbadoras do trauma e do estresse.

Várias inferências defeituosas derivam dessa suposição. Imaginamos, por exemplo, que esse grupo especial de crianças resilientes é, de algum modo, sobrenaturalmente forte e inquebrantável — capaz de resistir a quase qualquer ataque e golpe que sua vida possa desferir. Mas já se comprovou que *não existem crianças inquebrantáveis*; ao contrário, qualquer criança pode ser ferida e destruída se os estressores forem suficientemente incisivos, perniciosos e graves. Precisamos apenas pensar em crianças judias durante o Holocausto da Segunda Guerra Mundial, quando praticamente nenhuma criança sobreviveu incólume à brutalidade do Terceiro Reich, aos perigos dos campos de concentração e às horríveis perdas de amados familiares e amigos queridos. Houve indubitavelmente diferenças no dano causado àqueles milhões de crianças judias e ciganas enviadas aos campos de concentração nazistas, mas nenhuma criança escapou ilesa da desumanidade e da matança a que foram submetidas. Podemos até pensar também na extraordinária história de Robert Coles sobre Ruby Bridges, a menina negra de seis anos de idade que participou com coragem e dignidade da integração do distrito escolar de New Orleans em 1960. Ruby revelou a Coles que ela orava em silêncio pelas multidões racistas enquanto a insultavam e a acossavam todos os dias quando ela entrava na escola. Ruby sem dúvida era tão resiliente quanto qualquer criança que poderíamos encontrar, mas é quase certo que suas experiências tiveram impacto ou efeito sobre sua psique e espírito. Em última instância, o que Ruby Bridges fez com os efeitos desse trauma de infância, no entanto, foi uma vida adulta de devotados e honrosos serviços em nome dos direitos civis dos EUA, a promoção da tolerância e a valorização das diferenças.

O que vez por outra podemos erroneamente inferir das histórias de sobreviventes do Holocausto, Ruby Bridges e outros indivíduos como eles, é que a solução para crianças que são criadas em meio a maus-tratos, abuso e adversidade é torná-las todas uma Ruby ou uma Anne Frank — descobrir o que fez essas pessoas tão fortes e infundir isso em crianças vulneráveis, tornando-as resilientes também. Com muita facilidade conclui-se que há algo de errado com a própria criança vulnerável, ou que falta algo nela. Temos a tendência de atribuir às pessoas que não conseguiram sobreviver a responsabilidade por sua própria derrota, em vez de condenarmos as circunstâncias muitas vezes horríveis que elas enfrentaram. Nenhuma criança é inquebrantável e, em meio a condições de desespero e crueldade, praticamente todas as crianças titubearão e cairão.

Outro erro também provocado pela suposição de que as diferenças nos efeitos da adversidade na infância são atribuíveis a crianças vulneráveis e resilientes é a impressão equivocada de que os "vulneráveis" são suscetíveis apenas a ambientes negativos e são indiferentes às condições positivas. Mas o que nossa pesquisa mostrou repetidamente é que *crianças sensíveis e suscetíveis têm respostas mais poderosas e influentes tanto a circunstâncias negativas e estressantes quanto a condições positivas, de apoio e de cuidados atentos.* A boa notícia deste trabalho é que as próprias crianças orquídeas com maior probabilidade de sofrerem e esmorecerem quando submetidas a ambientes ruins são as mesmas com a maior probabilidade de florescer, ter sucesso e progredir em ambientes de amparo e proteção. É realmente uma notícia magnífica para essas crianças, seus pais, professores e amigos! As crianças com as quais mais nos preocupamos — no nosso papel de pais, professores e amigos — são as mais responsivas e as que mais têm a ganhar com condições sociais que as apoiem e incentivem. Muitos dos meus próprios pacientes, que estão entre os mais orquidáceos de nossas orquídeas, são os melhores exemplos; muitos cresceram e se tornaram jovens mulheres e homens de generosidade e realizações extraordinários. Tornaram-se mães e pais magníficos; médicos e enfermeiras que cuidam diariamente de crianças doentes e traumatizadas nas enfermarias de hospitais municipais; professores talentosos que, ano após ano, afetam profundamente a vida das crianças que eles ensinam; e amigos e vizinhos que passaram a ser a consciência e a alma de suas comunidades. Eles são atestados vivos de que as crianças altamente sensíveis, as orquídeas, quase sempre tornam-se adultos notáveis. É provável que essas crianças tropecem no infortúnio, porém o mais provável é que progridam e vicejem com a bondade e a boa vontade do mundo.

De modo mais elementar, a suposição de vulnerabilidade/resiliência expressa o que o filósofo Gilbert Ryle chamou de *erro de categoria* — a falácia lógica de pensar que algo é um tipo de coisa, quando na verdade é outra.[4] É como inferir que o corpo e a mente devem ser dois tipos diferentes de realidades: uma existente no espaço tridimensional e sujeita a leis físicas/mecânicas (isto é, processos físicos, neurológicos) e a outra não espacialmente localizada e não limitada por tais leis (ou seja, produtos da mente, como racionalidade e pensamento). Ao avaliar o problema dos efeitos na saúde que acompanham o trauma da primeira infância, presumimos erroneamente que as crianças que sofrem mais sob condições de trauma são membros da categoria "vulnerável", ao passo que aquelas que sobrevivem ilesas são da categoria "resiliente". Nossa pesquisa dos últimos trinta anos, em vez disso, sugere que o contraste mais adequado e persuasivo é entre crianças de sensibilidade excepcional e típica à natureza de seus mundos sociais. As crianças que se saem mal sob condições de adversidade precoce não são simplesmente vulneráveis — ao contrário, elas são, tais quais as orquídeas, muito mais sensíveis e suscetíveis às influências tanto de ambientes nocivos como de carinhosos. Essa é uma diferença conceitual de importância crucial. O que isso significa é que crianças orquídeas altamente sensíveis, quando protegidas de contextos adversos e colocadas em ambientes favoráveis e amorosos, não alcançam simplesmente saúde e bem-estar normativos, o que também aconteceria com os "vulneráveis" se afastados da adversidade. Em vez disso, elas tornam-se excepcionais em sua saúde positiva, seu desenvolvimento robusto e suas realizações às vezes superlativas.

O *segundo erro fundamental* que costumamos cometer é a suposição de que as assim chamadas crianças resilientes são ocorrências raras e isoladas em um mar de vulnerabilidade infantil. Isso é um equívoco de proporcionalidade, de como pensamos sobre o número e a proporção daqueles indivíduos considerados resilientes. Ponderando acerca das crianças verdadeiramente extraordinárias a exemplo de Ruby Bridges, é fácil imaginarmos que a capacidade de sobreviver e a resistência à adversidade são mercadorias raras dentro de populações de crianças. Pressupomos que esses escassos espécimes de "resiliência" — exceções às regras de risco e morbidade relacionados à adversidade — possuem uma misteriosa chave para a sobrevivência, um antídoto para o veneno do trauma. Nossa pesquisa, por outro lado, sugere exatamente o oposto: que a maioria das crianças tem uma substancial reserva de resiliência, de se recobrar ou se adaptar à má sorte ou às mudanças, uma relativa resistência aos extremos do mundo social, o que lhes permite sobreviver e progredir sob praticamente todos os aspectos mais perniciosos das condições sociais.

Vale lembrar que cerca de 80% das crianças que testamos em nosso laboratório ao longo dos anos mostraram pouco ou nenhum comprometimento biológico durante sua interação com desafios e eventos moderadamente estressantes. Em sua grande maioria as crianças eram relativamente imperturbáveis diante das adversidades artificiais a que as expusemos, e era módico o grau de inquietação que as adversidades lhes causavam. Isso também parece ser verdade no mundo real: a maioria das crianças, quando confrontadas com estressores moderados e relativamente normativos que ocorrem em ambientes sociais reais, consegue superar as tempestades da vida com facilidade e tranquilidade. Todas elas, exceto as mais sensíveis, adaptam-se, ao longo do tempo, às provações de mudanças de endereço da família, brigas entre pai e mãe, intimidações na escola ou a morte de um animal de estimação. A resiliência é comum, não é rara.

Dito isso, no entanto, também é verdade que em muitas áreas do mundo, inclusive na América do Norte, um número excessivo de crianças é submetido a adversidades que estão muito além dos "estressores normativos" que as crianças em nossos estudos enfrentavam. Milhões de crianças pequenas em todo o mundo lutam contra danos poderosos e generalizados nas formas de pobreza, guerra, dissolução familiar, subordinação e bullying, exposição à violência em casa e na comunidade, vícios e doenças mentais dos pais, problemas físicos, psicológicos ou abusos sexuais. Todas estas são, em áreas específicas do mundo, adversidades em plena vigência, que prejudicam e debilitam até mesmo as crianças dentes-de-leão, biologicamente protegidas.

Portanto, a boa notícia é que a *vulnerabilidade é, na verdade, a sensibilidade*, o que traz consigo uma extraordinária reviravolta do destino dentro de ambientes positivos e solidários. Por causa disso, nossas delicadas crianças orquídeas, que muitas vezes batalham e tropeçam, podem triunfar e progredir de maneiras que mal somos capazes de imaginar; e crianças resilientes são comuns, não raras, e lidam habilmente com os estresses típicos e triviais que a vida às vezes traz. A má notícia é que as crianças orquídeas podem ser destruídas por suas exposições à adversidade atípica e não normativa, e que adversidades desse tipo são por demais endêmicas mundo afora.

MINHA IRMÃ, MEU EU

Uma coisa é supor as amplas consequências sociais implícitas de reconhecer e responder às sensibilidades diferenciais de dentes-de-leão e orquídeas, suas díspares suscetibilidades ao caráter e à condição de apoio do mundo social. Mas é outra coisa completamente diferente contemplar as implicações íntimas e muito pessoais dessa nova e convincente perspectiva. O que começou para mim como uma fascinante jornada científica — um cativante quebra-cabeça intelectual — completou um ciclo e, enfim, provavelmente voltou ao ponto onde tinha começado: nas intricadas e desconcertantes complexidades da minha própria primeira infância, no seio da família em cujos braços um dia cheguei ao mundo. Já se disse que toda fotografia é um autorretrato. No final, todos os enigmas que escolhemos resolver, todas as carreiras que decidimos seguir se resumem a quem somos e onde começamos.

A vida da minha irmã Mary não foi de forma alguma desprovida de alegria ou significado. Mesmo em meio aos pensamentos paranoicos e delirantes, ela era uma mãe carinhosa para sua amada e única filha. Construiu um belo e agradável lar, cheio de pequenos tesouros. Ia ao cinema e lia livros. Ela se deliciava com a poesia de Seamus Heaney e os romances de William Faulkner. Tinha bons e leais amigos, alguns durante mais de quarenta anos, e era amiga dos vizinhos. Embora sua relação com a comida fosse às vezes espinhosa e instável, ela adorava uma boa refeição, servida em um bom restaurante.

Mas tinha dentro de si uma linda e pavorosa fragilidade que mal conhecíamos. Onde eu ficava perturbado e consternado pelas brigas entre meu pai e minha mãe, ela se imobilizava — congelada e dobrada no medo distônico de uma menininha. Enquanto eu voltava a dormir depois de perceber tristemente as terríveis lágrimas do meu pai, muito depois da meia-noite, ela devia ficar acordada por horas a fio, lutando contra demônios que um dia infestariam sua mente e coração. Onde eu às vezes me angustiava por causa das complexidades da puberdade da vida em uma escola do ensino médio, ela era esmagada pelas relações rancorosas e coercitivas que com tanta frequência grassavam por aqueles maldosos pátios gramados da escola. Onde eu encontrava consolo nos braços de uma menina de olhos azuis, ela descobriu, no abraço daqueles que a envolviam, apenas abandono e tristeza.

A vida adulta de Mary não foi estéril nem desprovida de alegria, mas por fim ela deve ter se cansado da batalha que vinha travando continuamente para rechaçar as vozes que a assombravam e as emoções que tantas vezes a envolviam como ondas tempestuosas no mar aberto. Ela lutou pela formação educacional de sua filha deficiente, e se mudou para uma casa a 1600 quilômetros de distância apenas para poder ficar perto do melhor programa de educação especial que conseguiu encontrar. Escrevia cartas longas e elegantes em uma era de postagens vazias de 140 caracteres, e defendia a dignidade e os direitos das pessoas sem lar ou sem entes queridos. Durante anos se submeteu a uma fieira de medicamentos que turvavam a mente, antes de concluir que nenhum deles jamais removeria dela sua aflição mais básica e nociva. No fim, Mary havia se esvaziado de toda a esperança e aspiração, e, pouco antes de seu aniversário de 53 anos, engoliu uma overdose desses comprimidos e morreu de insuficiência respiratória algumas semanas depois.

Quem de nós é responsável pelo cuidado e proteção daquelas pessoas mais vulneráveis que vivem em nosso meio? Eu era, em alguma fracassada negligência de dever fraternal, o guardião da minha irmã? Eu desisti cedo demais? De alguma forma eu poderia, como o mais velho dos dois irmãos que ela acabou perdendo, ter abrandado os golpes que o mundo desferiu contra ela, salvando-a do destino que por fim a sobrepujou? Uma família diferente ou um irmão diferente poderiam ter realizado a magia capaz de transformar uma orquídea pálida e murcha em uma florida visão da beleza? Será que aqueles de nós em cujas veias flui em maior quantidade a essência de dentes-de-leão têm alguma responsabilidade profunda para com as orquídeas ao lado de quem crescemos, dormimos e vivemos? Como uma criança orquídea, Mary possuía, em sua vida e sua mente, um brilho e uma possibilidade que a minha própria mente só podia imaginar, mas para os quais meu trabalho e pesquisa por fim apontaram. Ela poderia ter levado uma vida encantada e celebrada, repleta de grandes objetivos e grandes feitos. Ela poderia ter sido uma orquídea e vicejar para tornar-se uma flor de excepcional e rara realização.

Quanto ao nível mais amplo e global das responsabilidades e deveres morais do mundo em relação às crianças que são as orquídeas de toda a humanidade, a própria sobrevivência de nossa espécie depende, pelo menos em parte, de como escolhemos reconhecer e proteger os indivíduos que são os mais vulneráveis e suscetíveis em nosso mundo. Os bebês, as crianças pequenas, as crianças em idade escolar e os adolescentes são os guardiões de nosso futuro coletivo. São eles a promessa de gerações ainda por vir, os inocentes em cujas mãos estamos preparados para entregar um mundo em frangalhos e triste, mas também magnífico. Que os céus nos ajudem se falharmos em propiciar o cuidado redentor e o amor inabalável que tornam os mais fracos, fortes, os mais frágeis, vigorosos, os piores, os melhores. E que os céus nos recompensem se assim o fizermos.

Este livro e esta jornada terminam agora da mesma forma como começaram: com a esperança de redenção. De um modo ou de outro, até certo ponto somos todos um daqueles que nossa pesquisa revelou — orquídeas ou dentes-de-leão, sensíveis ou inconscientes, pessoas que diferem, às vezes acentuadamente, em suas sensibilidades e delicadezas acerca do mundo. Será que a beleza oculta que não se vê no reconhecimento científico das crianças orquídeas é uma revelação de que não há fragilidade humana além de tal redenção? Que mesmo os mais hostis traços e deficiências humanos são remíveis e talvez até mesmo protetores dentro das configurações e condições de vida corretas? Indo além, será, como nossa pesquisa está agora indagando, que essa redenção está em perfis específicos de marcas moleculares epigenéticas que se encontram em nossos genomas, marcas que são os rastros físicos — os vestígios corporificados — das interações entre nossa natureza e nossa criação, entre genomas e "progenitomas", entre nossa constituição interna e nosso mundo externo? E, por fim, uma verdade tão excruciante e bela seria capaz de oferecer pelo menos uma hipótese parcial e provisória para explicar como é possível que duas crianças ruivas — criadas na mesma família, expostas aos mesmos cuidados parentais sinceros, zelosos, carinhosos mas desnorteados, e certamente tão idênticos em termos genéticos quanto se permite que irmãos sejam iguais — tenham divergido de maneira tão trágica e injusta: um, em direção a uma vida de oportunidades e abundância quase constrangedoras; a outra, rumo a uma vida conturbada de desordem, degeneração e derrocada? E seria possível descobrir nessa história não apenas a tristeza que certamente estava lá, mas algo ao mesmo tempo verdadeiro, belo e possivelmente esperançoso?

Coda

Um éden por inteiro,
a orquídea e o dente-de-leão

Como é que você consegue, com êxito tal,
Disse a orquídea ao dente-de-leão,
Esta extravagante sobrevivência,
Esta propensão para a prevalência?
Com a mesma destreza habita veredas, fendas,
Frestas de estradas, prados férteis.
Florescendo nas sendas com glória serena
Por entre pedra, terra e capim.
Quem deu ao dente-de-leão um nome
E boa fortuna sem fim?
Você da geada e da seca escapa ileso e leve,
Jamais o afligem nem o granizo nem a neve;
Você ao calor escaldante não se dobra.
Cruéis vendavais, tempestades ou o bafejo do bebê
Servem apenas para lançar e espalhar
Seu globo branco, tênue trama
De semente e asa e filete.
Você se desfaz em névoa de esporos,
Segue vivo em centenas de nascimentos,
Dispersa-se em esplêndida subida, extensa estirada
Até as margens de uma Terra amarelada.

Não sei ser de outro jeito,
Disse o dente-de-leão em resposta,
De coisa robusta sou feito,
Impassível a ferro e fogo.
Contra tempestades sou fortaleza,
Escudo contra espada e aspereza,
Insisto e resisto, sou consistência,
Aos cordéis do destino não se atrela minha existência.
Mas como você, orquídea bela, enfrenta esta vida tão crua,
Suporta festivas tristezas e alegrias medonhas
E a fina falha do seu ser?
Como é que converte o carinhoso cuidado do jardineiro
Do cultivo ao radiante primor,
Do solo fértil à refinada flor,
E faz da beleza o seu dever?
Você é prodígio, ternura, delicadeza,
E eu, tenacidade e dureza.
Eu devo resistir
E você tende a se ferir.
Seguir adiante é minha sina.
Lamente por mim, querida orquídea,
Enclausurado na quietude inerte,
Imperturbado por medo e êxtase,
Quase intocado pelos grandes polos da vida,
O cume e o abismo.

Vocês são ambos amados e cruciais,
Disse o sol de que ambos precisam,
Como o ar e a terra, como a luz e a sombra,
Como os idosos e os jovens.
Cada um para o outro dado,
Feito unha e carne.
Cada um do outro é equivalente,
Com o seu oposto, são mais.
Um tesouro floral fimbriado

E uma alma robusta e sublime,
Juntos vocês formam um jardim,
Um Éden por inteiro.

Peguem a mão um do outro,
Disse a terra em que ambos repousam,
E santifiquem a bondade distante
Com a qual ambos são abençoados.

W. Thomas Boyce
Berkeley, Califórnia
2017

Agradecimentos

Uma parte substancial da vida e do trabalho humanos assenta-se sobre alicerces ocultos, mas elementares, de aliança, orientação e amizade. O trabalho e as experiências aqui relatados foram levados adiante com o amparo das costas, da imaginação e da boa vontade de amigos e colegas suficientemente generosos para suportar o peso ao meu lado. Entre eles estão as seguintes pessoas e instituições insubstituíveis, às quais transmito minha imensa e duradoura gratidão.

Minha vida profissional e trabalho foram honrados, do começo ao fim, pela afirmação transformadora de um pequeno número de mentores vitalícios. Os imprevistos presentes de encorajamento que recebi de John Cassel, Sir Michael Rutter e Leonard Syme impulsionaram-me para uma vida de estudos e pesquisas acadêmicos que tive naqueles primeiros anos de formação, dificilmente imaginados. Art Ammann, T. Berry Brazelton, Robert Coles e Bob Haggerty tornaram-se exemplos de como os médicos-cientistas poderiam contribuir de forma significativa para o empreendimento da ciência biomédica, ao mesmo tempo que davam testemunho das reais tragédias e triunfos humanos que povoam a vida das crianças por nós estudadas.

Nancy Adler, Marilyn Essex, Chuck Nelson, Jack Shonkoff e Marla Sokolowski deram-me o consumado presente de se tornarem não apenas meus colegas mais queridos e respeitados, sem os quais nenhum trabalho meu poderia ter sido realizado, mas também meus amigos e cúmplices. Eles são os parceiros acadêmicos de toda a vida que me ofereceram sua sabedoria, paixão e permanente brilhantismo. Abbey Alkon, Nicki Bush, Margaret Chesney, Pam DenBesten, Bruce Ellis, John Featherstone, Jan Genevro, Young Shin Kim, Mike Kobor, Max Michael, Jelena Obradović, Jodi Quas, Craig Ramey, Danielle Roubinov, Juliet Stamperdahl, Steve Suomi, Melanie Thomas e Allen Wilcox também confiaram a mim um longevo, leal e estimado coleguismo nos estudos e projetos que apresentei neste livro.

Há no meu coração lugares especiais para o falecido Clyde Hertzman, para Ron Barr e para as pessoas da rede de pesquisas Parceria Humana de Aprendizagem Precoce da Universidade da Colúmbia Britânica, que perceberam, precisamente no momento exato da minha carreira, as implicações da suscetibilidade diferencial para a saúde e o desenvolvimento das crianças e me deram total liberdade para lançar luz sobre seus efeitos. Da mesma forma, as organizações e entidades surpreendentemente inteligentes e criativas das várias redes de pesquisa das quais tenho a honra de fazer parte — o Programa de Desenvolvimento Infantil e Cerebral do Instituto Canadense de Pesquisa Avançada; a Rede JPB de Pesquisa sobre Estresse Tóxico; a Rede sobre Desigualdade, Complexidade e Saúde, financiada pelos Institutos Nacionais de Saúde (INS); e a Rede de Pesquisa em Psicopatologia e Desenvolvimento da Fundação MacArthur — instilaram, juntas, nova vida à minha busca pelas origens e consequências das adversidades humanas. Agradecimentos especiais vão para os líderes desses grupos — Alan Bernstein, Chaviva Hošek, George Kaplan, David Kupfer, Fraser Mustard e Hermi Woodward —, sem a dedicação e o comprometimento dessas pessoas com o gênio da multidisciplinaridade, muitas descobertas e revelações profundas teriam sido perdidas. A Fundação Robert Wood Johnson deu-me um vislumbre inicial da alegria e do caráter intrigante da pesquisa; a Fundação WT Grant concedeu-me uma primeira e indispensável bolsa de pesquisa; e o Instituto Nacional de Saúde Infantil e Desenvolvimento Humano e o Instituto Nacional de Saúde Mental ofereceram investimentos contínuos ao meu trabalho, permitindo que avançasse de maneira inaudita.

Sou grato também aos Departamentos de Pediatria e Psiquiatria da Faculdade de Medicina da Universidade da Califórnia, campus de San Francisco, à Escola de Saúde Pública da Universidade da Califórnia, campus de Berkeley, e a seus diretores e presidentes — a falecida Patricia Buffler, Donna Ferriero, a falecida Mel Grumbach, Abe Rudolph, Larry Shapiro, Steve Shortell e Matt

State. Essas instituições e lideranças não apenas me treinaram como pediatra--cientista e depois me convidaram de volta, mas também me ensinaram a pensar além da criança individual em termos das populações em que habitam as crianças do mundo. A família de Lisa e John Pritzker, de San Francisco, fez generosas doações à cátedra da UCSF que agora tenho a honra de ocupar. E Nina Green e Tanya Erb, da Universidade da Califórnia em Berkeley e da Universidade da Colúmbia Britânica, propiciaram-me apoio administrativo e amizade, dando-me espaço para trabalhar.

Há também amigos cujo entusiasmo pelas ideias e pela escrita de *A criança orquídea* fomentou minha crescente convicção de que havia algo digno de ser compartilhado, entre eles Karen e Russ Cook, Julie e Craig Gay, Gretchen Grant, Kim e Teddi Hamilton, Mark Labberton, Bill Satariano, Lew Sprunger, John Swartzberg, Tom e Barbara Tompkins e Bruce, Sara, Dave e Holly Williams. Kim Hamilton, Phyllis Lorenz e Elysa Marco também fizeram leituras iniciais e deram sugestões muito valiosas para o manuscrito.

Vicky Wilson, editora-sênior e vice-presidente da Alfred A. Knopf, forneceu, além de suas perspicazes resenhas iniciais do manuscrito, supervisão editorial decisiva para os enfoques estruturais e retóricos do livro finalizado. Doug Abrams, o fundador e a apaixonada força motriz por trás da Idea Architects, agência literária cujo objetivo é nada menos que "criar um mundo mais sábio, saudável e mais justo", desempenhou um papel de verdadeiro guia na gênese de *A criança orquídea* — uma orientação que seria difícil exagerar. Durante um almoço de 2015 a convite de Doug, apresentei-lhe um esboço preliminar competente para um livro cientificamente sólido, mas provavelmente desprovido de vida, sobre o meu trabalho. Por meio de seu caloroso e persistente encorajamento e seus comentários gentis, o esboço inanimado tornou-se a história, esperançosamente, muito mais envolvente de *A criança orquídea*. Sem a profunda sabedoria editorial de Doug, com a de Aaron Shulman, escritor-colaborador da Idea Architects, não haveria nenhum livro digno do tempo coletivo de meus leitores. A ajuda de Doug e Aaron permitiu que um inveterado autor de ciência enfadonha se tornasse também (e quase sem dor) um escritor de histórias.

Quero agradecer às minhas famílias — tanto à minha família passada de origem quanto à minha atual — pelos papéis indeléveis e misericordiosos que desempenharam tanto na minha vida como neste livro. Meu pai e minha mãe eram carinhosos e amorosos e me ensinaram a imortal lição de como trabalhar duro com um coração suave. Como todos nós, eles fizeram o melhor que podiam com as habilidades e insights parentais que acumularam ao longo de vidas inteiras de tentativas. Meu irmão Jim e minha irmã Mary, como meus leitores já testemunharam, também têm sido presenças afetuosas e admiradas em minha vida, embora a história de Mary continue sendo uma ferida involuntária, mas apenas parcialmente curada, para todos nós. Que ela descanse na paz que acredito existir além desta vida atribulada mas completamente benévola.

Por fim agradeço, além das palavras, aos meus amados Jill, Andrew e Amy, que enchem de amor, fé e bondade humana o vaso rachado da minha alma. É a eles que, por obra da graça, a minha vida esteve sempre atrelada, mesmo antes de conhecê-los e amá-los.

Glossário

ALELOS: Formas alternativas de um único gene; a variação alélica refere-se à variabilidade total na sequência de DNA de um gene.

CARGA ALOSTÁTICA: O "custo" fisiológico de manter a estabilidade biológica do corpo.

COMPORTAMENTO GENÉTICO: O campo da psicologia cujo objetivo era analisar as origens do comportamento em componentes atribuíveis aos genes versus aqueles atribuíveis a dimensões ambientais, como a parentalidade. O cálculo da herdabilidade de um traço comportamental era muitas vezes realizado por meio de estudos de gêmeos idênticos e fraternos.

DIFERENCIAÇÃO CELULAR: O processo pelo qual células-tronco (indiferenciadas) tornam-se células de tecido específicas, como fígado, cérebro ou células pulmonares. Embora todas as células tenham precisamente a mesma composição genética, a expressão diferencial desses genes permite o surgimento de tipos celulares drasticamente diferentes.

EIXO HIPOTÁLAMO-PITUITÁRIA-ADRENAL (HPA): O sistema hormonal compreendendo o hipotálamo no cérebro, a glândula pituitária e as glândulas suprarrenais (logo acima dos rins), que juntos produzem e liberam o poderoso hormônio cortisol. O cortisol tem efeitos importantes sobre os sistemas cardiovascular, imunológico e metabólico do corpo.

EPIGENÉTICA: A ciência de como as exposições ambientais podem modificar a expressão gênica, sem alterar a sequência de DNA do próprio gene. O prefixo grego *epi* — que significa "sobre", "em cima" ou "muito perto" — sugere como o epigenoma, uma rede de "marcas" ou marcadores químicos, literalmente estende-se sobre o genoma e controla a expressão ou silenciamento do DNA durante a vida.

EPIGENOMA: O complemento total de marcas epigenéticas que guiam a diferenciação celular e diferenças dependentes da experiência na expressão gênica.

EPISTASIA: Uma circunstância em que o efeito de um gene é interativamente dependente de um efeito concomitante de outro — portanto, uma interação gene-gene.

ETIOLOGIA: Causa, como em "a etiologia de uma doença."

FENÓTIPO: O conjunto de características observáveis e visíveis — como cor dos olhos, altura, personalidade e comportamento — que descrevem uma pessoa ou um organismo individual.

HOMEOSTASE: O processo de obtenção da estabilidade biológica por meio de mudanças fisiológicas ou comportamentais.

INTERAÇÃO GENE-AMBIENTE: Uma sinergia, em que genes e ambientes, biologia e experiências convergem para ter um efeito combinado e não aditivo sobre um resultado comportamental ou de desenvolvimento.

MORBIDADE: Um termo médico geral para doença, lesão ou distúrbio, tanto físico quanto mental.

NEOFOBIA: O medo ou desconforto em relação ao que é novo: novos ambientes, novas pessoas, novos sabores ou novos desafios.

NEURÔNIO: Uma célula do sistema nervoso, encontrada no cérebro ou na periferia.

NEUROTRANSMISSORES: Os "mensageiros" químicos que preenchem a minúscula lacuna entre os neurônios, resultando na ativação da comunicação entre os neurônios e na transmissão de informações.

NUCLEOTÍDEOS: As quatro moléculas orgânicas que constituem os blocos de construção do DNA: adenina, guanina, citosina e timina.

SEQUÊNCIA DE DNA: A série ordenada de nucleotídeos de DNA (ácido desoxirribonucleico), o material hereditário do genoma em humanos e na maioria dos outros organismos.

SINAPSE: As pequenas lacunas entre os "braços" de dois neurônios, que funcionam como pontos de conexão e transmitem informações de um neurônio para o outro.

SISTEMA NERVOSO AUTÔNOMO (SNA): Um componente periférico do sistema nervoso com dois ramos: o ramo simpático, que acelera a reatividade de luta ou fuga, e o ramo parassimpático, que freia a reatividade. Juntos, esses dois ramos controlam as respostas fisiológicas ao estresse, que incluem boca seca, aumento da pressão arterial e da frequência cardíaca, alterações nos níveis de açúcar no sangue e regulação do sistema imunológico.

SUSCETIBILIDADE DIFERENCIAL: Uma sensibilidade especial e relativamente intensa à natureza e ao caráter do mundo social vivenciado pela experiência; mais importante, uma sensibilidade tanto aos aspectos tóxicos como de apoio das condições socioambientais.

Notas

INTRODUÇÃO [pp. 13-9]

1. A contagem mais recente, já que você pergunta, está em quatro netos. Mais um e teremos um time de basquete.

2. Nas derradeiras linhas do romance *Middlemarch*, George Eliot (que na realidade chamava--se Mary Ann Evans) escreveu acerca de sua heroína Dorothea Brooke: "Seu espírito finamente cinzelado ainda tinha belas consequências, embora estas não fossem amplamente visíveis. Sua natureza repleta, como a daquele rio de que Ciro quebrou o ímpeto, escoou por canais que não tiveram grande nome na Terra. Mas o efeito de sua pessoa nos que a rodeavam foi incalculavelmente difusivo: pois o bem crescente do mundo depende em parte de atos não históricos; e se as coisas não estão tão mal, nem com você nem comigo, como poderiam estar, isto se deve em grande parte ao número dos que fielmente viveram uma vida oculta, e repousam em túmulos não visitados" [*Middlemarch — um estudo da vida provinciana*. Tradução de Leonardo Fróes. Rio de Janeiro: Record, 1998, p. 877].

1. UM CONTO DE DUAS CRIANÇAS [pp. 21-36]

1. William Golding, *Lord of the Flies*. Nova York: Putnam, 1954, p. 24. Edições brasileiras: *O senhor das moscas*. Tradução de Geraldo Galvão Ferraz. Rio de Janeiro: Nova Fronteira, 1988, 2010 / Folha de São Paulo, 2003; Tradução de Sérgio Flaksman. Rio de Janeiro: Alfaguara, 2014.

2. S. Minuchin et al., "A Conceptual Model of Psychosomatic Illness in Children: Family Organization and Family Therapy", *Archives of General Psychiatry*, v. 32, n. 8, pp. 1031-8, 1975.

3. J. P. Shonkoff, W. T. Boyce e B. S. McEwen, "Neuroscience, Molecular Biology, and the Childhood Roots of Health Disparities: Building a New Framework for Health Promotion and Disease Prevention", *Journal of the American Medical Association*, v. 301, n. 21, pp. 2252-9, 2009.

4. B. J. Ellis et al., "Differential Susceptibility to the Environment: An Evolutionary-Neuro-developmental Theory", *Development and Psychopathology*, v. 23, n. 1, pp. 7-28, 2011.

2. O BARULHO E A MÚSICA [pp. 37-61]

1. R. J. Dubos, *Man Adapting*. New Haven, Connecticut: Yale University Press, 1965.

2. J. Cassel, "The Contribution of the Social Environment to Host Resistance", *American Journal of Epidemiology*, v. 104, pp. 107-23, 1976.

3. H. Selye, *Stress: The Physiology and Pathology of Exposure to Stress*. Montreal: Acta Medical Publishers, 1950; L. E. Hinkle e H. G. Wolff, "The Nature of Man's Adaptation to His Total Environment and the Relation of This to Illness", *Archives of Internal Medicine*, v. 99, pp. 442-60, 1957.

4. R. Ader, N. Cohen e D. Felten, "Psychoneuroimmunology: Interactions Between the Nervous System and the Immune System", *Lancet*, v. 345, pp. 99-103, 1995.

5. W. T. Boyce et al., "Influence of Life Events and Family Routines on Childhood Respiratory Tract Illness", *Pediatrics*, v. 60, pp. 609-15, 1977.

6. Aqui está um exemplo do tipo de dados extraídos de nossos primeiros estudos de estresse e doença. O gráfico de dispersão a seguir mostra o nível de estresse familiar vivenciado entre um grupo de crianças de três a cinco anos de idade, prevendo os escores de gravidade para problemas de comportamento relatados pelos pais e mães e professores. O gráfico revela a grande variabilidade em uma relação linear de outra forma bastante significativa, que provavelmente não seria atribuível ao acaso apenas.

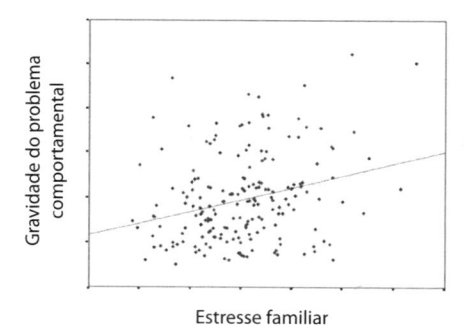

Estresse familiar

7. N. Garmezy, A. S. Masten e A. Tellegen, "The Study of Stress and Competence in Children: A Building Block for Developmental Psychopathology", *Child Development*, v. 55, pp. 97-111, 1984.

8. "Psicopatologia" refere-se a transtornos mentais reconhecíveis, que satisfazem critérios, conforme descrito e codificado no *Diagnostic and Statistical Manual 5* (*Manual Diagnóstico e Estatístico*, DSM-5) sobre diagnóstico psiquiátrico. Muitos desses distúrbios não se manifestam por completo até a adolescência ou a idade adulta jovem, e suas primeiras formas parcialmente expressas são com frequência referidas como "psicopatologia pré-sindrômica".

9. C. E. Hostinar, R. M. Sullivan e M. R. Gunnar, "Psychobiological Mechanisms Underlying the Social Buffering of the Hypothalamic-Pituitary-Adrenocortical Axis: A Review of Animal Models and Human Studies Across Development", *Psychological Bulletin*, v. 140, n. 1, pp. 256-82, 2014.

10. R. M. Sapolsky, *Why Zebras Don't Get Ulcers*. 3 ed. Nova York: Henry Holt, 2004.

11. Para os mais inclinados biologicamente, o primeiro sistema de resposta ao estresse também é chamado de hormônio liberador de corticotrofina (CRH) e é impulsionado por dois núcleos hipotalâmicos, os núcleos paraventriculares e arqueados, que secretam vários neurotransmissores e hormônios, incluindo o CRH, que desencadeia ou altera múltiplas funções hipofisárias. Uma delas é a expressão do hormônio adrenocorticotrófico ou adrenocortical (ACTH), que faz com que as glândulas suprarrenais liberem cortisol, um poderoso hormônio endócrino que é liberado pelo estresse e exerce múltiplos efeitos sobre os sistemas cardiovascular, imunológico e metabólico. Entre esses efeitos incluem-se a regulação da pressão arterial, o controle da glicose e insulina e a supressão de vários componentes da imunidade celular e humoral. Juntos, os núcleos hipotalâmicos, a glândula pituitária anterior e o córtex suprarrenal compreendem o eixo hipotálamo-pituitária-adrenal (HPA), que responde intensamente a experiências de estresse psicossocial e exerce profundos efeitos sobre os processos regulatórios e metabólicos do corpo inteiro.

O segundo sistema de resposta ao estresse está centrado em um núcleo do tronco cerebral chamado locus coeruleus. O sistema locus coeruleus-noradrenalina (LC/NA) também é ativado em condições de estresse e, por meio de neurônios adrenérgicos (células cerebrais secretoras da molécula sinalizadora norepinefrina), conecta-se com o hipotálamo para desencadear as respostas de luta ou fuga do sistema nervoso autônomo (SNA). Essas respostas refletem o relativo equilíbrio da agitação ou exaltação em seu ramo simpático (ou de ativação) e parassimpático (ou desativação). Os sistemas CRH e LC/NA iniciam ampla comunicação cruzada, com o CRH também ativando o circuito LC/NA e o SNA tendo influência regulatória na reatividade do sistema CRH. Ambos os sistemas exercem poderosos monitoramento e efeitos regulatórios sobre múltiplos processos fisiológicos periféricos, incluindo os níveis de glicose no sangue; pressão arterial, frequência cardíaca e outras funções cardiovasculares, e no equilíbrio de respostas imunológicas a microorganismos e substâncias estranhas, como polens ou vacinas. As crianças que respondem de forma intensamente sensível ou crônica a ambientes estressantes tendem a apresentar níveis mais elevados de açúcar no sangue e risco de diabetes tipo II, pressão arterial mais elevada e risco de doença coronariana cardíaca e cerebrovascular, e alterações no funcionamento do sistema imunológico.

12. B. McEwen, "The Brain on Stress: How the Social Environment Gets Under the Skin", *Proceedings of the National Academy of Sciences USA*, v. 109, sup. 2, pp. 17180-5, 2012.

3. SUCO DE LIMÃO, ALARMES DE INCÊNDIO E UMA DESCOBERTA INESPERADA [pp. 62-80]

1. O dilema do brinquedo surrado e sem graça versus o brinquedo reluzente e novinho em folha é uma modificação do chamado "Teste do marshmallow", experimento concebido muitos anos atrás pelo professor Walter Mischel, de Stanford, para avaliar as habilidades de autorregulação em crianças pequenas. Ver W. Mischel, E. B. Ebbesen e A. R. Zeiss, "Cognitive and Attentional Mechanisms in Delay of Gratification", *Journal of Personality and Social Psychology*, v. 21, pp. 204-18, 1972.

2. W. T. Boyce et al., "Psychobiologic Reactivity to Stress and Childhood Respiratory Illnesses: Results of Two Prospective Studies", *Psychosomatic Medicine*, v. 57, pp. 411-22, 1995.

3. J. Kagan, J. S. Reznick e N. Snidman, "Biological Bases of Childhood Shyness", *Science*, v. 240, pp. 167-71, 1988.

4. S. Chess e A. Thomas, *Temperament in Clinical Practice*. Nova York: Guilford Press, 1986.

5. J. Belsky, K. Hsieh e K. Crnic, "Mothering, Fathering, and Infant Negativity as Antecedents of Boys' Externalizing Problems and Inhibition at Age 3: Differential Susceptibility to Rearing Influence?", *Development and Psychopathology*, v. 10, pp. 301-19, 1998.

6. J. Belsky, S. L. Friedman e K. H. Hsieh, "Testing a Core Emotion-Regulation Prediction: Does Early Attentional Persistence Moderate the Effect of Infant Negative Emotionality on Later Development?", *Child Development*, v. 72, n 1, pp. 123-33, 2001.

7. Para uma descrição mais acadêmica do trabalho de Bruce Ellis, ver seu livro em coautoria com David Bjorklund: B. J. Ellis e D. F. Bjorklund, *The Origins of the Social Mind: Evolutionary Psychology and Child Development*. Nova York: Guilford Press, 2014.

8. W. T. Boyce e B. J. Ellis, "Biological Sensitivity to Context: I. An Evolutionary-Developmental Theory of the Origins and Functions of Stress Reactivity", *Development and Psychopathology*, v. 17, n. 2, pp. 271-301, 2005; B. J. Ellis, M. J. Essex e W. T. Boyce, "Biological Sensitivity to Context: II. Empirical Explorations of an Evolutionary-Developmental Hypothesis", *Development and Psychopathology*, v. 17, n. 2, pp. 303-28, 2005.

9.

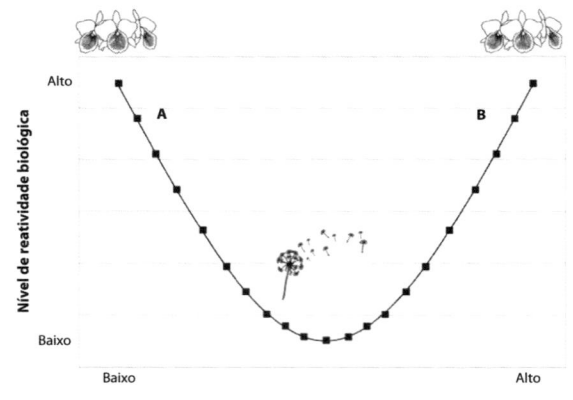

Este gráfico mostra a forma teórica da relação entre estresse psicossocial precoce e adversidade e o nível previsto de reatividade biológica na prole. A biologia evolutiva mostrou como, nas chamadas adaptações condicionais, fetos e bebês avaliam inconscientemente seus ambientes físicos e sociais e fazem ajustes biológicos e fisiológicos que podem maximizar seu sucesso adaptativo nesses ambientes. Hoje existe alguma evidência de que crianças nascidas em ambientes moderadamente estressantes (a linha média do gráfico) tornam-se desproporcionalmente dentes-de-leão com baixa reatividade biológica. Por outro lado, as crianças nascidas em lares de muito baixo estresse (ponto A) e em residências com muito estresse (ponto B) tornam-se desproporcionalmente orquídeas. As crianças do ponto A tornam-se orquídeas porque podem extrair mais "bondade" de seus ambientes, ao passo que aquelas no ponto B tornam-se orquídeas de modo a maximizar a vigilância das ameaças.

10. S. F. Gilbert e D. Epel, *Ecological Developmental Biology: Integrating Epigenetics, Medicine, and Evolution.* Sunderland, Massachusetts: Sinauer Associates, 2009.

11. J. Belsky, L. Steinberg e P. Draper, "Childhood Experience, Interpersonal Development, and Reproductive Strategy: An Evolutionary Theory of Socialization", *Child Development*, v. 62, pp. 647-70, 1991.

12. J. Belsky, "Variation in Susceptibility to Environmental Influence: An Evolutionary Argument", *Psychological Inquiry*, v. 8, n. 3, pp. 182-6, 1997.

13. W. T. Boyce et al., "Crowding Stress and Violent Injuries Among Behaviorally Inhibited Rhesus Macaques", *Health Psychology*, v. 17, n. 3, pp. 285-9, 1998. Este gráfico mostra os escores de número e gravidade de ferimentos sofridos por um bando de macacos rhesus antes, durante e após um período de seis meses de estressante confinamento compulsório. Como mostrado, o confinamento resultou em um aumento de cinco vezes tanto na taxa quanto na gravidade dos ferimentos violentos.

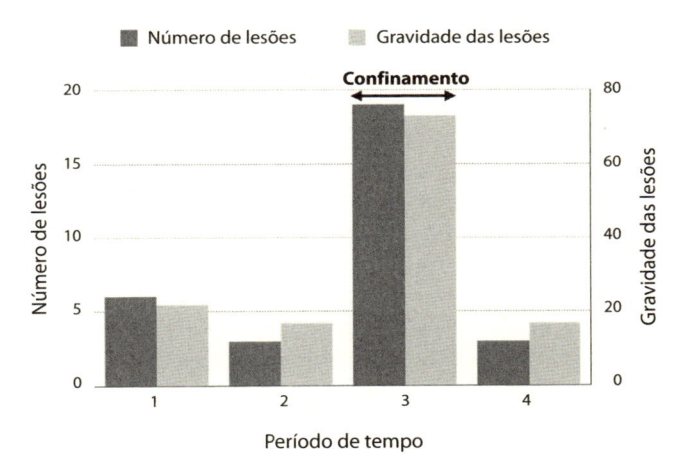

4. UMA ORQUESTRAÇÃO DE ORQUÍDEAS E DENTES-DE-LEÃO [pp. 81-103]

1. J. Belsky, K. Hsieh e K. Crnic, "Mothering, Fathering, and Infant Negativity as Antecedents of Boys' Externalizing Problems and Inhibition at Age 3: Differential Susceptibility to Rearing Influence?", *Development and Psychopathology*, v. 10, pp. 301-19, 1998.

2. S. B. Manuck, A. E. Craig, J. D. Flory, I. Halder i e R. E. Ferrell, "Reported Early Family Environment Covaries with Menarcheal Age as a Function of Polymorphic Variation in Estrogen Receptor-Alpha", *Development and Psychopathology*, v. 23, n. 1, pp. 69-83, 2011.

3. A. Knafo, S. Israel e R. P. Ebstein, "Heritability of Children's Prosocial Behavior and Differential Susceptibility to Parenting by Variation in the Dopamine Receptor D4 Gene", *Development and Psychopathology*, v. 23, n. 1, pp. 53-67, 2011.

4. A temperatura corporal normal para um humano é de 37 °C ou 98,6 °F, enquanto a de um macaco rhesus é ligeiramente mais quente, a 37,3 °C ou 99,1 °F.

5. Aos leitores com especial interesse por assimetria cerebral recomendo um livro extraordinário do psiquiatra Iain McGilchrist: *The Master and His Emissary: The Divided Brain and the Making of the Western World*. New Haven, Connecticut: Yale University Press, 2009.

6. N. A. Fox, "If It's Not Left, It's Right: Electroencephalograph Asymmetry and the Development of Emotion", *American Psychologist*, v. 46, n. 8, pp. 863-72, 1991; R. J. Davidson e K. Hugdahl, *Brain Asymmetry*. Cambridge, Massachusetts: MIT Press, 1995.

7. W. T. Boyce et al., "Tympanic Temperature Asymmetry and Stress Behavior in Rhesus Macaques and Children", *Archives of Pediatric and Adolescent Medicine*, v. 150, pp. 518-23, 1996.

8. W. T. Boyce et al., "Temperament, Tympanum, and Temperature: Four Provisional Studies of the Biobehavioral Correlates of Tympanic Membrane Temperature Asymmetries", *Child Development*, v. 73, n. 3, pp. 718-33, 2002.

9. W. T. Boyce et al., "Autonomic Reactivity and Psychopathology in Middle Childhood", *British Journal of Psychiatry*, v. 179, pp. 144-50, 2001.

10. M. J. Essex et al., "Biological Sensitivity to Context Moderates the Effects of the Early Teacher-Child Relationship on the Development of Mental Health by Adolescence", *Development and Psychopathology*, v. 23, n. 1, pp. 149-61, 2011.

11. Os leitores com algum nível de conhecimento botânico podem legitimamente protestar alegando que, de fato, as orquídeas não crescem no solo. Então, para esclarecer: embora algumas orquídeas terrestres cresçam no solo, a maioria das orquídeas tropicais é epífita, o que significa que crescem no ar e não no solo. Esta e alusões subsequentes ao "solo" em que as orquídeas crescem são, portanto, instrumentos de licença metafórica, para os quais o autor implora a indulgência do leitor.

12. A idade média da menarca diminuiu nos últimos cem anos, de cerca de dezessete anos para cerca de doze anos. Nos últimos quarenta anos, as meninas tiveram seus primeiros períodos menstruais em média alguns meses antes, mas começaram a amamentar de um a dois anos antes. A maioria dos especialistas atribui essas tendências seculares a índices reduzidos de doenças e aumento da nutrição. Aqueles com mais interesse nesse fenômeno podem ler: Sandra Steingraber, *The Falling Age of Puberty in U.S. Girls*. Disponível em: <http://gaylesulik.com/wp-content/uploads/2010/07/falling-age-of-puberty.pdf >. Acesso em: 10 abr. 2019.

13.

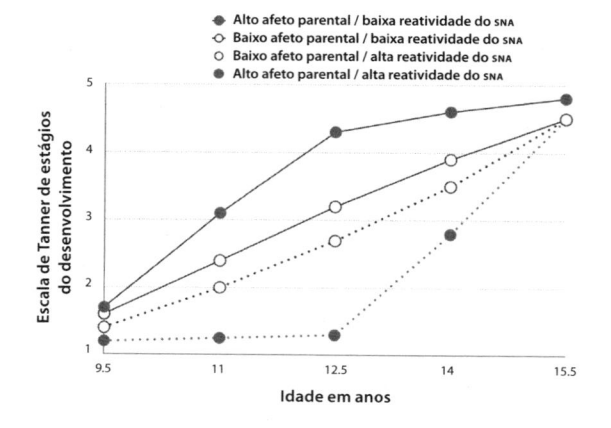

Este gráfico mostra as trajetórias de desenvolvimento puberal (medidas pelos estágios de Tanner 1-5) ao longo do tempo, por nível de apoio e afeto parental e reatividade de luta ou fuga (medida pelas respostas do sistema nervoso autônomo [SNA]). Jovens orquídeas com alta reatividade mostraram o ritmo mais rápido ou mais lento do desenvolvimento puberal, dependendo do nível de afeto e apoio dos pais. B. J. Ellis et al., "Quality of Early Family Relationships and the Timing and Tempo of Puberty: Effects Depend on Biological Sensitivity to Context", *Development and Psychopathology*, v. 23, n. 1, pp. 85-99, 2011.

14. Aqueles com um apetite por explicações mais aprofundadas sobre as dificuldades e agruras da interpretação da pesquisa científica podem gostar de M. Michael, W. T. Boyce e A. J. Wilcox, *Biomedical Bestiary: An Epidemiologic Guide to Flaws and Fallacies in the Medical Literature*. Boston: Little, Brown, 1984.

15. J. A. Quas, A. Bauer e W. T. Boyce, "Physiological Reactivity, Social Support, and Memory in Early Childhood", *Child Development*, v. 75, n. 3, pp. 797-4, 2004.

5. DE ONDE VÊM AS ORQUÍDEAS (E OS DENTES-DE-LEÃO)? [pp. 104-31]

1. C. A. Nelson, N. A. Fox e C. Zeanah, *Romania's Abandoned Children* Cambridge, Massachusetts: Harvard University Press, 2014; K. L. Humphreys et al., "Serotonin Transporter Genotype (5HTTLPR) Moderates the Longitudinal Impact of Atypical Attachment on Externalizing Behavior", *Journal of Developmental and Behavioral Pediatrics*, v. 36, n. 6, pp. 409-16, 2015.

2. M. J. Bakermans-Kranenburg e M. H. van Ijzendoorn, "Differential Susceptibility to Rearing Environment Depending on Dopamine-Related Genes: New Evidence and a Meta-analysis", *Development and Psychopathology*, v. 23, n. 1, pp. 39-52, 2011.

3. N. Razaz et al., "Five-Minute Apgar Score as a Marker for Developmental Vulnerability at 5 Years of Age", *Archives of Disease in Childhood. Fetal and Neonatal Edition*, v. 101, n. 2, pp. F114-F120, 2016.

4. Crianças de cinco anos de idade com menores pontuações de APGAR ao nascer apresentaram níveis substancialmente mais altos de vulnerabilidade desenvolvimental, em toda a faixa de 10 pontos, conforme estimativa de seus professores de educação infantil. Para cada domínio desenvolvimental no Instrumento de Desenvolvimento Inicial, houve uma associação graduada com os escores de APGAR, com pontuações mais baixas prevendo de modo consistente uma maior vulnerabilidade. Ibid.

5. Foi o primo de Charles Darwin, o historiador natural britânico Francis Galton, o primeiro a usar a expressão "natureza versus criação" — a polaridade forçada que por fim resultou no reconhecimento do epigenoma, no qual a natureza e a criação convergem.

6. S. Kierkegaard, *Either/Or*. Nova York: Harper & Row, 1986 (publicado originalmente em 1843).

6. NUMA MESMA FAMÍLIA NUNCA HÁ DOIS FILHOS IGUAIS [pp. 132-49]

1. R. Plomin e D. Daniels, "Why Are Children in the Same Family so Different from One Another?", *Behavioral and Brain Sciences*, v. 10, pp. 1-16, 1987.

2. Leitores famintos por uma compreensão mais profunda do trabalho de Meaney e Szyf sobre a epigenética do comportamento parental são encaminhados para as seguintes fontes: J. D. Sweatt et al., *Epigenetic Regulation in the Nervous System: Basic Mechanisms and Clinical Impact*. Londres: Elsevier, 2013; M. J. Meaney, "Epigenetics and the Biological Definition of Gene × Environment Interactions", *Child Development*, v. 81, pp. 41-79, 2010; M. Szyf, P. McGowan e M. J. Meaney, "The Social Environment and the Epigenome", *Environmental and Molecular Mutagenesis*, v. 49, pp. 46-60, 2008; I. C. Weaver et al., "Epigenetic Programming by Maternal Behavior", *Nature Neuroscience*, v. 7, pp. 847-54, 2004.

3. Embora nós, como seres humanos, sejamos espantosamente homólogos a outras espécies de mamíferos em termos de genes, biologia e comportamento, também é importante constatar e reconhecer as vastas diferenças nas capacidades, criatividade e sucessos imaginativos e adaptativos do *Homo sapiens*. Nós diferimos geneticamente dos chimpanzés em pouco mais de 1% dos nossos genomas, mas que 1% extraordinário!

4.

Baixo nível de lambedura e cuidados de higiene maternos

Alto nível de lambedura e cuidados de higiene maternos

Metilação do DNA

↓ Expressão do receptor de cortisol

↑ Expressão do receptor de cortisol

Alta reatividade ao cortisol

Alta ansiedade

Baixo nível de lambedura e cuidados de higiene maternos

Baixa reatividade ao cortisol

Baixa ansiedade

Alto nível de lambedura e cuidados de higiene maternos

Esta figura mostra como a reatividade do sistema de cortisol ao estresse, a suscetibilidade à ansiedade e o estilo de comportamento dos pais e mães são afetados pelo nível de lambedura e cuidados de higiene maternos nos primeiros dias de vida pós-natal. O gene do receptor de glico-corticoide (cortisol) (GR), não metilado no nascimento, torna-se metilado na prole de mães de baixa lambedura, resultando em maior responsividade ao estresse, mais ansiedade e uma predisposição para tornar-se pais/mães menos atentos. M. J. Meaney e M. Szyf, "Maternal Care as a Model for Experience-Dependent Chromatin Plasticity?", *Trends in Neurosciences*, v. 28, n. 9, pp. 456-63, 2005.

5. A biologia da oxitocina tem uma longa e fascinante história, que é apresentada com elegância nos trabalhos de Sarah Hrdy. S. B. Hrdy, *Mother Nature: Maternal Instincts and How They Shape the Human Species*. Nova York: Ballantine, 1999; e Meg Olmert: M. D. Olmert, *Made for Each Other: The Biology of the Human-Animal Bond*. Cambridge, Massachusetts: Da Capo, 2009. Para um panorama mais científico da ainda emergente história da oxitocina, ver C. S. Carter, "Oxytocin Pathways and the Evolution of Human Behavior", *Annual Review of Psychology*, v. 65, pp. 17-39, 2014.

6. A. K. Beery et al., "Natural Variation in Maternal Care and Cross-Tissue Patterns of Oxytocin Receptor Gene Methylation in Rats", *Hormones and Behavior*, v. 77, pp. 42-52, 2016.

7. C. A. Nelson, *Romania's Abandoned Children*. Cambridge, Massachusetts: Harvard University Press, 2014.

8. P. Pan et al., "Within-and Between-Litter Maternal Care Alter Behavior and Gene Regulation in Female Offspring", *Behavioral Neuroscience*, v. 128, n. 6, pp. 736-48, 2014.

7. A BONDADE E A CRUELDADE DAS CRIANÇAS [pp. 150-79]

1. E. N. Aron, *The Highly Sensitive Child*. Nova York: Broadway Books, 2002.

2. N. I. Eisenberger, M. D. Lieberman e K. D. Williams, "Does Rejection Hurt? An FMRI Study of Social Exclusion", *Science*, v. 302, n. 5643, pp. 290-2, 2003.

3. Ver: "'Ouch Zone' in the Brain Identified", *Notícias e Eventos da Universidade de Oxford*, 10 mar. 2015, disponível em: <www.ox.ac.uk/news/2015-03-10-ouch-zone-brain-identified>. Acesso em: 11 abr. 2019.

4. J. B. Richmond, "Child Development: A Basic Science for Pediatrics", *Pediatrics*, v. 39, n. 5, pp. 649-58, 1967.

5. L. Thomsen et al., "Big and Mighty: Preverbal Infants Mentally Represent Social Dominance", *Science*, v. 331, n. 6016, pp. 477-80, 2011.

6. Os leitores também poderão gostar do livro de Frans de Waal, *Chimpanzee Politics: Power and Sex Among Apes* (Baltimore: Johns Hopkins University Press, 2007), que investiga com mais detalhes as origens e arquiteturas da hierarquia de macacos, e *Hierarchy in the Forest: The Evolution of Egalitarian Behavior*, de Christopher Boehm's (Cambridge, Massachusetts: Harvard University Press, 1999).

7. R. M. Sapolsky e L. J. Share, "A Pacific Culture Among Wild Baboons: Its Emergence and Transmission", *PLoS Biology*, v. 2, n. 4, p. E106, 2004.

8. A. M. Dettmer, R. A. Woodward e S. J. Suomi, "Reproductive Consequences of a Matrilineal Overthrow in Rhesus Monkeys", *American Journal of Primatology*, v. 77, n. 3, pp. 346-52, 2015.

9. C. Boehm, *Hierarchy in the Forest: The Evolution of Egalitarian Behavior*. Cambridge, Massachusetts: Harvard University Press, 1999.

10. C. Hertzman e W. T. Boyce, "How Experience Gets Under the Skin to Create Gradients in Developmental Health", *Annual Review of Public Health*, v. 31, pp. 329-47, 2010.

11. R. M. Sapolsky, "The Influence of Social Hierarchy on Primate Health", *Science*, v. 308, n. 5722, pp. 648-52, 2005.

12. Há alguma evidência de que bandos de caçadores-coletores entre povos nativos, mesmo no mundo contemporâneo, mostram práticas e estruturas sociais mais igualitárias — tidas como reminiscentes de grupos de hominídeos em tempos pré-históricos. Ver K. E. Pickett e R. G. Wilkinson, *The Spirit Level: Why Greater Equality Makes Societies Stronger*. Nova York: Bloomsbury, 2009.

13. M. Marmot, *The Health Gap: The Challenge of an Unequal World*. Londres: Bloomsbury, 2015.

14. O gráfico a seguir mostra o número de problemas de saúde crônicos na infância por status socioeconômico familiar (SSE). Há uma associação contínua e graduada entre a posição socioeconômica da família e os níveis de doença auditiva das crianças, asma, lesões, sedentarismo e todas as debilidades de saúde limitantes. Redesenhado a partir de E. Chen, K. A. Matthews e W. T. Boyce,

"Socioeconomic Differences in Children's Health: How and Why Do These Relationships Change with Age?", *Psychological Bulletin*, v. 128, n. 2, pp. 295-329, 2002.

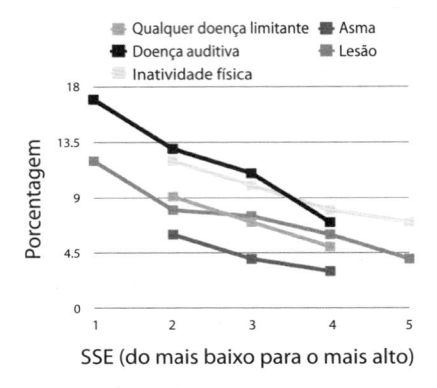

15. K. E. Pickett e R. G. Wilkinson Pickett, op. cit.

16. A. Singh-Manoux, M. G. Marmot e N. E. Adler, "Does Subjective Social Status Predict Health and Change in Health Status Better Than Objective Status?", *Psychosomatic Medicine*, v. 67, n. 6, pp. 855-61, 2005; Rede de Pesquisa sobre Status Socioeconômico e Saúde da Fundação MacArthur, *Reaching for a Healthier Life: Facts on Socioeconomic Status and Health in the U.S.* Chicago: John D. and Catherine T. Fundação MacArthur, 2007; E. Goodman, S. Maxwell, S. Malspeis e N. Adler, "Developmental Trajectories of Subjective Social Status", *Pediatrics*, v. 136, n. 3, pp. E633-40, 2015.

17. K. L. Tang et al., "Association Between Subjective Social Status and Cardiovascular Disease and Cardiovascular Risk Factors: A Systematic Review and Meta-analysis", *BMJ Open*, v. 6, n. 3, p. E010137, 2016.

18. Para o uso original desse paradigma do espectador do filme, ver W. R. Charlesworth e P. J. La Frenière, "Dominance, Friendship, and Resource Utilization in Preschool Children's Groups", *Ethology and Sociobiology*, v. 4, pp. 175-86, 1983.

19.

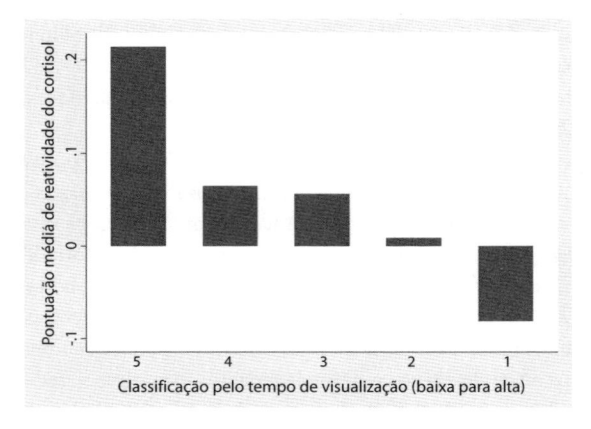

O gráfico acima mostra a reatividade do estresse do sistema de cortisol de crianças de jardim de infância pela classificação do tempo de visualização de um filme. As crianças com classificação mais baixa tiveram a maior reatividade de cortisol em relação aos estressores laboratoriais, enquanto as crianças de pontuação mais alta apresentaram a menor.

De maneira engenhosa, minha colega de Berkeley, Darlene Francis, concebeu uma versão comparável do paradigma do espectador de filmes para quartetos de ratos. Em vez de vídeos atraentes, derretia-se chocolate em um castiçal de vidro que era inserido na lateral de gaiolas que abrigavam quatro ratos do mesmo sexo, e os assistentes de pesquisa registravam a quantidade de tempo de que cada rato dispunha para lamber o chocolate. A mesma hierarquia clara emergiu: ratos com menores tempos de lambida mostravam reatividade substancialmente maior do sistema de corticosterona (a versão do cortisol para os ratos) a um estressor separado do que os roedores com mais tempo de acesso ao chocolate.

20. R. Chetty et al., "How Does Your Kindergarten Classroom Affect Your Earnings? Evidence from Project Star", *Quarterly Journal of Economics*, v. 126, n. 4, pp. 1593-660, 2011.

21. G. W. Ladd, "Having Friends, Keeping Friends, Making Friends, and Being Liked by Peers in the Classroom: Predictors of Children's Early School Adjustment?", *Child Development*, v. 61, pp. 1081-100, 1990; R. C. Pianta and B. K. Hamre, "Classroom Processes and Positive Youth Development: Conceptualizing, Measuring, and Improving the Capacity of Interactions Between Teachers and Students", *New Directions for Youth Development*, v. 2009, n. 121, pp. 33-46, 2009; D. Stipek, "Context Matters", *Elementary School Journal*, v. 112, n. 4, pp. 590-606, 2012.

22. V. G. Paley, *You Can't Say You Can't Play*. Cambridge, Massachusetts: Harvard University Press, 1992.

23. W. T. Boyce et al., "Social Stratification, Classroom 'Climate' and the Behavioral Adaptation of Kindergarten Children", *Proceedings of the National Academy of Sciences*, v. 109, sup. 2, pp. 17168-73, 2012.

24. Seria legítimo argumentar o contrário: ou seja, que os sintomas depressivos poderiam relegar uma criança ao porão da hierarquia, em vez de alegar-se que papéis subordinados ocasionam o surgimento de sintomas depressivos. Esse é o dilema interpretativo da "causalidade reversa", que pode afetar a pesquisa em ciências sociais. Mas, no caso do nosso jardim de infância de Berkeley, os sintomas de saúde mental, a exemplo da depressão, foram medidos mais tarde, na primavera daquele ano, após a constatação observacional da posição social da sala de aula. Essa medição ordenada das variáveis (posição social primeiro, depressão e outros sintomas de saúde mental em segundo lugar) faz com que seja um tanto mais provável que a subordinação esteja causando depressão, e não o contrário. A única maneira de provar isso para além de qualquer sombra de dúvida seria atribuir aleatoriamente às crianças papéis sociais dominantes ou subordinados — um experimento que seria muito difícil, se não impossível, realizar.

25. Disponível em: <https://parenting.blogs.nytimes.com/2009/03/12/parents-and-school--shootings/?rref=collection%2Ftimestopic%2FSchool%20Shootings%20and%20Violence>. Acesso em: 11 abr. 2019.

8. SEMEANDO E CULTIVANDO OS JARDINS DE INFÂNCIA [pp. 180-97]

1. B. S. Dohrenwend e B. P. Dohrenwend, *Stressful Life Events: Their Nature and Effects*. Nova York: Wiley, 1974.

2. B. H. Fiese, H. G. Rhodes e W. R. Beardslee, "Rapid Changes in American Family Life: Consequences for Child Health and Pediatric Practice", *Pediatrics*, v. 132, n. 3, pp. 552-9, 2013.

3. W. T. Boyce, "Life After Residency: Setting Priorities in Pediatric Professional Life", *American Journal of Diseases of Children*, v. 144, pp. 858-60, 1990.

4. M. A. Milkie, K. M. Nomaguchi e K. E. Denny, "Does the Amount of Time Mothers Spend with Children or Adolescents Matter?", *Journal of Marriage and Family*, v. 77, n. 2, pp. 355-72, 2015.

5. L. M. Berger e S. S. McLanahan, "Income, Relationship Quality, and Parenting: Associations with Child Development in Two-Parent Families", *Journal of Marriage and Family*, v. 77, n. 4, pp. 996-1015, 2015.

6. R. L. Repetti, S. R. Taylor e T. E. Seeman, "Risky Families: Family Social Environments and the Mental and Physical Health of Offspring", *Psychological Bulletin* 128, n. 2, pp. 330-66, 2002.

7. M. E. Lamb, *The Role of the Father in Child Development*. 3 ed. Nova York: Wiley, 1997.

8. A. Miller, *The Drama of the Gifted Child: The Search for the True Self*. Nova York: Basic Books, 1997.

9. Recentemente a internet e a mídia popular têm estado em polvorosa, alardeando exortações para que pais e mães eliminem as restrições às brincadeiras naturais das crianças, em seus temores calcados na obsessão pela segurança e minimização de riscos, em nome do retorno ao conforto das gerações passadas acerca de brincadeiras arriscadas e recreação "desenfreada". As crianças criadas neste novo regime de liberdade são aparentemente chamadas de "crianças criadas soltas". Ver, por exemplo, Hanna Rosin, "The Overprotected Kid: A Preoccupation with Safety Has Stripped Childhood of Independence, Risk Taking, and Discovery—Without Making It Safer. A New Kind of Playground Points to a Better Solution", *Atlantic*, abr. 2014; Amy Joyce, "Are We Protecting Kids or Ruining Families?", *Washington Post*, 22 jul. 2014; Tim Elmore, "Three Huge Mistakes We Make Leading Kids... and How to Correct Them", *GrowingLeaders.com*; e Eleanor Harding, "Parents in England Are Among the Most Overprotective: Fears over Traffic Mean Children in Germany, Finland, Norway, Sweden and Denmark All Have Greater Freedom", *Daily Mail*, 10 ago. 2015. Esse retorno a uma infância menos restrita e tolhida e suas consequências para o desenvolvimento positivo da criança tornou-se um foco de séria pesquisa acadêmica por epidemiologistas e psicólogos; ver M. Brussoni et al., "Risky Play and Children's Safety: Balancing Priorities for Optimal Child Development", *International Journal of Environmental Research and Public Health*, v. 9, pp. 3134-48, 2012; e K. Clarke, P. Cooper e C. Creswell, "The Parental Overprotection Scale: Associations with Child and Parental Anxiety", *Journal of Affective Disorders*, v. 151, pp. 618-24, 2013.

9. O ARCO DA VIDA PARA ORQUÍDEAS E DENTES-DE-LEÃO [pp. 198-226]

1. M. Oliver, *New and Selected Poems*. Boston: Beacon, 1992.

2. D. J. Barker e C. Osmond, "Infant Mortality, Childhood Nutrition, and Ischaemic Heart Disease in England and Wales", *Lancet*, v. 1, n. 8489, pp 1077-81, 1986.

3. Ver "Konrad Lorenz Experiment with Geese", *YouTube*, 2. mar. 2009. Disponível em: <www. youtube.com/watch?v=2UIU9XH-mUI>. Acesso em: 12 abr. 2019

4. J. P. Shonkoff e D. A. Phillips, (orgs), *From Neurons to Neighborhoods: The Science of Early Child Development*. Washington, DC: National Academies Press, 2000; M. Marmot, "Fair Society, Healthy Lives (The Marmot Review)", *Instituto de Equidade em Saúde*, fev. 2010; M. Boivin e C. Hertzman, (orgs.), *Early Childhood Development: Adverse Experiences and Developmental Health*. Ottawa: Royal Society of Canada, 2012.

5. Nas primeiras pesquisas (décadas de 1950 e 1960) sobre eventos de vida estressantes e sua relação com a saúde humana, pesquisadores como Lawrence Hinkle e Harold Wolff registraram meticulosamente as ocorrências mês a mês, ano a ano, desses eventos em vidas individuais. Ver, por exemplo, L. E. Hinkle e H. G. Wolff, "The Nature of Man's Adaptation to His Total Environment and the Relation of This to Illness", *Archives of Internal Medicine*, v. 99, pp. 442-60, 1957. O que Hinkle e Wolff descobriram foi que os eventos adversos aglomeravam-se no tempo biográfico, tendendo a ocorrer em grupos temporais e não de forma aleatória ao longo da vida individual. Alguns desses agrupamentos, mas não todos, podem ser atribuídos às maneiras pelas quais um evento estressante pode levar a outro. O divórcio, por exemplo, é quase sempre acompanhado por uma mudança residencial. Mas a observação desse agrupamento, embora registrada de modo reiterado por pesquisadores de eventos estressantes, nunca foi totalmente explicada.

10. OS PECADOS DOS PAIS, OS MEIOS DA GRAÇA [pp. 227-47]

1. As façanhas científicas lamarckianas de um certo Paul Kammerer, biólogo austríaco do início do século XX, são contadas de maneira intrigante no livro de Arthur Koestler, *The Case of the Midwife Toad*. Nova York: Random House, 1971. Alterando a temperatura dos ambientes aquáticos dos sapos, Kammerer afirmou ter trocado seus locais de reprodução da terra para a água e, assim, fomentou o desenvolvimento intergeracional de "saliências nupciais" nas pernas deles para facilitar os encontros aquáticos.

2. Denyse O'Leary, "Epigenetic Change: Lamarck, Wake Up, You're Wanted in the Conference Room!", *Evolution News & Science Today*, 26 ago. 2015. Disponível em: <www.evolutionnews. org/2015/08/ epigenetic_chan/>. Acesso em: 12 abr. 2019.

3. E. Susser, H. W. Hoek, e A. Brown, "Neurodevelopmental Disorders After Prenatal Famine: The Story of the Dutch Famine Study", *American Journal of Epidemiology*, v. 147, n. 3, pp. 213-6, 1998; U. G. Kyle e C. Pichard, "The Dutch Famine of 1944-1945: A Pathophysiological Model of Long-Term Consequences of Wasting Disease", *Current Opinion in Clinical Nutrition and Metabolic Care*, v. 9, n. 4, pp. 388-94, 2006.

4. D. J. Barker e C. Osmond, "Infant Mortality, Childhood Nutrition, and Ischaemic Heart Disease in England and Wales", *Lancet*, v. 327, n. 8489, pp. 1077-81, 1986.

5. M. E. Bowers e R. Yehuda, "Intergenerational Transmission of Stress in Humans", *Neuropsychopharmacology*, v. 41, n. 1, pp. 232-44, 2016.

6. R. Yehuda et al., "Transgenerational Effects of Posttraumatic Stress Disorder in Babies of Mothers Exposed to the World Trade Center Attacks During Pregnancy", *Journal of Clinical Endocrinology and Metabolism*, v. 90, n. 7, pp. 4115-8, 2005.

7. L. Taouk e J. Schulkin, "Transgenerational Transmission of Pregestational and Prenatal Experience: Maternal Adversity, Enrichment, and Underlying Epigenetic and Environmental Mechanisms", *Journal of Developmental Origins of Health and Disease*, v. 7, n. 6, pp. 588-601, 2016; T. Garland Jr., M. D. Cadney e R. A. Waterland, "Early-Life Effects on Adult Physical Activity: Concepts, Relevance, and Experimental Approaches", *Physiological and Biochemical Zoology*, v. 90, n. 1, pp. 1-14, 2017.

8. B. G. Dias e K. J. Ressler, "Parental Olfactory Experience Influences Behavior and Neural Structure in Subsequent Generations", *Nature Neuroscience*, v. 17, n. 1, pp. 89-96, 2014.

9. Para uma descrição mais completa das evidências e mecanismos de herança epigenética intergeracional (isto é, de duas gerações) e transgeracional (isto é, três gerações), os leitores podem consultar: S. D. van Otterdijk e K. B. Michels, "Transgenerational Epigenetic Inheritance in Mammals: How Good Is the Evidence?", *FASEB Journal*, v. 30, n. 7, pp. 2457-65, 2016; e T. Klengel, B. G. Dias e K. J. Ressler, "Models of Intergenerational and Transgenerational Transmission of Risk for Psychopathology in Mice", *Neuropsychopharmacology*, v. 41, n. 1, pp. 219-31, 2016. É importante notar que, mesmo quando os processos epigenéticos estão envolvidos na "programação" dos fenótipos da prole, isso não requer uma herança epigenética transgeracional. O inovador trabalho de Meaney e colegas, por exemplo (descrito no capítulo 6), mostrou que marcas epigenéticas no gene do receptor de cortisol regiam a reatividade do cortisol em filhotes de ratos, e que essas marcas eram reguladas pelo nível de lambedura e cuidados de higiene de suas mães. Isso não implica, entretanto, que tais marcas epigenéticas tenham sido transferidas embrionariamente de mães para filhotes. Os altos ou baixos comportamentos de lambida e cuidados de higiene foram transferidos de uma geração para uma segunda e terceira, mas a transferência foi provavelmente comportamental em mecanismo, em vez de uma herança germinativa.

10. Flannery O'Connor, "The Teaching of Literature". In: *Mystery and Manners: Occasional Prose*. Nova York: Farrar, Straus and Giroux, 1969, p. 124.

11. M. Guite, "Ascension" (soneto), 2 jun. 2011. Disponível em: <https://malcolmguite.wordpress.com/2011/06/02/ascension-day-sonnet/>. Acesso em: 12 abr. 2019.

CONCLUSÃO: AJUDANDO TODAS AS CRIANÇAS A PROGREDIR [pp. 248-68]

1. É interessante notar, no entanto, que existem pessoas com uma capacidade rara para uma excepcional memória "autobiográfica" — conseguem lembrar-se, por exemplo, do que comeram no almoço vinte anos atrás numa terça-feira de novembro (ver Gary Stix, "Exceptional Memory Explained: How Some People Remember What They Had for Lunch 20 Years Ago", *Scientific American*, 16 nov. 2011, disponível em: <http://blogs.scientific american.com/observations/group--with-exceptional -memory-remembers -what-was-for-lunch-20-years-ago/>. Acesso em: 12 abr. 2019). Até o momento, não há evidências de diferenças funcionais estruturais ou neurobiológicas óbvias no cérebro dessas pessoas, tampouco há evidências de que tal capacidade desempenhe algum papel valioso em sua vida.

2. W. T. Boyce et al., "Immunologic Changes Occurring at Kindergarten Entry Predict Respiratory Illnesses Following the Loma Prieta Earthquake", *Journal of Developmental and Behavioral Pediatrics*, v. 14, n. 5, pp. 296-303, 1993.

3. Existe um substancial corpo de evidências psicológicas de que o ato de revelar traumas e emoções negativas melhora, até certo ponto, os custos de saúde de ter vivenciado e sentido na pele ameaças e adversidades. Ver, por exemplo, J. W. Pennebaker e J. R. Susman, "Disclosure of Traumas and Psychosomatic Processes", *Social Science and Medicine*, v. 26, n. 3, pp. 327-32, 1988.

4. Em seu livro *The Concept of Mind* [O conceito da mente], de 1949, Gilbert Ryle sugeriu que atribuir os fenômenos da mente e racionalidade a processos imateriais, como o famoso dualismo cartesiano mente-corpo, era cometer um erro de categoria — isto é, erroneamente atribuir algo de uma determinada categoria a outra. Em um de seus exemplos, uma criança que assiste a um desfile militar de batalhões, baterias e esquadrões pergunta quando a divisão vai chegar. A criança, equivocadamente, considerou que uma divisão fazia parte da mesma categoria que batalhões, baterias e esquadrões, sem entender que estes são, todos, componentes da divisão. G. Ryle, *The Concept of Mind*. San Francisco: Barnes & Noble, 1949.

Índice remissivo

As páginas indicadas em itálico referem-se às figuras.

ESTA OBRA FOI COMPOSTA PELA ABREU'S SYSTEM EM INES LIGHT
E IMPRESSA EM OFSETE PELA GRÁFICA SANTA MARTA SOBRE PAPEL PÓLEN SOFT DA
SUZANO S.A. PARA A EDITORA SCHWARCZ EM FEVEREIRO DE 2020

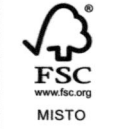